PRINCIPES GÉNÉRAUX DE DERMATOLOGIE

NOSOGRAPHIE ET THÉRAPEUTIQUE

DES

MALADIES DE LA PEAU

PAR

M. le Dr E. GUIBOUT

MÉDECIN DE L'HOPITAL SAINT-LOUIS
CHEVALIER DE LA LÉGION D'HONNEUR, ETC.

PARIS

G. MASSON, ÉDITEUR

LIBRAIRE DE L'ACADÉMIE DE MÉDECINE
Boulevard Saint-Germain et rue de l'Éperon
EN FACE L'ÉCOLE DE MÉDECINE

PRINCIPES GÉNÉRAUX DE DERMATOLOGIE

NOSOGRAPHIE & THÉRAPEUTIQUE

DES

MALADIÉS DE LA PEAU

Sceaux. — Imp. Charaire et fils.

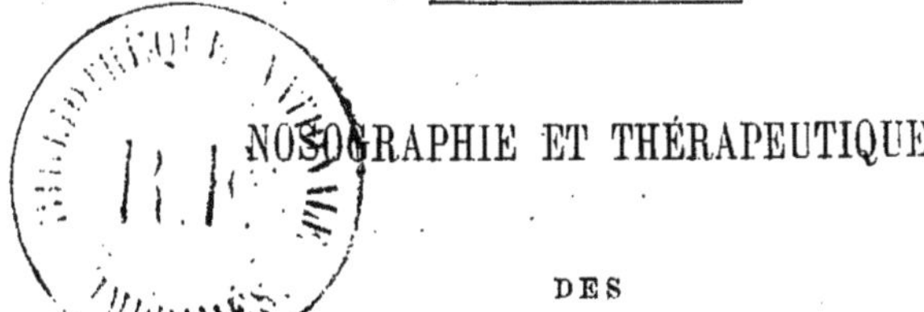

NOSOGRAPHIE ET THÉRAPEUTIQUE

DES

MALADIES DE LA PEAU

PAR

M. le Dr E. GUIBOUT

MÉDECIN DE L'HOPITAL SAINT-LOUIS
CHEVALIER DE LA LÉGION D'HONNEUR, ETC.

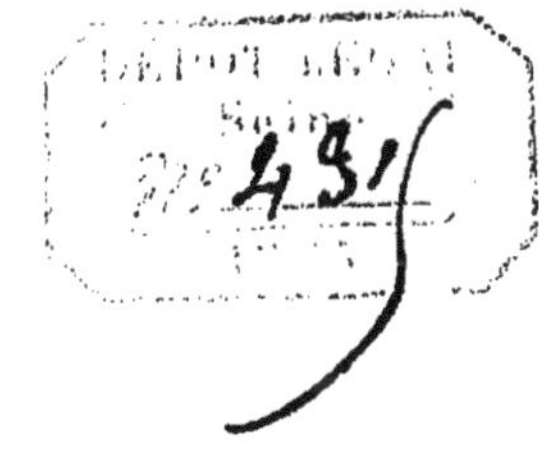

PARIS

G. MASSON, ÉDITEUR

LIBRAIRE DE L'ACADÉMIE DE MÉDECINE
Boulevard Saint-Germain et rue de l'Éperon
EN FACE L'ÉCOLE DE MÉDECINE

1883

AVANT-PROPOS

Nous avons publié en 1876 et 1879, deux volumes intitulés : *Leçons cliniques sur les maladies de la peau, professées à l'hôpital Saint-Louis*, auxquels le public médical a bien voulu faire un accueil favorable. Ces deux volumes sont une nosographie complète de la dermatologie. Toutes les maladies de la peau y sont passées en revue, les unes après les autres, et successivement étudiées, sous toutes leurs faces.

Cette année, voici un nouveau livre : il est conçu d'après un tout autre plan; il a deux parties.

La première partie est un exposé complet, élémentaire, mais succinct de toute la dermatologie. Toutes les maladies de la peau, les plus importantes du moins, y sont étudiées et classées d'après leur nature, c'est-à-dire d'après les causes qui les produisent, d'après leurs sièges, d'après leurs symptômes, et d'après le traitement qu'elles exigent. Nous nous sommes appliqué tout particulièrement à ce qui concerne le traitement de ces maladies, si mal compris, en général, et si peu connu. Cette première partie est donc une sorte de résumé, de manuel de la dermatologie tout entière.

La deuxième partie est sous forme de leçons, elle en comprend dix-neuf. Toutes les questions générales afférentes aux maladies de la peau y sont traitées; questions anatomiques, séméiologiques, étiologiques, thérapeutiques, doctrinales. C'est donc *la pathologie générale de la dermatologie;* Étude nouvelle, qui n'a point été faite encore.

Ces deux parties de notre livre sont le complément l'une de l'autre; réunies, elles constituent un ensemble nosographique, thérapeutique et doctrinal, qui embrasse et résume la dermatologie tout entière. Les élèves y trouveront tout ce qui est nécessaire à leur instruction, et les médecins, tout ce dont ils ont besoin, pour faire face aux exigences et aux difficultés de la pratique médicale.

PREMIÈRE PARTIE

EXPOSÉ SOMMAIRE; IDÉE GÉNÉRALE ET SUCCINCTE DE LA DERMATOLOGIE

NOSOGRAPHIE. — ÉTIOLOGIE. — THÉRAPEUTIQUE

PREMIÈRE PARTIE

EXPOSÉ SOMMAIRE; IDÉE GÉNÉRALE ET SUCCINCTE DE LA DERMATOLOGIE

Nosographie. — Étiologie. — Thérapeutique.

Pour avoir l'intelligence des maladies de la peau ; pour comprendre comment elles sont constituées anatomiquement'; comment elles se dé\eloppent ; de quelles causes elles procèdent ; par quels moyens thérapeutiques on peut les guérir, il faut d'abord savoir ce qu'est la peau. Or, nous avons consacré à son étude anatomique et physiologique, la première des dix-neuf leçons qui composent la deuxième partie de ce livre.

Pour aujourd'hui, nous poserons seulement en principe, la vitalité de la peau ; ce principe sera la lumière et l'explication de tous les faits pathologiques, dont l'ensemble constitue la dermatologie.

La peau est donc une membrane essentiellement vivante ; elle est largement pourvue de tout ce qui établit la vie organique : vaisseaux artériels, veineux et lymphatiques, nerfs, tissu musculaire contractile, la peau possède tout cela ; c'est sa vitalité propre, et que nous pourrions appeler sa vitalité d'ensemble.

Mais, en outre, elle contient dans l'épaisseur de sa trame, de petits appareils vivants aussi, ayant chacun une vitalité particulière, ce sont les glandes sudorales, sébacées et pilifères, petits organismes spéciaux, disséminés dans toute son étendue, qui augmentent encore l'intensité et l'activité vitale de tout l'ensemble, par le contingent de leur vitalité individuelle.

Douée d'une excessive impressionnabilité, par le fait même de la richesse de son organisation, la peau ne supporte pas toujours impunément les influences fâcheuses qui agissent sur elle ; mille causes venant du dehors l'irritent, la congestionnent, l'enflamment, l'altèrent dans sa vitalité, et lui portent dans l'ensemble de toutes les parties qui la constituent, une atteinte morbide plus ou moins profonde.

Quelquefois, ces fâcheuses influences extérieures n'ont d'action que sur une seule des parties constituantes, par exemple, sur un seul des appareils de sécrétion qu'elle renferme, ainsi sur les glandes sébacées, sur les glandes sudorales, ou sur les follicules pileux, et alors, au milieu de sa surface restée saine, il se développe, soit une acné, soit un sycosis, soit une hypersécrétion sudorale, ou une lésion organique dans les glandes sudoripares.

Ce sont là les vraies maladies de la peau, celles qui lui appartiennent en propre ; elles lui viennent de ses rapports avec le monde extérieur ; elles peuvent, en vertu de sa puissance vitale et réactionnelle, produire un trouble général sur l'ensemble de l'organisme, et détruire momentanément l'équilibre ; mais, au point de vue étiologique, elles n'ont aucun rapport avec la santé générale, elles en sont tout à fait indépendantes. Ainsi le sycosis de la lèvre supérieure résulte de l'action irritante et toute locale, soit du tabac à priser, soit d'un coryza chronique, soit du rasoir, soit encore de la pipe ou du cigare, et nullement, comme le prétendait M. Bazin, de la diathèse arthritique; ainsi encore les diverses affections fluentes et croûteuses, appelées vulgairement gourmes, si fréquentes sur la face et le cuir chevelu des enfants, sont la conséquence de l'excessive finesse de la peau, de sa grande impressionnabilité à cet âge de la vie, et nullement, comme le soutenait le même auteur, de la diathèse scrofuleuse.

Mais, à côté et en dehors de ces maladies de la peau, que l'on peut appeler *idiopathiques*, ou *essentielles*, il y en a d'autres, et ce sont les plus nombreuses qui se développent sur la peau, sans lui appartenir; leur point d'origine est ailleurs; il est, soit dans l'estomac et l'intestin, soit dans un trouble passager, accidentel, grave ou léger, superficiel ou profond de l'économie, soit dans une diathèse qui s'y est développée.

La peau, dans ces cas, n'est qu'un intermédiaire, qu'un organe de transmission, qu'un miroir, sur lequel se reflètent les caractères morbides d'une maladie, dont le siège réel est ailleurs.

Il y a donc en dermatologie toute une grande classe de maladies ou d'affections, et ce sont les plus nombreuses, dont les manifestations sur la peau, ne sont que des symptômes; symptômes d'autres maladies, ou d'autres affections aiguës, ou chroniques, locales ou générales, graves ou légères. Telle est l'idée que nous devons nous faire des maladies de la peau; tantôt idiopathiques, essentielles et souvent parasitaires, mais plus souvent encore symptomatiques, c'est-à-dire la traduction extérieure des états pathologiques les plus divers.

Ces maladies, ou affections cutanées de causes et de nature si variables, sont représentées par des lésions anatomiques. Ces lésions sont d'espèces différentes : les unes ne sont que de simples colorations anormales (*érythème, scarlatine, rougeole, lentigo, vitiligo, purpura*); les autres sont des hypersécrétions d'épiderme, accompagnées, ou non, d'épaississement, d'hypertrophie du derme (*pityriasis, icthyose, herpétide exfoliatrice, psoriasis*). Dans d'autres, au contraire, l'épiderme est soulevé sous forme de vésicules, de pustules ou de bulles, par de la sérosité, par du pus, par de la sanie purulente, et le derme, plus ou moins profondément entamé, subit, plus ou moins, les effets désorganisateurs d'un travail ulcéreux et destructeur (*herpès, eczéma, impétigo, ecthyma, pemphigus, rupia*).

Parmi les lésions cutanées, les unes ne subissent aucune modification : une fois constituées, elles restent ce qu'elles sont, elles ne changent pas, jusqu'à leur disparition qui s'opère par résolution, par une sorte d'intussusception interstitielle, ou de résorption (*lichen, prurigo, purpura, érythème, érysipèle*); les autres, au contraire, subissent les changements les plus prononcés, les métarmophoses les plus radicales, par le fait d'un travail de sécrétion qui s'opère en elles. Cette sécrétion variable dans sa durée, dans son abondance, dans sa nature (sang, sanie purulente, pus, sérosité, productions épidermiques), donne aux lésions cutanées les physionomies les plus variables : tantôt elle nous les fait voir sous forme de vésicules granuleuses et pointues comme dans l'eczéma, globuleuses comme dans la miliaire, aplaties et agglomérées comme dans l'herpès; tantôt elle nous les montre en pustules acuminées et confluentes, comme dans l'impétigo ; ou larges, isolées et grisâtres, comme dans l'ecthyma ; d'autres fois, ce sont des bulles saillantes et citrines comme dans le pemphigus, ou enfoncées et noirâtres comme dans le rupia.

Subissant une première transformation, ces mêmes lésions vont nous apparaître sous la forme d'ulcérations suintantes ; une deuxième transformation nous les montrera bientôt après croûteuses ; et ces croûtes auront elles-mêmes, chacune un caractère différent et pathognomonique, à l'aide duquel nous diagnostiquerons facilement la lésion qui leur aura donné naissance. Elles seront aplaties, lamelleuses et d'un gris jaunâtre dans l'eczéma ; saillantes, rocheuses, humides et d'un jaune de miel doré, dans l'impétigo ; sèches, isolées et noires dans l'ecthyma ; d'un gris noirâtre et confluentes dans l'herpès ; larges, aplaties dans le pemphigus ; stratifiées en écailles d'huîtres, ou en pyramides noires et hideuses dans le rupia.

Le phénomène *sécrétion* est donc de la plus haute importance à considérer dans les maladies de la peau. Le phénomène *douleur* ne l'est pas moins. Les unes, comme le psoriasis, comme l'impétigo, comme le rupia, comme l'ecthyma, comme l'icthyose, comme le sycosis, comme les diverses formes d'acné, jouissent d'une immunité à peu près complète relativement à la douleur ; les autres, au contraire, comme le lichen, comme le prurigo, comme l'urticaire, ont la douleur toujours intense, comme un de leurs caractères les plus constants. Chose remarquable, la douleur et la sécrétion sont deux phénomènes qui s'excluent réciproquement, et qui n'existent pas simultanément dans la même affection cutanée. Quand l'eczéma est fluent, c'est-à-dire quand il secrète une sérosité plus ou moins abondante, il n'est pas douloureux. Il est cuisant et brûlant dans ses première et deuxième périodes, avant que sa sécrétion se soit largement établie, et il devient prurigineux et le siège de démangeaisons intolérables, dans la quatrième période, alors que sa sécrétion s'est tarie, et que les surfaces sécrétantes se sont desséchées.

Parmi les maladies de la peau, les unes sont *toujours bénignes*, c'est-à-dire que leurs lésions anatomiques constitutives sont par elles-mêmes toujours légères, et n'atteignent que très superficiellement la peau, sans troubler, d'une manière sérieuse, la santé générale : (*herpès, pityriasis, érythème, miliaire, lentigo, lichen*), les autres, au contraire, sont *toujours malignes*, c'est-à-dire que les lésions qui les caractérisent sont, par elles-mêmes, ulcéreuses, désorganisatrices et destructives, et qu'en même temps, et par le fait même de leur existence, elles exercent *toujours* sur l'économie, la plus fâcheuse influence (*pemphigus, rupia, herpétide exfoliatrice, mycosis fongoïde, mélanose, épithélioma*).

Dans une troisième catégorie, se rangent des maladies qui sont, tantôt *bénignes* et tantôt *malignes*, suivant leur siège, suivant les surfaces plus ou moins larges qu'elles recouvrent, suivant la forme qu'elles affectent (*eczéma, psoriasis, purpura, ecthyma, urticaire, prurigo*).

Les complications et les métastases sont un chapitre important de l'histoire des dermatoses. Parmi les complications, les unes sont *locales, superficielles*, et de *voisinage;* elles ne sont que l'extension et la propagation de la maladie à des organes voisins, à des tissus ou à des régions limitrophes; d'autres fois, ce sont des affections nouvelles et plus graves que la première, et qui occupent la même région ; ainsi en est-il de l'otite, de la conjonctivite oculaire et palpébrale, dans l'eczéma de la face et du cuir chevelu ; ainsi en est-il du phlegmon sous-cutané, dans l'eczéma de l'aisselle et du sein ; ainsi en est-il encore de l'érysipèle et de la lymphangite, dans le cours de l'eczéma, de l'ecthyma, de l'impétigo, et des différentes formes du lupus.

Les autres complications sont *éloignées* et *profondes ;* ce sont les plus redoutables ; ce sont des effets morbides, dont la cause est sur la peau.

Lorsque, par suite d'un état pathologique, dont elle est affectée, la peau ne peut plus remplir, que d'une manière imparfaite, les fonctions physiologiques qui lui sont dévolues, alors la santé générale est troublée, l'équilibre est détruit, et des désordres se produisent dans les organes viscéraux, dans les membranes qui les tapissent, ou qui les enveloppent.

C'est ainsi, par exemple, que dans le *psoriasis inveterata*, quand la peau tout entière, et dans toutes ses régions, est dénaturée, qu'elle a perdu ses propriétés de respiration, d'élimination, quand ses sécrétions sudorale et sébacée se sont taries, et qu'elle est devenue sèche, cassante, et semblable à une cuirasse métallique, c'est alors que des congestions s'opèrent à la surface de la muqueuse bronchique, congestions qui aboutissent souvent à une altération profonde du tissu pulmonaire, et finalement à la tuberculose. C'est ainsi encore que dans le cours du pemphigus, on voit si souvent se produire les désordres gastro-intestinaux les plus graves : perte absolue de l'appétit, vomissements, diarrhée incoërcible, colliquative, résultant soit de simples troubles fonctionnels, purement sympathiques, soit de la rupture de l'équilibre général, par suite de l'abolition des fonctions de la peau, soit encore de la propagation, tout le long de la muqueuse digestive, des lésions bulleuses du tégument externe.

Ainsi les dermatoses ne sont pas graves, seulement par elles-mêmes, par les lésions anatomiques qui les constituent, par tous les accidents, par tous les mécomptes qu'entraînent ces lésions ; elles le sont encore, dans un grand nombre de cas, par les complications locales et générales qui peuvent se développer pendant leur évolution. Elles le sont aussi et plus encore, peut-être par leurs métastases, ou rétrocessions. Le principe morbide, dont elles sont les manifestations, changeant de cours, d'une manière brusque et imprévue, peut cesser d'aboutir à la peau, pour se porter, en suivant une direction toute nouvelle et plus dangereuse, sur des organes viscéraux. La peau cesse alors d'être malade ; les sécrétions anormales dont elle était le siège, se tarissent, se desséchent ; les lésions qui la défiguraient s'effacent ; mais en même temps, des désastres intérieurs, sérieux, se produisent ; les fonctions respiratoires, digestives, circulatoires, ou cérébrales sont troublées ; une métastase, c'est-à-dire un transport du principe morbide, s'est opéré du côté de ces organes profonds ; ils sont atteints dans leur vitalité, dans leur intégrité anatomique, gênés, ou arrêtés dans leur fonctionnement, et alors la santé générale est détruite, et la vie menacée. C'est ainsi que nous avons vu la tuberculose pulmonaire survenir à la suite de la brusque disparition d'une acné boutonneuse de la face. Dans un autre cas, l'effacement d'un psoriasis a été également suivi d'une phthisie rapidement mortelle. Chez un autre malade, la guérison du psoriasis a été le signal du développement d'un cancer dans l'estomac; chez un autre, un catarrhe bronchique, suffoquant et mortel, a été la conséquence de la brusque dessiccation d'un eczéma aigu fluent, qui occupait toute la région dorsale.

Nous l'avons dit plus haut, les maladies de la peau ne sont, le plus souvent, que la traduction visible, extérieure et matérielle d'états pathologiques internes, aussi variables dans leur gravité que dans leur nature. Les uns sont des troubles purement locaux, des troubles digestifs, gastro-intestinaux, qui se manifestent sur la peau, par de l'*érythème*, ou par de l'*urticaire;* les autres sont des troubles généraux, accidentels, et sans gravité, dont l'écho retentit sur la peau, en formes d'éruptions diverses (*eczéma rubrum, lichen ruber, pityriasis rubra, ecthyma saisonnier, herpès labialis, herpès zoster ou zona; érythème, pemphigus aigu, impétigo, miliaire, varicelle*). Toutes ces affections, sans gravité par elles-mêmes, à l'exception du pemphigus aigu, qui est toujours sérieux, sont des *pseudo-exanthèmes;* elles sont ainsi nommées parce qu'elles sont aiguës, congestives, inflammatoires, irrégulières dans leur durée et dans leur évolution, parce qu'elles ne sont pas contagieuses, et qu'elles ne sont précédées et accompagnées que d'une fièvre légère, pouvant même faire défaut, appelée *fièvre pseudo-exanthématique.*

D'autres fois ce sont des perturbations encore aiguës et accidentelles, mais graves et profondes, des secousses violentes qui ébranlent l'économie tout entière, de la manière la plus sérieuse, des désordres généraux, affectant des formes toujours les mêmes, régulières, identiques dans leur développement, comme dans leur durée, *cyclique*, pouvant être annoncée et déterminée d'avance ; leurs traductions extérieures sont des éruptions parfaitement régulières aussi dans leur apparition, dans leur évolution et dans leur durée, éruptions à type congestif, inflammatoire, et de plus, toujours contagieuses, et toujours précédées et accompagnées de fièvre intense : ce sont des *exanthèmes*, signes et symptômes extérieurs d'une *fièvre exanthématique* (*érysipèle, rougeole, scarlatine, variole, varioloïde*).

D'autres affections cutanées se présentent à nous, avec des caractères tout différents. Ici nous ne trouverons plus rien d'aigu, rien de congestif, rien d'inflammatoire, nous n'aurons plus que les caractères de l'atonie, de l'ecchymose, de la chronicité, du défaut de vitalité, de l'ulcération, de la gangrène (*purpura cachectica, ecthyma cachecticum, prurigo senilis, pemphigus cachecticus, rupia*). Ces affections ou lésions cutanées, conséquences de la vitalité locale qui se perd, sont encore le reflet, l'expression et l'annonce de la dégradation de l'état général des forces, de l'épuisement de toute la constitution, et de la vie tout entière qui s'éteint : aussi les a-t-on appelées, avec raison, des *affections cachectiques* ou *symptomatiques de la cachexie*, que ce soit la cachexie de l'âge, de la misère, de la débauche ou de la maladie.

Les diathèses scrofuleuses, syphilitiques, herpétiques, se traduisent, sur la peau, par des éruptions, par des lésions qui, sous le nom de *scrofulides, syphilides, herpétides*, se présentent avec des caractères nettement déterminés, toujours les mêmes, parfaitement tranchés, n'appartenant qu'à l'une ou à l'autre de ces trois diathèses, et par conséquent suffisants pour en établir l'existence et nous en dicter le diagnostic.

Non seulement la syphilis nous est dénoncée par un ensemble de lésions cutanées, dont l'aspect et la physionomie n'appartiennent qu'à elle, et sont en quelque sorte son cachet pathognomonique, et comme sa livrée; mais encore ces mêmes lésions, par leur disposition spéciale, et par leurs caractères anatomiques, nous indiquent encore l'âge de la diathèse, et la période de son évolution. Les syphilides, sous forme de taches rosées, ou de papules d'un rouge cuivré, exemptes de toute douleur, sont-elles éparpillées sans ordre, sur le corps? — Ce sont des syphilides *précoces*, et la syphilis est de date récente; sont-elles au contraire groupées, limitées, restreintes à un petit nombre de régions? — ce sont des syphilides *tardives*, et la syphilis est ancienne, vieille, souvent de plusieurs années; sont-elles ulcéreuses? — la syphilis en est à sa troisième période, ou période tertiaire.

Si les diathèses scrofuleuse et syphilitique sont universellement admises, il n'en est pas de même de la diathèse herpétique. Affirmée par Bazin, par Hardy, elle est niée par Hébra et par quelques autres dermatologistes. Quant à nous, nous l'admettons sans hésiter et avec une conviction ferme et inébranlable. Son existence nous est démontrée, de la manière la plus incontestable par sa transmission héréditaire, de génération en génération, par la durée toujours longue, par la ténacité, par la récidivité de ses lésions, par leur généralisation, par leur disposition symétrique, et par les accidents de cachexie, par les troubles fonctionnels graves, ainsi que par les altérations, et les dégénérescences organiques qui en sont quelquefois les aboutissants, et la terminaison fatale. En présence d'un ensemble de lésions cutanées, ayant des caractères constants, toujours les mêmes, nettement tranchés, ne se retrouvant nulle part ailleurs, n'est-il pas rigoureusement logique de rattacher toutes ces lésions à une même cause? et cette cause ne peut être qu'une diathèse spéciale *sui generis*, que nous appelons *la diathèse herpétique*.

Si nous croyons d'une foi vive et inébranlable, à la diathèse herpétique, nous nions avec la même foi, la diathèse arthritique. Non seulement elle a pour base et point de départ une erreur pathologique, la confusion de la goutte et du rhumatisme, mais encore elle ne possède, pour affirmer son existence aucun caractère spéciale, pathognomonique, n'appartenant qu'à elle, et pouvant par conséquent la constituer à l'état d'entité morbide. Les lésions cutanées auxquelles M. Bazin avait cru pouvoir donner le nom d'*arthritides* ne sont, en réalité que des *herpétides*, modifiées par le tempérament du malade, ou des affections de causes purement locales, comme le sycosis de la lèvre supérieure.

Nous n'admettons pas davantage la théorie des *scrofulides primitives, bénignes, superficielles, exsudatives et boutonneuses.* En soutenant cette théorie, dont il est le père, M. Bazin a oublié que tous, ou presque tous les enfants, étant, plus ou moins, atteints de ces affections cutanées, vulgairement appelées *gourmes*, il en résulterait, si elles sont de nature scrofuleuse, et le symptôme de la diathèse scrofuleuse que *tous, ou presque tous les enfants sont des scrofuleux*, ce qui révolte le bon sens. De plus, comment admettre que la scrofule, la

plus tenace, la plus chronique, la plus lente et la plus
torpide dans son évolution, de toutes les diathèses, puisse
être représentée par des lésions aussi légères, aussi
fugaces, et qui ne laissent, après elles, aucune trace?
Sans doute ces affections gourmeuses peuvent exister
chez des enfants scrofuleux, mais comme on les trouve
aussi chez des enfants qui ne sont nullement scrofuleux,
et que dans ce dernier cas, elles n'ont aucun caractère
spécial et distinctif, il est impossible d'admettre que la
même affection, toujours identique avec elle-même,
soit tour à tour scrofuleuse et non scrofuleuse. La
finesse de la peau des enfants, son excessive facilité à
subir les impressions du dehors, et à s'enflammer sous
l'influence de ces impressions; la disposition naturelle
de la constitution infantile, pour toutes les formes et
pour tous les sièges d'inflammations, expliquent suffisamment la fréquence des *gourmes*, sans qu'il soit
nécessaire de les attribuer à la scrofule, dont elles sont
indépendantes.

Les maladies de la peau ne doivent pas seulement
être étudiées aux divers points de vue de leur étiologie,
de leur nature, de leur gravité, de leurs complications
et des accidents locaux et généraux auxquels elles
donnent lieu; il faut encore, et avant tout, savoir comment elles sont constituées anatomiquement. Or leurs
lésions primitives et constitutives, celles que l'on
retrouve dans toutes les affections cutanées et qui en sont
comme la base matérielle et comme la charpente nécessaire, sont au nombre de huit : ce sont les *vésicules*,
les *bulles*, les *papules*, les *tubercules*, les *pustules*, les
squames, les *colorations*, les *ulcérations*. Au fond, à
l'origine, et comme point de départ de toutes les affec-

tions cutanées, on trouve toujours l'une ou l'autre de ces lésions, que les anciens appelaient des *lésions élémentaires;* et ce sont les variétés que présentent chacune de ces lésions anatomiques primitives, qui servent à établir et à dénommer les différents genres de dermatoses.

Envisagées dans leur ensemble, et au point de vue anatomique, toutes les maladies de la peau se divisent en huit groupes; au centre de chacun de ces huit groupes, on trouve une des huit lésions anatomiques primitives et génératrices. C'est la lésion élémentaire, c'est le tronc commun, c'est le lien auquel se rattachent toutes les entités morbides qui font partie d'un même groupe. Ces diverses entités morbides à leur naissance, se distinguent les unes des autres par les variétés que présentent leur lésion mère, leur souche commune; et chacune de ces variétés est le trait caractéristique et d'origine, des différents genres, ou, ce qui est la même chose, des différentes maladies de la peau. Ainsi l'eczéma, l'herpès, la miliaire, l'hydroa vésiculeux, la varicelle forment un même groupe, dont la lésion mère est la vésicule; or, les variétés que présente cette vésicule sont autant de caractères différentiels et pathognomoniques qui servent à établir les différents genres morbides sus-nommés, lesquels se rattachent tous à leur lésion primitive commune, comme les branches d'un même arbre se rattachent toutes à la tige principale de l'arbre.

La question du diagnostic a la même importance en dermatologie, que dans toutes les autres parties de la pathologie, car, sans un diagnostic précis et complet, il n'y a pas de thérapeutique précise et complète, c'est-à-dire de traitement rationnel et remplissant toutes les indications fournies par la maladie et par le malade.

Or, ce qu'il faut établir en premier lieu et avant tout, c'est la nature de l'affection cutanée; c'est là la question dominante et primordiale, car c'est la question dont la solution doit dicter le traitement; c'est elle qui doit décider de ce que sera le traitement : sera-t-il purement local? consistera-t-il en simples topiques? ou bien sera-t-il en même temps général, et s'adressera-t-il à un état pathologique interne, dont la lésion cutanée n'est que la manifestation extérieure? ce premier point déterminé, quand on connaît quelle est la portée, quelle est la signification et la valeur idiopathique, ou symptomatique de la dermatose, il faut rechercher quel est le nom de cette dermatose, c'est-à-dire à quel genre elle appartient, en d'autres termes, quelle est, parmi les lésions cutanées primitives et génératrices, celle qui la constitue anatomiquement. Déterminer avant tout la nature d'une affection cutanée, savoir d'abord ce qu'elle est par elle-même, quelle est sa signification pathologique; puis comment elle peut être dénommée, quelle est la lésion primitive dont elle ressort, à quelle période de son évolution elle est arrivée, et sous quelle forme elle se présente; est-ce avec une forme aiguë ou chronique, inflammatoire ou non inflammatoire? tels sont les différents points que le diagnostic doit comprendre et sur lesquels il doit porter la lumière pour être valable et complet; ce n'est qu'après les avoir élucidés, qu'il est permis au dermatologiste de formuler un traitement.

Le traitement doit être la conséquence et comme le corollaire du diagnostic; il doit toujours être rationnel, c'est-à-dire, avoir sa raison d'être, logiquement déduite d'un diagnostic attentif et complet. Or, pour être complet lui-même, et pour remplir toutes les indications cliniques, le traitement doit avoir un triple but : 1° il doit d'abord viser la maladie ; 2° il doit s'occuper ensuite des lésions cutanées par lesquelles cette maladie est représentée et traduite extérieurement ; 3° il doit enfin tenir compte du malade lui-même. Ainsi, *la maladie, la lésion, le malade,* tels sont les trois points sur lesquels doit porter le traitement ; tels sont les trois grands côtés de toute question thérapeutique, en dermatologie.

Au lit du malade, il faut avoir toujours présents à l'esprit ces trois termes, comme les trois sources d'indications à remplir. Il y a des cas dans lesquels le diagnostic ne peut découvrir qu'un seul de ces trois termes. Ainsi, dans les affections de causes locales, accidentelles, professionnelles, parasitaires récentes, le plus souvent, toute la maladie consiste dans la *lésion :* celle-ci s'est développée sous une influence externe, et par l'action directe d'une cause venant du dehors ; une lésion de la peau en est résultée ; mais il n'y a rien au delà de cette lésion, rien plus profondément, rien qui tienne à un trouble quelconque général ou partiel de l'organisme ; la maladie est purement locale et la lésion la constitue tout entière. D'un autre côté, le tempérament, la santé générale du malade sont tout à fait en dehors de la question ; ils peuvent présenter l'état physiologique le plus parfait ; ils ne sont pour rien dans le développement de la lésion, et celle-ci de son côté, n'exerce aucune influence générale, réactionnelle et perturbatrice ; la lésion est donc toute la maladie, elle seule doit fournir les indications et dicter les moyens thérapeutiques.

Mais le plus souvent il n'en est pas ainsi, et ces cas ne sont pas seulement les plus fréquents, ils sont encore les plus graves et les plus importants, la lésion n'est qu'un symptôme ; symptôme de troubles physiologiques, de l'évolution dentaire, de l'apparition des règles, de la grossesse (*strophulus prurigineux, érythème papuleux, herpès, taches pigmentaires, chloasma*) ; symptome de troubles nerveux, d'émotions morales (*urticaire spasmodique ou nerveuse, chaire de poule, ou cutis anserina*) ; symptôme d'un trouble général passager, fébrile, aigu, sans gravité, d'une fièvre pseudo-exanthématique (*eczéma rubrum, herpès, zona, lichen ruber, pityriasis rubra, impétigo, urticaire aiguë, urticaria febrilis, ou fièvre ortiée, érythème papuleux généralisé, érythème noueux, érythème tubéreux, hydroa vésiculeux, hydroa bulleux, pemphigus aigu, varicelle*); symptôme de troubles généraux plus graves, aigus, toujours fébriles, contagieux, appelés fièvres exanthématiques (*scarlatine, variole, varioloïde, rougeole, érysipèle*); symptôme de troubles gastro-intestinaux aigus et chroniques, légers et graves (*urticaire aiguë et chronique, urticaria evanida, érythème papuleux*); symptôme d'affaiblissement, de débilitation générale, de dégradation des forces, d'un degré plus ou moins prononcé de cachexie, qu'elle qu'en soit la cause, quelle qu'en soit la nature, quel que soit l'âge du malade, cachexie infantile, cachexie sénile, cachexie de la misère, d'une mauvaise hygiène, de la maladie, de la débauche (*prurigo, purpura, pemphigus, rupia, ulcères atoniques*); symptôme des diathèses herpétique, syphilitique et scrofuleuse (*herpétides, syphilides et scrofulides*).

Il est bien évident que, dans tous ces cas, la première, la plus importante de toutes les indications thérapeutiques, sera fournie par la maladie elle-même. Que cette maladie soit aiguë ou chronique, accidentelle ou constitutionnelle, localisée dans un seul organe, ou affectant la constitution tout entière, qu'elle soit légère ou grave, c'est elle qui produit la lésion, qui la fait naître et qui l'entretient; la lésion n'est que la manifestation extérieure; par conséquent c'est à la cause de cette lésion, c'est-à-dire à la maladie elle-même que la thérapeutique doit s'adresser tout d'abord, en s'inspirant de ce vieil axiome : *sublatâ causâ tollitur effectus*. Ainsi donc, le traitement sera d'abord et avant tout, suivant le cas, celui de la scrofule, de l'herpétis, de la syphilis, de l'embarras gastrique, de la cachexie, des fièvres exanthématiques et pseudo-exanthématiques, etc.

La deuxième indication thérapeutique est fournie par la lésion cutanée.

Parmi ces lésions, d'espèces, de genres, de types si variables, les unes ne demandent aucun traitement spécial : avec elles, la thérapeutique ne doit s'occuper que de la maladie qu'elles représentent, elles disparaissent progressivement, par le seul fait du traitement général, à mesure que l'état morbide, général ou local, disparaît lui-même, sous l'influence d'un traitement convenable. Il en est ainsi des lésions maculeuses et pustuleuses des exanthèmes; la thérapeutique ne doit s'en occuper que pour favoriser leur éruption par des vomitifs, par des boissons diaphorétiques, par une bonne hygiène, et pour les protéger, pendant les diverses périodes de leur évolution, de manière à empêcher leur rétrocession brusque, qui deviendrait le point de départ d'accidents sérieux.

Il en est ainsi encore de quelques-unes des lésions les plus graves de la syphilis, telles que la syphilide pustulo-crustacée et le rupia syphilitique. Autant que possible, ne touchez pas aux croûtes qui recouvrent les ulcérations, ne les raclez pas, ne les enlevez pas violemment, comme le voulait Hébra, car le contact de l'air, toujours irritant, le frottement des vêtements, des draps de lit, ou des pièces de pansement, pourrait favoriser le développement, l'extension des ulcérations, y déterminer, en quelque sorte, un surcroît de malignité, et même y engendrer le phagédénisme. Ménagez donc les croûtes, respectez-les, conservez-les avec soin, considérez-les comme des opercules naturels, comme des organes de protection, à l'aide desquels les ulcérations sous-jacentes sont à l'abri de toutes les causes d'irritation extérieure, et peuvent se cicatriser plus sûrement, grâce au traitement général. Quand la cicatrisation sera complète, les croûtes devenues inutiles et ébranlées de leur point d'insertion, se détacheront d'elles-mêmes, et tomberont, laissant à la place qu'elles occupaient, un tissu cicatriciel, qui se sera formé, sous la seule influence de la médication anti-diathésique.

Les syphilides rubéoliques, papuleuses, papulo-squameuses et tuberculeuses, en tant que lésion, ne demandent pas non plus de traitement; la médication spécifique générale leur fait subir un travail de résolution, de résorption, d'intussusception interstitielle, en vertu duquel elles s'effacent et disparaissent progressivement.

N'instituez non plus aucun traitement local contre les élevures de l'urticaire aiguë ou chronique, et contre les papules de l'érythème, symptomatiques d'un embarras gastrique ; ce sont les troubles passagers ou chroniques de l'estomac, qu'il faut soigner exclusivement, par une diète sagement conduite, par un éméto-cathartique, par différents toniques, stomachiques et digestifs, tels que les élixirs de Stougthon et de Gendrin, les gouttes amères de Baumé ; le laudanum de Sydenham à la dose de 2 à 3 gouttes à chaque repas dans une cuillerée d'eau ; tels encore que les eaux de la Bauche, de Capvern, de Bussang, de Vichy, etc...

Dans tous ces cas, et dans d'autres encore, il n'y a aucun compte à tenir de la lésion cutanée, au point de vue du traitement ; il n'y a à penser qu'à combattre la cause morbide qui a produit le développement de la lésion.

Mais il n'en est pas toujours ainsi, et, le plus souvent, la lésion anatomique doit avoir sa médication spéciale, dictée par des indications thérapeutiques spéciales, qu'elle fournit au clinicien, et qu'il n'est pas permis au dermatologiste de négliger.

Ainsi, toutes les lésions vésiculeuses et pustuleuses de l'eczéma, de l'ecthyma, simplex et saisonnier, de l'impétigo, dont le type est inflammatoire, et qui ne sont qu'une modalité de l'inflammation du derme, doivent être combattues par des topiques émollients ; et il n'en est pas de meilleurs que les cataplasmes de fécule de pommes de terre : les cataplasmes de farine de lin doivent être rejetés, à cause de la rapidité avec laquelle ils subissent la fermentation acide ; il en est de même, et pour la même raison, de toutes les pommades, même les plus dénuées de principes irritants ; les corps gras, l'axonge, ou les huiles qui en sont la base rancissent au contact de l'air, de la chaleur du corps et des liquides morbides secrétés, et alors ils deviennent de véritables irritants, qui aggravent l'inflammation cutanée, au lieu de la calmer.

S'il en est ainsi de tous les corps gras et des pommades les plus anodines, quels désastreux effets ne doivent pas produire les pommades irritantes, sulfureuses, alcalines, camphrées, iodurées, ainsi que les bains contenant en dissolution les mêmes substances! l'aggravation des désordres locaux, leur prolongation indéfinie, et quelquefois, comme nous l'avons observé, la transformation des lésions bénignes en lésions malignes, en sont habituellement la conséquence naturelle.

N'oublions pas que si les lésions inflammatoires ont pour siège les parties inférieures du tronc, ou les membres abdominaux, les malades doivent être condamnés à rester immobiles au lit, étendus dans la position horizontale, car la situation déclive des parties malades, les frottements, les contacts qu'elles subiraient, seraient autant d'obstacles à leur guérison, autant de causes qui aggraveraient et éterniseraient le mal ; c'est parce que ce précepte est trop souvent méconnu, ou négligé dans son application, que l'on voit tant d'eczémas des jambes ne pas guérir, avoir une durée indéfinie, amincir, désorganiser la peau, engendrer des varices, et devenir ainsi la cause de ces ulcères atoniques, dont la cicatrisation est si longue, si difficile à obtenir, et dont les récidives fatales et à courte échéance font la désolation et le désespoir, en même temps que la misère et la ruine des malades, contraints à cesser tout travail, et à passer au lit la plus grande partie de leur triste existence.

Il y a un autre type de lésions cutanées, qui, tout

en ne présentant aucun caractère inflammatoire, possèdent comme une sève abondante et vigoureuse, et une puissance de prolifération, en vertu desquelles elles prendraient un développement considérable, si elles n'étaient pas réprimées, arrêtées dans leur essor, et détruites sur place, par des cautérisations répétées. De ce nombre sont plusieurs des lésions de la syphilis, ainsi les tubercules muqueux qui, sans des cautérisations répétées, s'étaleraient en larges surfaces et deviendraient des plaques muqueuses épaisses, saillantes, végétantes et ulcéreuses. Ainsi encore les syphilides végétantes verruqueuses, contre lesquelles le nitrate d'argent est insuffisant, et qu'il faut combattre par des caustiques plus puissants, tels que le nitrate acide de mercure, l'acide chromique, l'acide nitrique. Avons-nous besoin de parler des condylomes, des papillomes et des pseudo-papillomes, connus sous les noms vulgaires de végétations, de poireaux, de choux-fleurs, de crêtes de coq, et qu'il faut non seulement exciser, ligaturer, mais encore détruire vigoureusement et profondément par les caustiques les plus puissants, sous peine de leur voir prendre d'énormes et hideux développements? *delenda sunt ferro et igne.*

Dans cette catégorie de lésions végétantes et hypertrophiques, nous rangerons encore les cornes, les cors, les callosités ; ce sont des excroissances, des épaississements hypertrophiques, des proliférations de l'épiderme, qui, dans les callosités, s'étale en surfaces larges et épaisses ; dans les cors s'enfonce comme une pointe acérée, comme un clou, et pénètre au sein du derme ; dans les cornes, au contraire, se développe en saillie extérieure, comme une tige, en s'élevant au-dessus des parties ambiantes. Là aussi il faut agir *ferro et igne;* exciser toutes les excroissances, tous les épaississements, toutes les saillies végétantes, superficielles et profondes de l'épiderme ; mais ce n'est pas assez ; pour en éviter les reproductions, il faut, après l'excision, détruire, par des caustiques, les parties du derme, dont la vitalité morbide et déviée est devenue la matrice, le point de départ et la racine de ces sécrétions épidermiques anormales.

Dans d'autres cas, la déviation morbide du derme se généralise ; au lieu de rester limitée à une ou à un petit nombre de régions toujours restreintes, elle se manifeste sur toute l'étendue du corps et des membres ; ainsi en est-il dans le psoriasis. Cette affection si commune, si redoutable par sa tenacité, par les lésions anatomiques qui la caractérisent, et par ses récidives fatales, est constituée anatomiquement par trois lésions distinctes : 1° Par une coloration d'un rouge foncé, appartenant au derme ; 2° par un épaississement hypertrophique du derme qui devient saillant, sous forme de papules, ou de surfaces plus ou moins larges ; 3° par un état vicieux de l'épiderme, qui se présente sous la forme de squames, ou écailles blanches sèches, épaisses et imbriquées.

Ces trois lésions, dont l'ensemble constitue le psoriasis, c'est-à-dire l'une des manifestations les plus fréquentes de la diathèse herpétique, exigent un traitement spécial, et s'adressant à elles-mêmes, en dehors du traitement de la diathèse. Ce traitement, externe ou local, a pour but : 1° De détacher, de faire tomber les squames ; 2° de modifier les surfaces dermiques malades, de les ramener à leur vitalité normale, en faisant disparaître leur épaississement hypertrophique et leur coloration morbide, afin de les mettre en état, après leur reconstitution physiologique et normale, de sécréter un épiderme physiologique et normal. Aussi un grand nombre de substances douées de propriétés altérantes et modificatrices, ont été, et sont encore employées, pour obtenir ce résultat; celles qui nous réussissent le mieux, et que nous employons le plus souvent, sont l'acide pyro-gallique en pommade,

> Axonge fraîche. . . . . . . 100 grammes
> Acide pyro-gallique . . 10, 12 ou 15 grammes

et plus habituellement encore l'huile de cade de genévrier, pure ou mélangée, en proportion variable, à l'huile d'amandes douces. Nous prescrivons deux frictions énergiques par jour, sur tout le corps, avec l'une ou l'autre de ces substances; et en même temps, un bain alcalin tous les jours aussi, ou seulement tous les deux jours. Nous recommandons de continuer cette médication externe plus longtemps que durent les lésions cutanées, c'est-à-dire jusqu'à la complète disparition de la coloration psoriasique, la première des trois lésions, dans l'ordre d'apparition, et la dernière aussi à disparaître.

Parmi les affections si fréquentes, à tous les âges, et dans les deux sexes, de l'appareil sébacé, les unes sont constituées par une maladie des glandes sébacées elles-mêmes, ou de leurs conduits excréteurs, avec ou sans congestion des parties cutanées environnantes (acné boutonneuse, tuberculeuse, pustuleuse, tuberculo-pustuleuse, acné miliaire, acné rosacée ou couperose, taches couperosiques, érythème couperosique);

les autres par un simple trouble fonctionnel ; tantôt la liqueur sébacée est retenue à l'intérieur de la glande qu'elle dilate, le conduit excréteur conservant ses dimensions normales, et formant, par sa longueur insuffisante pour la glande dilatée, une rétraction des parois de cette glande, une dépression ombilicale au centre de la petite tumeur glandulaire (acné varioliforme) ; tantôt la liqueur sébacée reste solidifiée dans le canal excréteur qu'elle dilate (acné punctata, comédon) ; d'autres fois la liqueur sébacée sécrétée en excès, est déversée surabondamment à la surface de la peau, qu'elle rend humide, grasse, huileuse, et souvent, par suite, érythémateuse (acné sébacée fluente, *fluxus sebaceus*) ; d'autres fois encore, cette même liqueur sébacée, sécrétée en excès, se concrète, se durcit, et forme, à la surface de la peau, de véritables tumeurs graisseuses, croûteuses, d'un gris jaunâtre, faciles à écraser entre les doigts, qu'elles enduisent d'une couche grasse et huileuse (acné sébacée concrète).

Dans ces divers cas, l'intervention d'un principe inflammatoire est évidente, soit pour produire la couperose, soit pour hypertrophier les glandes sébacées, et en faire de véritables tumeurs tuberculeuses et suppurantes, soit pour dilater leurs conduits excréteurs, soit pour augmenter, ou altérer leur produit de sécrétion, il y a donc là une action, un caractère phlegmasiques, que l'on ne peut nier, et qui se révèlent, autant par la teinte rouge congestive de la tache couperosique, que par les altérations anatomiques que subissent les glandules sébacées, aussi bien que par les anomalies de leur sécrétion, se produisant en excès, ou modifiée dans sa manière d'être.

Mais c'est une inflammation à marche lente, torpide, essentiellement chronique, sans réaction douloureuse, sans retentissement en dehors de l'appareil sébacé, ne s'étendant point au delà de la zone dermique qui enveloppe cet appareil ; inflammation toute spéciale, sous la dépendance d'une mauvaise hygiène, d'une vie trop sédentaire, de troubles gastro-intestinaux, de la constipation, d'un état habituel de congestion de la muqueuse gastrique, d'excès alcooliques, d'excitations, d'irritations locales, et aussi dans quelques cas de la diathèse herpétique. Or, cette inflammation *suî generis* est réfractaire aux antiphlogistiques ; elle résiste à tous les topiques émollients qui n'ont aucune action sur elle. Elle doit être combattue par une médication locale, irritante et substitutive ; c'est-à-dire que pour détruire et faire disparaître cette inflammation toute spéciale, tenace et indéfinie dans sa durée, il faut lui en substituer une autre, artificielle, aiguë, passagère et non durable, comme tout ce qui est de cause externe.

Prescrivez donc, contre les diverses formes d'acné boutonneuse, des lotions ainsi composées :

Sulfure sec de potassium. . .	5 grammes
Teinture de benjoin.	5 grammes
Eau	300 grammes

Mettez une cuillerée à soupe de cette solution dans un verre d'eau chaude, et faites faire, avec ce mélange, deux ou trois fois par jour, des lotions prolongées sur toutes les parties malades ; vous y produirez une irritation inflammatoire, qui, dans l'espace de trois à six septenaires, se sera substituée à l'irritation primitive et morbide, l'aura détruite et l'aura remplacée, mais avec des caractères tout autres et une durée éphémère.

S'il s'agit d'une hypersécrétion sébacée, fluente, ou concrète, à ces mêmes lotions modificatrices, irritantes et substitutives, destinées à agir sur les glandes elles-mêmes, joignez des lotions alcalines ou savonneuses. Ainsi une solution plus ou moins concentrée de sous-carbonate de soude ou de potasse, pour dissoudre le produit de sécrétion en excès, le Sebum qui stagne en nappe humide à la surface de la peau, ou qui la recouvre de ses croûtes jaunâtres et graisseuses.

Ce traitement local s'adressant, soit à la lésion anatomique, soit à un simple trouble fonctionnel, devra marcher de pair avec un traitement général, révulsif et dépuratif, déduit de la constitution et des désordres généraux, que présentera le malade.

Les lésions qui ont pour siège l'appareil sécréteur du système pileux, c'est-à-dire les glandes pilifères, sont de deux sortes ; les unes sont parasitaires, nous en parlerons plus loin ; les autres sont simplement inflammatoires. Parmi ces dernières, les unes sont seules, absolument seules à présenter le cachet inflammatoire, les autres ne font que participer à l'inflammation des parties du derme qui les entourent. Dans le premier cas, on trouve, s'élevant sur une surface de peau parfaitement saine, de petites tumeurs arrondies, saillantes, sous forme de tubercules, traversées à leur centre par un poil, et présentant, ou ne présentant pas un point central de suppuration ; il en est ainsi, par exemple, dans le sycosis cadique, résultant de l'irritation que subissent les glandes pileuses de la part de l'huile de cade, dans le traitement du psoriasis. Dans le second cas, on constate que la surface du derme enflammée, présente de nombreux points saillants, granuleux. traversés chacun par un poil ; il en est ainsi dans l'eczéma sycosiforme si commun à la face, c'est-à-dire dans l'eczéma compliqué de sycosis. Dans ce dernier cas, l'inflammation a débuté, tantôt par la couche la plus superficielle du derme, simple eczéma, qui s'est propagé aux follicules pileux ; tantôt, au contraire, ce sont ces follicules qui ont été, les premiers, le siège de l'inflammation, laquelle s'est propagée aux parties dermiques environnantes. Quoi qu'il en soit, que le sycosis existe seul, avec ou sans inflammation des couches dermiques ambiantes, il est constitué par l'hypertrophie inflammatoire des glandes, ou follicules pileux ; il a pour siège les régions velues, les parties latérales et inférieures de la face, dont l'acné occupe spécialement les parties supérieures ; on le trouve encore sur les cuisses, les jambes, etc. Il a pour caractère pathognomonique de se présenter sous la forme de petites tumeurs tuberculeuses, dont le centre est traversé par un poil. Ces tubercules peuvent ne pas suppurer, rester parfaitement durs, pendant toute la durée de leur évolution et se terminer par un travail de résolution, d'intussusception interstitielle qui ramène progressivement la glande pileuse à son état normal. Ils peuvent aussi suppurer, on voit alors leur sommet présenter un point jaunâtre, du milieu duquel émerge un poil ; celui-ci peut être ébranlé, détaché par le pus, qui baigne sa racine ; mais il ne tarde pas à se reproduire, si la papille pileuse n'a pas été détruite par la suppuration.

Le sycosis est donc l'inflammation des glandes pileuses. Cette inflammation résulte d'une irritation locale : ainsi un flux nasal chronique, pour le sycosis

de la lèvre supérieure, l'action d'un rasoir ébréché, des
frictions irritantes, l'huile de cade, des cosmétiques, le
maquillage de la face, pour en blanchir, ou en animer
le teint... etc...

Le traitement local du sycosis doit être essentiellement antiphlogistique; il faut éloigner et proscrire tout
ce qui étant cause d'irritation, entretiendrait, ou augmenterait le mal, ainsi l'action du rasoir. La barbe devra
être coupée avec des ciseaux, au ras de la peau, afin
que les parties malades soient dans un contact immédiat
avec les cataplasmes de fécule de pommes de terre bien
humides. L'action permanente de ces cataplasmes et des
bains émollients, des lotions tièdes et émollientes suffisent souvent pour faire disparaître l'inflammation sycosique; mais souvent aussi cette inflammation résiste;
les tubercules sycosiques persistent à former des saillies
sur la surface de la peau. Dans ce cas, il faut épiler,
saisir chaque poil avec une pince à épilation, et l'arracher.
On produit ainsi un dégorgement, un sorte de déplétion,
on enlève du follicule pileux, le poil, dont la présence,
y faisant l'office d'un corps étranger, pouvait contribuer
à entretenir l'inflammation.

Quelquefois même l'épilation est insuffisante; j'y
joins, et je recommande d'y joindre des mouchetures,
des scarifications, pratiquées avec une lancette sur les
tumeurs sycosiques, il en résulte des débridements, de
petites saignées locales déplétives, qui favorisent la
résolution de l'inflammation; il en résulte aussi des
ouvertures, par lesquelles les principes antiphlogistiques
et émollients des topiques, peuvent pénétrer plus facilement et plus largement, jusqu'au sein des follicules
enflammés.

Les scarifications sont encore utilement employées comme traitement des lésions de la scrofule. Elles ont été préconisées, dans ce cas, avec raison, par M. Vidal. Elles produisent de bons résultats dans les empâtements, dans les hypertrophies de tissus, qui sont un des caractères de la scrofule, ainsi dans la turgescence hypertrophique de la lèvre supérieure. On les emploie, avec fruit, également, dans certaines espèces de scrofulides; ainsi dans la scrofulide érythémateuse, avec ou sans squames, dans la scrofulide tuberculeuse, avec ou sans ulcération. Il faut qu'elles soient profondes, afin qu'elles atteignent dans toute leur épaisseur, les tissus morbides; il faut qu'elles soient multiples, afin de diviser, dans tous les sens et dans toute leur étendue ces tissus, afin d'y produire, par le sang qui s'en écoule, une déplétion sanguine, un véritable dégorgement; il faut enfin qu'elles soient répétées à de nombreuses reprises et pendant longtemps, afin de détruire complètement les tissus malades, afin d'empêcher leur reproduction et de les remplacer par un tissu nouveau, par un réseau de formation nouvelle, par une trame cicatricielle, formée par l'ensemble de toutes les petites cicatrices consécutives à chacune des scarifications. Ce n'est que dans ces conditions que les scarifications sont vraiment utiles; elles exigent, de la part du malade, une grande persévérance et un grand courage, car elles sont très douloureuses; et la douleur de ces incisions si nombreuses et si longtemps répétées désarme souvent les résolutions les plus fermes et les âmes les mieux trempées.

Avant l'emploi des scarifications, nous nous servions de la pommade suivante, et nous nous en servons encore quand les scarifications ne sont point acceptées, ou quand elles nous paraissent inefficaces, nous étendons, sur toute la surface des scrofulides érythémateuses et tuberculeuses, une couche assez épaisse d'une pommade ainsi composée :

Biiodure de mercure. . . . . . 10 grammes
Axonge. . . . . 20 grammes

Les proportions du biiodure peuvent être variées, augmentées ou diminuées suivant les cas. Cette couche de pommade reste sur place : elle détermine une vive sensation de chaleur et de brûlure, et le lendemain, on constate qu'elle a produit une belle éruption de pustules impétigineuses ! Cet impétigo artificiel est abandonné à lui-même pendant quelques jours ; puis on le recouvre de cataplasmes de fécule de pommes de terre bien humides ; au bout de trois ou quatre jours, les croûtes impétigineuses sont détachées, et la surface qu'elles recouvraient est débarrassée de tout vestige de cette éruption provoquée. On étend alors une nouvelle couche de la même pommade, puis une troisième, puis une quatrième, jusqu'à complète modification des surfaces malades, jusqu'à ce qu'elles soient totalement transformées, dépouillées de leur caractère scrofuleux, jusqu'à ce qu'elles soient couvertes du tissu cicatriciel qui remplace toutes les lésions de la scrofule guéries.

Il y a là, comme pour les lésions acnéiques, une médication substitutive ; seulement les lésions de la scrofule étant plus profondes, plus tenaces, ayant un caractère plus grave et plus malin que les lésions de l'acné, les moyens employés doivent être plus énergiques et plus violents. Mais ils sont mis en usage dans le même esprit, et, d'après la même théorie, il s'agit d'ab-

3

sorber, de détruire des lésions de tissu, par une série de poussées inflammatoires, par une succession, plus ou moins répétée, d'éruptions impétigineuses, destinées à se substituer à ces lésions, et à les faire disparaître, en les remplaçant.

Les ulcérations scrofuleuses (scrofulides pustulo-crustacées, scrofulides rupiformes), lorsqu'elles sont à nu, et dépourvues des croûtes qui les recouvrent, doivent être pansées avec des agents modificateurs, excitants, cathérétiques, caustiques, destinés à détruire leur principe malin, ulcératif, et à provoquer en elles un travail réparateur et cicatriciel (vin aromatique, poudre d'iodoforme, teinture d'iode, nitrate d'argent, émollients, cataplasmes de fécule de pommes de terre, râpure de pommes de terre fraîches, ou de carottes, tranches de *citron*, etc.). Si les croûtes existent et qu'elles recouvrent les ulcérations sous-jacentes, essayez de les conserver, comme des boucliers protecteurs ; peut-être les ulcérations se cicatriseront-elles, sous la seule influence du traitement général antidiathésique. S'il n'en était pas ainsi, et si, malgré ce traitement, les ulcérations s'aggravaient, loin d'être le siège d'un travail réparateur, alors, mais alors seulement, enlevez les croûtes, détachez-les, et pansez ensuite les parties ulcéreuses sous-jacentes, avec l'un ou l'autre des topiques sus-mentionnés.

Ces mêmes indications thérapeutiques s'adressent à la syphilide pustulo-crustacée, et au rupia syphilitique : Nous l'avons dit plus haut, à propos de ces lésions, de la syphilis, et nous le répétons encore : ménagez les croûtes, conservez-les soigneusement avec la pensée que le traitement antidiathésique suffira pour la guérison des ulcérations sous-jacentes. Vous jugerez que ces ulcérations guérissent, par le seul fait du traitement général, si les croûtes deviennent plus sèches, plus dures, moins larges, si elles se ratatinent. Mais si, au contraire, vous voyez leur base s'élargir et s'étaler sur une plus large surface, si un suintement plus abondant s'opère entre leurs différentes couches, vous en conclurez que les ulcérations qu'elles recouvrent s'aggravent, que le traitement général seul est insuffisant contre ces ulcérations, et par conséquent, qu'elles doivent être soumises à la médication locale, spéciale, modificatrice, excitante, tonique et caustique, indiquée pour les ulcérations scrofuleuses.

Les mêmes indications s'appliquent encore aux ulcérations du rupia et de l'ecthyma cachectiques.

Quant au pemphigus, quelle que soit sa nature, cachectique, herpétique ou syphilitique ; quelle que soit sa forme, aiguë ou chronique ; quel que soit son mode de développement, qu'il soit *solitarius*, *successivus* ou *simultaneus*, discret ou confluent, à bulles petites, larges ou volumineuses, le traitement de la lésion est toujours le même : 1° respecter l'intégrité des bulles ; 2° quand elles se sont ouvertes, préserver le derme sous-jacent du contact de l'air, et de tous les autres contacts irritants, qui provoqueraient une sécrétion séreuse, séro-purulente, ou séro-sanguinolente plus abondante, et favoriseraient le développement des ulcérations. Cette médication est parfaitement remplie par l'enveloppement de toutes les parties atteintes avec la ouate ; c'est un pansement très simple, et par occlusion, qui produit les meilleurs effets, et évite au malade les douleurs que lui occasionnerait le contact, à tous les pansements, de l'air extérieur, de corps étrangers, linges et topiques médicamenteux, sur des surfaces dermiques, mises à nu. Ce mode de pansement a été imaginé pour les traumatismes chirurgicaux, par M. Alphonse Guérin, et très heureusement appliqué au pemphigus, par M. Hillairet.

Il y a des maladies de la peau qui sont essentiellement douloureuses ; la douleur est un de leurs caractères pathognomoniques les plus constants ; leurs lésions constitutives ne sont le siège d'aucune sécrétion ; aussi le phénomène douleur s'y développe avec une intensité, souvent excessive et intolérable ; de ce nombre sont le prurigo et le lichen, maladies dont la lésion mère et primitive est la papule, c'est-à-dire une lésion non secrétante et toujours douloureuse.

Le lichen peut revêtir la forme aiguë (lichen ruber) ; dans ce cas, appliquez sur ses papules pointues, rosées, et développées sur un fond, c'est-à-dire sur une surface dermique érythémateuse, appliquez des cataplasmes de fécule de pommes de terre bien cuits, bien humides, ce sont les meilleurs de tous les émollients.

Dans une forme particulière que présente le lichen aigu, on voit chacune de ses papules se couronner, à son sommet, d'une petite vésicule ; c'est là un véritable eczéma qui se développe sur les papules mêmes du lichen ; les deux maladies, l'eczéma et le lichen se trouvent ainsi réunies, fusionnées, et leur réunion donne naissance à une maladie nouvelle, qui n'est, à proprement parler, ni le lichen, ni l'eczéma, mais qui tient de l'eczéma et du lichen, et que l'on appelle l'*eczéma lichénoïde*, ou le *lichen eczémateux*, ou encore le *lichen agrius* ; maladie hybride, dans laquelle on voit sourdre la sécrétion séro-gommeuse de l'eczéma, du sommet des papules du lichen. C'est surtout dans le creux du jarret que le lichen revêt cette forme.

Eh! bien, le principe inflammatoire produisant le développement de cette double lésion, le traitement devra être exclusivement émollient, antiphlogistique : bains amidonnés, cataplasmes de fécule ; et si la maladie existe au jarret, le malade devra être condamné à garder le lit, afin que les régions atteintes ne se trouvent pas dans la position déclive, et ne soient le siège d'aucun frottement, d'aucun contact irritant, ce qui s'opposerait à leur guérison.

Le prurigo ne revêt jamais la forme aiguë, inflammatoire ; ses papules larges, aplaties, isolées, se présentent toujours avec le caractère de la chronicité ; elles sont toujours sèches, sans aucune sécrétion humide ; le petit caillot sanguin qui les couronne est le résultat d'une extravasation sanguine, produite par l'action des ongles dans le grattage, et non pas d'une sécrétion.

Or le prurigo, étant le siège de démangeaisons, quelquefois atroces (*prurigo ferox, prurigo formicans*), et le lichen, dans sa forme chronique, donnant lieu à des picotements insupportables, semblables à des milliers de pointes d'aiguilles qui s'enfonceraient dans la peau, nécessitent un traitement local spécial. Ce traitement sera excitant, perturbateur, modificateur, irritant, substitutif ; il aura pour but, de produire une perturbation vive, intense, dans l'innervation déviée des parties malades, et de remplacer leur surexcitation sensitive et douloureuse morbide, par une surexcitation artificielle, c'est-à-dire passagère, sans durée comme sans gravité. Des badigeonnages répétés avec l'huile de cade de genévrier, extraite de la distillation de la résine du juniperuse sabina, des badigeonnages avec de la teinture d'iode, des frictions avec une solution plus ou moins concentrée de sublimé :

> Sublimé corrosif . . . .   1 gramme
> Eau alcoolisée. . . . . 300 grammes

des frictions avec la pommade d'Hélemerich, des bains sulfureux, alcalins, des douches d'eau froide en pluie, en cercle, en colonne, des immersions dans l'eau froide, etc., produiront les meilleurs effets, amèneront la résolution des papules et la disparition des démangeaisons.

La même médication révulsive et perturbatrice convient à cette affection bizarre, dangereuse à plusieurs points de vue, extrêmement gênante, dont les manifestations douloureuses procèdent par poussées, par ondées, par accès intermittents, se produisant à intervalles plus ou moins éloignés, le soir principalement, au moment où le malade se déshabille, la nuit à la chaleur du lit, et le jour, sous l'influence d'une émotion quelconque ; affection dont la violence prurigineuse est quelquefois si intense, chez les femmes surtout, déterminant un besoin de se gratter tellement irrésistible, tellement frénétique, que les personnes qui en sont atteintes, se trouvent dans la nécessité de se séquestrer et de s'abstraire de toute relation sociale. Cette affection qui a pour siège principal la zone génito-anale, chez les deux sexes, est connue sous le nom de prurit anal, scrotal, vulvaire. C'est à la vulve surtout, qu'elle se produit avec sa violence la plus excessive. Ce n'est ni un prurigo, ni un lichen puisqu'il n'y a point de papules, c'est une simple hyperesthésie, siégeant dans les nerfs sensitifs, si nombreux dans cette région. Nous le répétons, le moyen de la guérir et de faire cesser ces démangeaisons atroces, intolérables, et dont les conséquences peuvent être graves, c'est l'emploi des topiques perturbateurs et irritants, sous forme de lotions ou de pommades, que nous avons mentionnés plus haut, à propos du lichen et du prurigo. Les applications émollientes, calmantes, opiacées, belladonées, restent sans effet, contre cette affection sans lésion anatomique, purement nerveuse, liée quelquefois à la diathèse herpétique, et contre laquelle, dans ce cas, l'arsenic est employé avec fruit, conjointement avec le traitement local.

Rien ne doit être négligé, et la plus grande énergie doit être déployée pour combattre et faire cesser, le plus vite possible, ces écarts morbides du système nerveux génito-anal, dont la persistance et la violence, jointes à l'action des ongles, peuvent engendrer les désordres les plus graves, la perte de l'appétit et du sommeil, des flux leucorrhéiques et métrorrhagiques, des avortements, des excitations onanistes, des lésions et inflammations locales très douloureuses, sans compter la nécessité, dans les cas les plus intenses, d'un isolement forcé, pour n'avoir point à se livrer en public, aux manœuvres d'un grattage frénétique, irrésistible et plus impérieux dans ses exigences que la plus forte de toutes les volontés.

LÉSIONS PARASITAIRES, — PARASITES ANIMAUX.

Pediculi-phthiriase pédiculaire.

Le traitement des affections parasitaires comprend deux indications bien distinctes ; la première c'est de détruire le parasite; la deuxième consiste à guérir les lésions que le parasite a produites.

Il y a deux sortes de parasites, les uns appartiennent au règne animal; les autres au règne végétal.

Il y a deux parasites appartenant au règne animal, le pou et l'acare; le pou habite la surface de la peau; l'acare se tient et rampe dans son épaisseur.

Il y a trois espèces de poux; le *pediculus capitis*, le *pediculus corporis* et le *pediculus pubis*. Ces animaux, dans certains cas d'incurie, de négligence, de saleté, de misère et de maladie, se multiplient avec une rapidité incroyable, et en nombre infini : on les voit pulluler, grouiller, comme une véritable fourmilière, s'agiter, se répandre par milliers sur toute l'étendue du corps, sur les vêtements, sur les draps de lit.

Cette prodigieuse multiplication des poux constitue ce que l'on appelle la *Phthiriase*. Il y a la phthiriase de la tête, la phthiriase du corps, et la phthiriase du pubis.

Que les poux existent ainsi en quantités innombrables, ou seulement en petit nombre, leur destruction est facile. Leur agent délétère le plus sûr c'est le mercure. S'il s'agit des *pediculi capitis;* il faut, avant tout, couper les cheveux, leur repaire, et enduire toute la surface crânienne d'une couche épaisse d'onguent napolitain double.

Le même traitement convient à la destruction du pediculus pubis.

La destruction des pediculi corporis est tout aussi prompte et tout aussi facile. Un ou deux bains, tenant en dissolution

Sublimé corrosif. . . . 20 ou 30 grammes.

suffisent pour produire ce résultat.

Chacune de ces trois espèces de poux, détermine une lésion différente et spéciale sur la peau. Cette lésion s'explique facilement; elle est la conséquence et le résultat de l'irritation, de l'inflammation de la peau par le fait de la présence, du va-et-vient et des morsures de ces animaux.

Les pediculi capitis, quand ils sont nombreux déterminent un impétigo granulata, c'est-à-dire une inflammation du cuir chevelu exprimée par des pustules d'impétigo. Les croûtes de ces pustules adhèrent aux cheveux, et y restent appendues sous forme de granulations de volumes variables, d'où la dénomination de *granulata* donnée à cet impétigo, qui peut siéger sur toutes les régions crâniennes, mais que l'on trouve, le plus souvent à la région occipitale.

L'impétigo granulata du cuir chevelu est donc une affection parasitaire, c'est-à-dire symptomatique de la présence des pediculi capitis. Comme toutes les affections parasitaires, il se guérit vite et facilement. Dès que les pediculi sont détruits par la coupe des cheveux, et par l'onguent napolitain, des cataplasmes de fécule de pommes de terre, des lotions émollentes, en ont raison, en 8 ou 10 jours.

Le pediculus corporis détermine par sa présence et par ses morsures, sur la surface du corps, des papules de prurigo. Il y a donc un prurigo parasitaire, c'est-à-dire symptomatique de l'existence du pediculus corporis. Ce prurigo peut se rencontrer, sur toute la surface du corps ; mais son siège d'élection, et pathognomonique est la partie supérieure du dos, à la base du cou, entre les deux épaules. Le prurigo, localisé à cette région est toujours parasitaire ; quand les pediculi ont été détruits, par un ou deux bains de sublimé, cinq ou six bains sulfureux composés de :

Sulfure sec de potassium. . . 150 ou 200 grammes

suffisent pour le guérir, en un septénaire.

Le pediculus pubis a deux lésions symptomatiques de son existence : la première est l'impétigo granulata, qui s'explique de la même manière qu'à la région crânienne : la deuxième consiste en taches, ou macules bleuâtres, réparties sur toutes les régions que touchent, que parcourent ces animaux; elles ressemblent à des taches ecchymotiques; comme l'impétigo granulata, elles disparaissent en quelques jours, après la destruction des pediculi, sous l'influence d'applications émollientes, et de quelques bains émollients.

GALE.

La destruction de l'*acarus scabiei*, ou sarcopte de la gale, est également très rapide et très facile, bien que cet animal habite, non plus, la surface de la peau, comme le pediculus, mais l'intérieur même de la trame cutanée. L'indication à remplir est de le mettre dans un contact direct et immédiat avec l'agent parasiticide, c'est-à-dire avec le soufre. La préparation sulfureuse la plus habituellement employée est la pommade d'Hélemerich, pommade à la fois, sulfureuse et alcaline, puisqu'elle est composée de soufre et de carbonate de potasse.

Voici en quoi consiste le traitement de la gale, tel qu'il a été conçu par M. Bazin, et formulé en dernier lieu, dans toute son admirable et magnifique simplicité, par M. Hardy.

On commence par frictionner tout le corps énergiquement avec du savon noir, de manière à nettoyer la peau, et à ouvrir les sillons habités par les acares; puis on met le malade dans un bain d'eau tiède; pendant ce temps-là on soumet tous ses vêtements à l'action d'une étuve, dont la chaleur de 100 degrés tue les acares qui pourraient s'y trouver, et détruit les œufs qui auraient pu y être déposés. On pourrait remplacer, pour les vêtements, l'action de l'étuve par une fumigation sulfureuse.

Quand le malade sort du bain, son corps est donc nettoyé, débarrassé des couches crasseuses, ou épidermiques qui auraient pu empêcher l'absorption de la pommade d'Hélemerich; en même temps les acares sont à découvert, dans leurs vésicules et leurs sillons, déchirés par la première friction. Tout est donc parfaitement préparé pour favoriser l'action délétère et parasiticide de la pommade d'Hélemerich. On fait alors une deuxième friction, sur tout le corps, à l'exception du cou et de la tête, inaccessibles aux acares, mais cette fois, avec la pommade d'Hélemerich; dont on laisse une couche sur la peau. Le malade remet ses vêtements purifiés; il est guéri de la gale; le traitement dure moins d'une heure. On lui recommande de changer sa chemise et ses draps de lit, et de conserver, pendant 48 heures, la pommade sulfureuse. Il devra, au bout de ce laps de temps, prendre quelques bains émollients de manière à débarrasser la peau de la couche de pommade qui y avait été laissée, et à la guérir en même temps de l'irritation que cette pommade avait pu y occasionner.

Tel est, dans toute sa simplicité, le traitement de la gale.

Mais les choses ne sont pas toujours aussi simples ; la présence prolongée des acares sous l'épiderme, et à la surface du derme, les mouvements qu'ils y opèrent, les sillons qu'ils y creusent, leur multiplication, tout cela irrite le derme, l'enflamme, et cette inflammation se traduit par des éruptions, dont le caractère pathognomonique est le polymorphisme ; c'est-à-dire que ces éruptions, de nature parasitaire, symptomatiques de la gale, ont pour premier caractère spécial, d'appartenir à des espèces différentes, d'avoir des lésions anatomiques primitives différentes et, par conséquent, de représenter des genres différents : ainsi on trouve réunies, agglomérées, dans les mêmes régions, des plaques d'eczéma, des croûtes d'impétigo, des pustules d'ecthyma, des papules de lichen et de prurigo. Un deuxième caractère distinctif des affections parasitaires symptomatiques de la gale, c'est de siéger précisément dans les régions habitées de préférence par les acares, c'est-à-dire dans les espaces interdigitaux, dans les plis du poignet, du bras et de l'avant-bras, dans les creux de l'aisselle et du jarret, sur les membres inférieurs, sur le ventre, sur les fesses.

Lors donc que ces éruptions symptomatiques d'une gale déjà ancienne, se sont développées, le traitement de la gale, tel que nous l'avons décrit devient, par cela même, impossible. Les frictions avec le savon noir et avec la pommade d'Hélemerich surtout, en déchirant des pustules et des vésicules, en arrachant violemment des croûtes, en irritant des surfaces enflammées et suppurantes, y détermineraient un excès d'inflammation, qui pourrait avoir les conséquences les plus fâcheuses pour le malade.

Ce qu'il faut faire en pareil cas, c'est de commencer par traiter ces éruptions symptomatiques, de leur faire subir une médication locale antiphlogistique (bains émollients, cataplasmes de fécule de pommes de terre, etc.). Les éruptions de cause locale, même si elles sont parasitaires et si les parasites ne sont pas détruits, ne sont pas tenaces ; elles cèdent facilement à un traitement convenable, et, au bout de 8 à 10 jours, elles sont assez atténuées et assez éteintes, pour que le traitement parasiticide puisse être employé sans danger. Il faut donc, dans ces cas, traiter les complications, avant de traiter la maladie qui leur a donné naissance.

PARASITES VÉGÉTAUX. — TEIGNES

On donne le nom vulgaire de *teignes* à des lésions cutanées produites par des parasites végétaux qui se développent soit à la surface, soit dans l'épaisseur de la peau.

Il y a quatre espèces de teignes : 1° la teigne faveuse ou *porrigo favosa*, ou *favus*, qui est due à un crypto-game appelé *achorion capitis*, parce que son siège le plus habituel est le cuir chevelu, ou *achorion schœleinii;* 2° la teigne tondante, ou tonsurante, ou tricophytique, ou herpès circiné parasitaire, due au *Tricophyton;* 3° la teigne pelade due au *Microsporon Audouini;* 4° le pityriasis versicolor, ou crasse épidermique parasitaire, due au *microsporon furfur*.

Chacune de ces quatre teignes a des caractères spé-ciaux et pathognomoniques. La teigne faveuse présente, dans son évolution, trois périodes : 1° une période éry-thémateuse circinée, exprimant l'inflammation de la couche la plus superficielle du derme, par le fait du champignon déposé à la surface de la peau; 2° une période pustuleuse; c'est la pustule favique, petite, plate, d'un jaune safrané, résultant d'une inflammation plus profonde du derme; 3° la période champignonneuse, c'est-à-dire le champignon lui-même qui, après avoir pénétré dans le follicule pilifère, se développe autour de la racine des cheveux, et apparaît à la surface de la peau, sous la forme de godets arrondis, de cupules à bords saillants, de couleur jaune, de consistance sèche et cassante.

La teigne tondante, tonsurante ou tricophytique, présente également trois périodes dans son évolution. Dans la première période, le champignon détermine, par sa présence à la surface de la peau, une irritation inflammatoire de la couche la plus superficielle du derme. Cette inflammation se traduit, tantôt par un érythème de forme circinée, c'est-à-dire représentant des anneaux, des cercles érythémateux, ou simplement une surface érythémateuse arrondie (*érythème circiné parasitaire*); tantôt par une desquamation épidermique, sous forme de petites squames pulvérulentes (*pityriasis alba parasitaire*); tantôt par un développement circulaire, en forme d'anneaux, de très petites vésicules d'herpès (herpès circiné parasitaire). Dans la deuxième période, le champignon s'est attaché aux cheveux, il a pénétré dans le follicule pilifère jusqu'à leur racine, il les étreint, les détache et les fait tomber par plaques circulaires, parfaitement régulières, semblables à des tonsures. Dans la troisième période, le champignon, par sa présence au centre du follicule pileux, enflamme le follicule, l'hypertrophie, sous la forme d'une petite tumeur tuberculeuse, y détermine souvent un point central de suppuration, lequel est traversé par un poil, quand le poil n'a pas été préalablement détruit. Il y a là un véritable sycosis; aussi la troisième période de la teigne tricophytique est-elle appelée *période sycosique.*

La teigne pelade se développe plus rapidement; rare chez l'enfant, elle est plus commune chez l'adulte; elle y opère, non pas seulement sur la tête, mais sur tout le corps, de vastes et rapides destructions du système pileux qui, dans un temps relativement court, disparaît en surfaces larges et irrégulières et peut être anéanti sur toute l'étendue du corps. Cette teigne, très contagieuse chez l'enfant, cesse de l'être chez l'adulte, sans qu'on puisse expliquer ce bizarre phénomène.

Le pityriasis versicolor, ou crasse épidermique parasitaire, est caractérisé par de vastes et irrégulières surfaces cutanées, qui deviennent le siège d'une derquamation épidermique pulvérulente, furfuracée, pithyriasiforme. Ces surfaces sont d'une couleur jaune brunâtre, café au lait; elles sont, en outre, remarquables par un ramollissement de l'épiderme qui, par le grattage, se détache facilement du derme, sous forme de lamelles opaques, onctueuses et un peu graisseuses, ce qui les a fait appeler, par **M.** Bazin *crasses épidermiques parasitaires.* Cette altération de l'épiderme est due à la présence, dans l'interstice de ses couches, du microsporon furfur. Le tronc, dans ses parties antérieures et postérieures est le siège le plus habituel de cette dernière teigne.

Tels sont, rapidement esquissés, les caractères anatomo-pathologiques des quatre espèces de teignes. Toutes les quatre exigent un traitement externe. Celle qui se guérit le plus vite, le plus facilement et par les moyens les plus simples, c'est le pityriasis versicolor. En effet, le microsporon furfur reste dans l'épaisseur de l'épiderme; il ne pénètre pas plus profondément, il n'atteint pas le derme; les lésions qu'il produit sont, en conséquence, tout à fait superficielles, purement épidermiques, et sans gravité intrinsèque; de plus elles sont très facilement accessibles à l'agent thérapeutique.

L'agent parasiticide est le soufre; des frictions avec la pommade d'Hélemerick sont suffisantes; ou bien des frictions avec la pommade suivante :

> Axonge fraîche lavée. . . . . . 30 grammes
> Fleurs de soufre. . . . . 6 grammes
> Camphre . . . . 6 grammes

ou bien encore 5 ou 6 bains, tenant en dissolution, chacun :

> Sulfure sec de potassium. 150 ou 200 grammes.

Ces moyens si simples, d'un emploi si facile, suffisent pour guérir le pityriasis versicolor, en d'autres termes, pour détruire le microsporon furfur.

Il n'en est pas de même malheureusement des trois autres teignes qui sont infiniment plus graves et plus réfractaires au traitement. Là, en effet, la lésion est plus profonde; son siège se trouve dans l'épaisseur même du derme, et au sein du follicule pileux lui-même, et non seulement la lésion est plus profonde et plus difficile à atteindre par l'agent parasiticide, mais encore elle présente, par elle-même, infiniment plus de gravité.

Ainsi dans la teigne tricophytique ou tondante, le

cheveu, ou le poil est atteint dans sa racine même et détruit; il est remplacé, au sein du follicule pileux, par le champignon qui s'y développe, y végète, s'y multiplie, en enflammant, par sa présence, le follicule, en l'hypertrophiant, en le transformant en une tumeur tuberculeuse, au centre de laquelle se forme une pustule, une suppuration, qui, après avoir énucléé le cheveu ou le poil, l'empêche de se reproduire normalement, et même, dans bien des cas, de se reproduire jamais, en oblitérant et détruisant la papille pilifère.

Dans la teigne faveuse, l'achorion pénètre de même au sein du follicule pileux; il commence par y déterminer une inflammation, dont la pustule favique est la manifestation; puis il déracine le cheveu ou le poil, et le fait tomber; puis il s'accroît, sort du follicule pileux, incapable de le contenir, et prend, au dehors, à la surface de la peau, sous la forme de cupules ou godets d'une couleur jaunâtre, et d'une odeur urineuse et de souris, ces développements énormes, hideux et d'un aspect si repoussant, qui font de la teigne faveuse une des affections les plus répugnantes, et en même temps les plus graves de toutes les dermatoses.

Dans cette teigne, plus encore que dans la teigne tricophytique, l'existence du cheveu est sérieusement compromise; quand les cheveux repoussent, ils sont clairsemés, épars et tout rabougris, amincis, lanugineux, tordus sur eux-mêmes, décolorés et comme atrophiés; ce ne sont plus que des poils follets, et le plus souvent ils ne repoussent pas du tout, la papille pilifère ayant été oblitérée par le cryptogame. Or, si les épanouissements, les proliférations externes de ce cryptogame sont faciles à atteindre, il n'en est pas de même de ses racines profondes, qui se trouvent jusque dans le follicule pileux, et qui, n'étant pas détruites, donnent lieu incessamment à des poussées champignonneuses nouvelles. Voilà pourquoi la guérison de la teigne faveuse, et même de la teigne tricophytique, est si longue et si difficile à obtenir. La grande difficulté; consiste à mettre le parasite profondément situé, dans un contact direct et immédiat avec l'agent parasiticide, Cet agent, pour ces deux teignes, est le même : c'est le soufre.

Voici comment doit être conduit le traitement dans la teigne faveuse :

Il faut d'abord arroser la tête de douches d'eau chaude, et la couvrir de cataplasmes de fécule de pommes de terre, pour ramollir, détremper et faire tomber les godets champignonneux qui forment quelquefois une carapace croûteuse d'une grande épaisseur. Cette première phase du traitement n'est pas longue; deux ou trois jours suffisent pour que tous les godets aient disparu, et pour que le cuir chevelu en soit dépouillé.

Il faut alors pratiquer l'épilation, c'est-à-dire saisir, avec une pince à épiler, tous les cheveux les uns après les autres, et les arracher au moyen d'une traction vive et saccadée. L'épilation a pour but : 1° De débarrasser le follicule pileux malade du cheveu ou du poil, dont la présence, au sein de ce follicule, fait l'office d'un corps étranger qui entretient et augmente l'inflammation; 2° D'enlever, en même temps que le cheveu, les parties champignonneuses, spores et sporules, qui adhèrent à la racine du cheveu, et de les extraire ainsi du follicule; 3° D'ouvrir, par le fait même de l'arrachement du cheveu, et par la cavité de son canal excréteur, devenu vide et béant, une voie à l'agent parasiticide, qui lui permette de pénétrer jusque dans le follicule, et d'y être dans un contact immédiat avec les parties du cryptogame qui s'y trouvent encore, de manière à les détruire sur place et à empêcher leur repullulation. L'épilation doit être pratiquée plusieurs fois ; il faut la renouveler aussi long-temps et aussi souvent que les cheveux repoussent mal. et dans des conditions de force, de couleur, de ténuité et de vitalité défectueuses. Tout cheveu qui repousse décoloré, tortillé sur lui-même, grêle et atrophié, est un cheveu dont la racine émerge d'un follicule encore malade, et où se trouvent encore des spores cryptoga-miques ; il faut par conséquent l'arracher, et renouveler cette extraction jusqu'à ce qu'il repousse dans des con-ditions normales, c'est-à-dire, en d'autres termes, jus-qu'à ce que l'on soit sûr, par ce fait même, que le parasite est radicalement détruit.

La troisième phase du traitement est l'emploi de l'agent parasiticide : le principal agent parasiticide est le soufre. Le camphre, le sublimé, l'iode, l'huile de cade sont aussi des parasiticides, qui peuvent être utilement employés, soit seuls, soit associés au soufre, soit encore alternés avec le soufre.

Lors donc que l'épilation a été pratiquée, frictionnez toutes les parties épilées avec la pommade suivante :

<pre>
Axonge fraîche. . . . . 30 grammes
Turbith minéral (sous-sulfate jaune
     de mercure) . . . . 1, 2 ou 3 grammes
</pre>

ou bien avec celle-ci :

<pre>
Axonge fraîche. . . . . 30 grammes
Turbith minéral . . . . . 1, 2, 3 ou 4 grammes
Camphre. . . . . 4, 5, 6 ou 8 grammes
</pre>

ou bien avec cette autre :

> Axonge fraîche. . . . . 30 grammes
> Fleur de soufre. . . . . 6 grammes
> Camphre. . . . . 6 grammes

ou bien, badigeonnez, soit avec l'huile de cade de génévrier, soit avec la teinture d'iode, soit avec une solution de sublimé, composée de la manière suivante :

> Sublimé corrosif. . . . . 1 gramme
> Eau alcoolisée. . . . . 350 grammes

Ces onctions, frictions, badigeonnages doivent être renouvelés deux ou trois fois par jour, et continués pendant plusieurs jours de suite, six ou dix jours. Il est bon alors de les supprimer, d'observer les résultats produits, de voir comment repoussent les cheveux, d'apprécier si une deuxième, troisième, quatrième épilation est nécessaire, et si, par conséquent, l'emploi de ces différents parasiticides doit être repris et continué.

Il peut arriver que la peau, ainsi frictionnée, s'enflamme par le contact de ces substances irritantes. On voit alors se produire de la douleur, de la cuisson, de la rougeur, du gonflement et une éruption, soit de pustules d'ecthyma ou d'impétigo, soit de vésicules d'herpès, ou d'eczéma. Il faut dans ces cas, commencer par suspendre les frictions; il faut les remplacer par des cataplasmes de fécule de pommes de terre, et ne les reprendre qu'après la cessation complète de toute irritation locale.

Tel doit être le traitement de la teigne faveuse, toujours très long (plusieurs mois), toujours douloureux, et justifiant, par sa longueur même, ce dicton vulgaire *tenir comme teigne*. Son but est la destruction du parasite :

cette destruction, si longue, si difficile à obtenir, s'opère quelquefois sans qu'il en reste de trace, les cheveux repoussant avec leur épaisseur et leur manière d'être normales ; mais quelquefois aussi, elle laisse après elle, une calvitie partielle, des espaces de peau plus ou moins étendus, altérés, semblables à un tissu cicatriciel, dénudés, ou parsemés de quelques cheveux rares, altérés et rabougris.

Le traitement de la teigne tricophytique est fondé sur les mêmes principes et se pratique d'après les mêmes données et les mêmes indications ; il consiste essentiellement à mettre le parasite dans un contact immédiat avec l'agent ou les agents parasiticides. Ces agents sont les mêmes que pour la teigne faveuse : le soufre, l'huile de cade, le sublimé, la teinture d'iode.

Dans la première période (*érythème circiné parasitaire; pityriasis alba parasitaire; herpès circiné parasitaire*), la guérison est prompte et facile ; le parasite, en effet, est superficiel, dans les couches épidermiques, ou à la surface du derme, il n'est pas difficile de l'atteindre. Quelques badigeonnages avec la teinture d'iode, avec l'huile de cade, ou avec une solution de sublimé, ou bien quelques frictions avec l'une des pommades formulées plus haut, ne tardent pas à en faire justice. Mais dans la deuxième période, ou période sycosique, quand le parasite s'est installé dans les profondeurs des follicules pileux, la difficulté est plus grande, et le traitement est le même que pour le favus. Je conseille même d'ajouter à l'épilation des scarifications, sur les tubercules sycosiques, et sur les indurations du tissu cellulaire qui les entourent. Ces scarifications ont le double avantage d'opérer des débridements, des dégorgements, de petites saignées locales déplétives qui favorisent la résolution de ces tumeurs, et, en même temps, d'ouvrir une voie plus large et plus facile à la pénétration de l'agent parasiticide, jusqu'au fond du follicule, malade par le fait de la présence du parasite.

Le traitement de la teigne pelade, la plus redoutable de toutes les teignes, en raison de la rapidité avec laquelle peut être consommée la destruction de tout le système pileux, sur toute l'étendue du corps, diffère sensiblement du traitement des autres teignes : le soufre ne paraît pas avoir beaucoup d'action délétère sur le microsporon Audouini, non plus que les teintures excitantes de piment ou de gingembre préconisées par M. Lailler. L'épilation n'est plus possible, en raison même de la rapidité avec laquelle est détruit le système pileux, en raison aussi de l'étendue et du nombre des surfaces dénudées. Ce qu'il faut faire c'est raser la tête, y passer le rasoir sur toute sa surface; répéter plusieurs fois cette opération, à 10 ou 15 jours d'intervalle, et chaque fois, couvrir toute la superficie et tous les contours du cuir chevelu, comme le veut M. Vidal, d'une véritable calotte de vésicatoire. On cessera l'action du rasoir et l'application des vésicatoires, quand on verra les cheveux repousser d'une manière satisfaisante.

Si les malades refusaient les vésicatoires, on pourrait les remplacer, après l'action du rasoir, par des badigeonnages, répétés plusieurs fois par jour, avec la solution suivante :

Éther sulfurique . . . . 50 grammes
Camphre. . . . . 50 grammes

nous en avons retiré de bons résultats, et nous recommandons ce topique d'un emploi facile et non douloureux.

De tout ce qui précède relativement à la thérapeutique des maladies de la peau, il résulte que les premières indications à remplir sont fournies par la nature de la maladie, c'est-à-dire par la maladie elle-même; ces indications sont souvent les seules, et la lésion qui n'est qu'un symptôme, n'en fournit aucune. Mais, dans d'autres cas, la lésion cutanée a, par elle-même, assez de gravité et d'importance pour entrer, elle aussi, en ligne de compte, au point de vue de la médication; elle exige un traitement spécial, dirigé contre elle, nous l'avons dit, et suffisamment prouvé par de nombreux exemples.

Mais, avoir rempli les indications fournies, d'abord par la maladie, et ensuite par la lésion anatomique qui représente cette maladie, ce n'est pas tout; il faut encore puiser d'autres indications dans la considération du malade lui-même. Ainsi, quelle est la maladie? quelle est la lésion symptomatique de cette maladie? et quel est le malade? — Tels sont les trois points qui doivent toujours occuper le dermatologiste, et qu'il doit avoir en vue dans sa thérapeutique.

Quel est le malade? c'est-à-dire quelle est la constitution du malade? est-il bilieux? sanguin? lymphatique? anémié? pléthorique, vigoureux ou cachectique? ces considérations sont de la plus haute importance.

En effet, si la constitution du malade exerce une incontestable influence sur l'évolution, la durée et la gravité de la maladie, il est évident que le traitement doit toujours tenir compte de cette constitution, et qu'il faut soigner le malade, en même temps que la maladie.

Ainsi la syphilis est-elle greffée sur une constitution

anémiée, détériorée? — ne vous contentez pas de prescrire le mercure, ou l'iodure de potassium, mais prescrivez, en même temps, le fer, le quinquina, le sirop, ou le vin de phosphate de chaux. La médication spécifique seule échouerait, elle serait mal supportée; elle a besoin d'être aidée dans son action, par une médication reconstituante, s'adressant à l'ensemble de l'organisme. Ces deux médications, simultanément employées et marchant de pair, se complètent l'une par l'autre.

Au lieu de la syphilis, supposons que ce soit l'herpétis; supposons que la diathèse herpétique existe chez un malade plus ou moins cachectique, ou seulement anémié et débilité; ne donnons pas seulement alors l'arsenic contre la diathèse, mais donnons en même temps tout ce qui peut modifier et remonter la constitution détériorée. Sans cela nous aurions chance de voir les manifestations de la diathèse herpétique s'aggraver, prendre un caractère malin, se transformer en véritables lésions cachectiques, telles que le pemphigus, le rupia cachectica, l'ecthyma cachecticum, le purpura.

Si, au contraire, la constitution est pléthorique, bilieuse, exposée à des congestions cérébrales ou pulmonaires, que ce soit la diathèse syphilitique, ou herpétique, donnons, en même temps que les médicaments spécifiques, des purgations répétées, des alcalins, des dépuratifs, des diurétiques. Veillons, avec le même soin, à la santé du malade, à la manière dont s'accomplissent ses fonctions physiologiques; leur dérangement et leur désordre seraient une contre indication pour les médicaments altérants.

Ce n'est pas seulement à la constitution du malade,

et à son état de santé actuelle, mais encore à son hygiène, que nous devons apporter la plus scrupuleuse attention. Veillons à ce que sa nourriture soit bonne, et réparatrice ; à ce qu'il ne fasse aucun excès de boisson, de travail, ou de débauche ; à ce que son logement soit salubre ; à ce que son travail ne soit point, par sa nature, malsain, excessif, au-dessus de ses forces ; à ce qu'il prenne un repos suffisant, de l'exercice au grand air, des soins de propreté, des bains.

Si dans notre thérapeutique, nous ne tenons pas un compte suffisant de toutes ces considérations importantes de tempérament, de santé, et d'hygiène, notre médication est, par cela même, rendue inefficace et dangereuse, car, étant mal supportée, elle ne fait qu'aggraver l'état morbide, au lieu d'y apporter une modification salutaire. C'est parce que le mercure, en particulier, est trop souvent administré dans de mauvaises conditions, qu'il est mal supporté, qu'il détermine des accidents, et qu'il est devenu un objet de répulsion et d'épouvante. C'est par la même raison d'incurie relative à la constitution, à la santé et à l'hygiène du malade, que tant de traitements sont frappés de nullité, quant à leur effet thérapeutique, et que certaines maladies, telles que la syphilis, l'herpétis, sont déclarées incurables par beaucoup de médecins.

Nous en avons fini avec l'exposé sommaire que nous voulions faire des maladies de la peau, envisagées au point de vue des lésions anatomiques qui les constituent, de leur nature, de leurs caractères symptomatologiques et de leur traitement. Cet exposé nous semble assez complet pour être considéré comme un résumé de la dermatologie toute entière, et par conséquent comme étant un guide suffisant, un manuel pour les élèves et les médecins, qui n'ont ni le temps ni la possibilité de donner à la science dermatologique une étude plus longue et plus approfondie.

DEUXIÈME PARTIE

PATHOLOGIE GÉNÉRALE; CONSTITUTION ANATOMIQUE;
CARACTÈRES GÉNÉRAUX; FORMES DIVERSES;
NATURE; ÉVOLUTION; DIAGNOSTIC;
TRAITEMENT; DES MALADIES DE LA PEAU.

DEUXIÈME PARTIE

PATHOLOGIE GÉNÉRALE; CONSTITUTION ANATOMIQUE;
CARACTÈRES GÉNÉRAUX; FORMES DIVERSES;
NATURE; ÉVOLUTION; DIAGNOSTIC;
TRAITEMENT DES MALADIES DE LA PEAU

PREMIÈRE LEÇON

De la peau.

Messieurs,

Le langage vulgaire appelle *maladies de la peau* des proliférations morbides, des lésions, des altérations, qui se développent à la surface, ou dans l'épaisseur de notre tégument externe. Quelle est la gravité? quelle est la nature? quelles sont les causes de ces proliférations morbides? quel est leur mode d'évolution? quel rang, quelle importance ont-elles dans les cadres de la pathologie? quelle est leur valeur séméiologique? quel traitement faut-il leur opposer? Voilà une série de belles et grandes questions que nous aurons à examiner. Mais, auparavant, il m'a semblé logique de vous faire connaître ce qu'est la peau, ce qu'elle est au point de vue de sa constitution anatomique, et ce qu'elle est relativement aux fonctions physiologiques qu'elle est chargée de remplir. Les affetions cutanées ou dermatoses sont le produit; la peau est le terrain; or, avant d'étudier le produit, commençons par vous faire connaître le terrain.

La peau, messieurs, est l'enveloppe extérieure du corps, *involucrum corporis;* elle le revêt, comme un vêtement, *vestimentum corporis humani;* elle le couvre dans toutes ses parties, et à l'orifice des ouvertures naturelles, elle se modifie; elle devient plus fine, plus souple, et, sous le nom de *muqueuse*, elle pénètre dans ces ouvertures, pour tapisser toute la longueur, toutes les ramifications de nos voies digestives et respiratoires. Les muqueuses, en effet, ne sont, à proprement parler, que la continuation de la peau à l'intérieur; elles sont le peau du dedans, et, comme nous le verrons plus tard les rapports les plus intimes de vitalité, de solidarité physiologique et pathologique existent entre elles et la peau.

Dans la race caucasique, la couleur de la peau est d'un blanc légèrement teinté de rose et de brun. Rien, du reste, n'est plus variable que cette couleur; elle varie selon les régions du corps; ainsi, au pourtour du mamelon, au scrotum, aux grandes et aux petites lèvres, elle est d'un brun noirâtre foncé. Dans les parties exposées à l'air, elle est d'une nuance à la fois plus rouge et plus brune, pourquoi cela? — C'est que l'action de l'air, du froid et surtout du soleil développe avec une intensité plus grande, les deux principes de la coloration de la peau, la congestion des capillaires sanguins qui rampent dans son épaisseur, et la sécrétion d'une matière colorante spéciale, dite *pigment*.

La coloration de la peau varie, non pas seulement suivant les diverses régions du corps, et suivant que ces régions sont couvertes ou découvertes; elle varie encore suivant les différents états de santé, et à elle seule, elle est un symptôme souvent des plus précieux, et de la plus haute importance. En général, une peau fortement colorée et d'un ton foncé est le signe de la force; la pâleur de la peau dénonce l'anémie et l'épuisement du système sanguin. Quand la peau reste insensible à l'action du froid, du soleil et de l'air extérieur, quand, sous ces diverses influences, elle ne se *hâle* pas, et qu'elle reste décolorée, c'est que l'état général est mauvais et profondément détérioré.

La coloration de la peau du visage est surtout importante à considérer; sa rougeur vive, généralisée, sur un fond fortement pigmenté accuse le tempérament pléthorique; sa teinte cyanosée est le signe d'une gêne dans la circulation veineuse du système de la veine cave supérieure; de larges plaques d'une teinte d'un rouge vineux sur les joues sont le cachet de la scrofule, et les pommettes rosées font craindre la tuberculose pulmonaire; la teinte jaune feuille morte est un des caractères de la diathèse cancéreuse arrivée à la cachexie, et la teinte terreuse est un des attributs de la diathèse paludéenne.

Si la coloration de la peau est à ce point variée, l'impression qu'elle donne au toucher ne l'est pas moins; tantôt elle est douce, satinée, veloutée, fraîche et légèrement humide; tantôt elle est sèche, râpeuse, hérissée d'une multitude de petites élevures, dont sa surface se constelle, sous l'influence d'une émotion morale vive, ou de l'action du froid, phénomène bizarre désigné sous le nom de *chair de poule (cutis anserina)*. Nous allons tout à l'heure vous en expliquer le mécanisme.

La peau est une membrane vivante douée de la plus remarquable élasticité; elle est susceptible d'allongement et de rétraction; c'est ainsi que vous la voyez s'étendre pour se prêter au développement de tumeurs volumineuses, telles que la grossesse, et revenir ensuite sur elle-même en vertu de sa force rétractile; chez le vieillard, elle s'est amincie, desséchée, elle peut encore se distendre; mais elle ne revient plus sur elle-même, elle a perdu sa rétractilité, de là les rides. Sa surface est sillonnée de plis, les uns profonds dans le voisinage des articulations, pour qu'elle puisse se prêter plus facilement à tous les grands mouvements; les autres plus petits représentent, par la saillie de leurs bords, la saillie que forment les papilles du derme, et par la dépression de leurs sillons, les dépressions qui séparent les rangées papillaires.

La peau est chargée des fonctions physiologiques les plus importantes, et que l'on peut ranger sou strois chefs différents : 1° elle est un organe de protection et de conservation; 2° elle est un organe de sécrétion, d'absorption, d'élimination et de respiration; 3° elle est un organe de sensibilité; elle est le siège du sens du toucher, de nos propriétés tactiles les plus délicates.

Je dis d'abord qu'elle est un organe de protection et de conservation : elle enveloppe, comme un vêtement, tous nos organes extérieurs; elle est un intermédiaire entre eux et le monde extérieur; elle les met à l'abri des contacts immédiats, elle atténue l'intensité trop vive des impressions venant du dehors. Par sa couche cornée, mauvaise conductrice du calorique, elle conserve la chaleur animale à sa température normale; aussi, messieurs, quand la couche cornée de l'épiderme a été détruite par une de ces affections graves qui mettent le derme à nu sur toute la surface du corps, telles que l'eczéma aigu fluent généralisé, telle que l'herpétide maligne ex-foliatrice, vous voyez alors les malheureux malades grelottants, transis, exposés à tous les dangers de l'action trop vive du froid sur nos organes extérieurs et intérieurs.

Je dis en deuxième lieu que la peau est un organe de sécrétion, d'élimination, d'absorption et de respiration.

Ses glandes sudorales, dont nous vous reparlerons tout à l'heure, déversent à sa surface une liqueur qui lui fournit l'humidité dont elle a besoin, et ces mêmes glandes dont la thérapeutique sait augmenter à son gré la sécrétion, deviennent alors de précieuses sources d'élimination, à l'aide desquelles la nature se soulage et se débarrasse de principes malfaisants, ou de principes vitaux qu'elle a en excès. Ses follicules pileux produisent notre système chevelu; et les glandes sébacées nourrissent les cheveux et entretiennent sa souplesse et son élasticité, en la lubrifiant par le sebum qu'elles lui fournissent.

Mais ce n'est pas tout : il se passe dans l'épaisseur de la peau, et par l'intermédiaire de ses papilles sanguines, de véritables phénomènes de respiration, analogues à la respiration qui se produit dans toutes les parties vertes des végétaux. Cette respiration, cette perspiration cutanée insensible est indispensable à la vie; des membres complètement soustraits au contact de l'air par des appareils inamovibles, plâtreux, dextrinés ou silicatés, s'atrophient; et des animaux, dont le corps entier avait été recouvert d'un enduit imperméable, sont morts asphyxiés.

Enfin, et en troisième lieu, la peau est un organe de sensibilité : elle est le siège de nos propriétés tactiles, du sens du tact, qui nous donne la notion de la forme, de la consistance, du volume, de la température des corps. Ces propriétés tactiles résident spécialement dans les papilles sensitives, au centre desquelles, comme nous le verrons tout à l'heure, se terminent les rameaux capillaires nerveux de la peau.

Nous connaissons, messieurs, l'aspect extérieur de la peau et le rôle physiologique qu'elle est chargée de remplir; étudions-la, maintenant, au point de vue de son organisation anatomique.

Elle est composée de trois membranes superposées, très adhérentes entre elles, et d'une adhérence variable, suivant les régions, aux tissus sous-jacents. Ces trois membranes sont : *l'épiderme, le derme,* et *l'hypoderme.*

1. *Épiderme.* — C'est la couche la plus superficielle de la peau; elle est transparente; son épaisseur est d'autant plus considérable qu'elle est plus exposée aux contacts du dehors, et c'est à la paume des mains et à la plante des pieds qu'elle a plus d'épaisseur que partout ailleurs. L'épiderme est formé de trois couches : une couche superficielle cornée, insensible par elle-même, ne contenant ni nerfs ni vaisseaux, mais seulement des cellules cornées juxtaposées; cette couche est le produit d'une sécrétion incessante qui répare et remplace ses parties les plus anciennes, qu'un insensible travail d'élimination, fait incesssamment disparaître : c'est le *stratum corneum.* La deuxième couche, à laquelle on a donné le nom de *stratum lucidum,* est une sorte de toile cellulo-

fibreuse qui unit le *stratum corneum* à la troisième couche, appelée *corps muqueux de Malpighi*. Nous sommes ici dans un tissu vivant, vasculaire, au milieu duquel s'élaborent les corpuscules pigmentaires, qui sont la matière colorante de la peau; c'est là qu'ils sont produits; c'est là où on les trouve, en plus ou moins grand nombre, suivant les régions, suivant les individus, et suivant aussi certaines conditions pathologiques ou climatériques qui augmentent leur sécrétion. C'est là aussi que s'opère la sécrétion de la couche cornée superficielle.

II. Le derme est la véritable charpente de la peau; c'est une membrane d'un tissu dense, élastique, cellulo-fibreuse, douée d'une vitalité propre et d'une exquise sensibilité. Sa surface est hérissée d'une multitude de petites saillies, qui s'enchevêtrent dans le corps muqueux de Malpighi. Ces petites saillies, houpes ou villosités, constituent le corps papillaire de la peau. Parmi ces papilles, les unes sont nerveuses; elles renferment, enveloppés dans une sorte de petite gaîne celluleuse, des ramuscules nerveux, qui se terminent par des renflements décrits par Pacini, par Meissener, et auxquels on a donné le nom de corps de Pacini, ou de Meissener. Ces papilles sont les organes de la sensibilité; elles sont le siège du sens du toucher; on les trouve en très grand nombre, surtout dans la région digitale que recouvrent les ongles, et à la paume des mains, ainsi qu'à la plante des pieds.

D'autres papilles sont vasculaires; elles renferment des ramuscules veineux et artériels; d'autres enfin contiennent les radicules de vaisseaux lymphatiques; ce sont les papilles de la respiration et de l'absorption cutanée; absorption active, réelle, incontestable, s'opérant sur toute la surface de la peau, mais avec plus d'intensité, dans les régions, où les papilles vasculaires sont en plus grand nombre.

Le derme ne contient pas seulement des organes de sensibilité et d'absorption, il renferme encore des organes de sécrétion et d'élimination. C'est au milieu de sa trame que se trouvent les follicules pileux, au centre desquels se produisent les cheveux qui en émergent, et arrivent à la surface de l'épiderme protégés par un conduit excréteur. C'est dans le derme que sont répartis les follicules sébacés, follicules qui produisent une liqueur onctueuse, destinée à lubrifier la peau, à lui conserver sa souplesse, son élasticité, destinée aussi à nourrir les cheveux, à leur donner la force nécessaire à leur poussée.

C'est encore dans le derme que sont les glandes sudoripares, dont les conduits excréteurs arrivent en serpentant jusqu'à la surface de la couche cornée de l'épiderme, où ils s'ouvrent par de petits pertuis, déprimés en cupules, visibles presque à l'œil nu; petites ouvertures appelées pores, par lesquelles on voit sortir les gouttelettes de la sueur. Les pores de la peau sont excessivement nombreux; sa surface en est criblée : les uns appartiennent aux conduits excréteurs des glandes sudorales, et les autres aux conduits excréteurs des glandes sébacées.

Un lacis inextricable de capillaires nerveux, sanguins et lymphatiques, rampe au milieu de la trame dermique.

On y trouve aussi des faisceaux musculaires. Les muscles du derme sont disposés de deux manières différentes. Les uns ont leur point d'intersection fixe à la surface du derme ; ils plongent dans son épaisseur, et se terminent à la base des follicules pileux, leur contraction élève ces follicules pileux, les fait saillir à la surface, et ce sont ces saillies qui donnent à la peau cet aspect que l'on a désigné sous le nom de *chair de poule*. Aussi ces muscles ont été appelés *erectores pilorum*. Chez certains animaux, le chat par exemple, ils sont beaucoup plus développés que chez l'homme.

D'autres faisceaux musculaires, muscles lisses, relevant du grand sympathique, rampent dans le tissu du derme, et lui sont parallèles. Ils ont été étudiés par Schiff, par Marey, par Claude Bernard, et c'est leur contraction spasmodique qui, d'après le docteur Gull, et d'après Érasme Wilson, produit les élevures de l'urticaire spasmodique ou nerveuse, que l'on voit se développer, apparaître et disparaître instantanément, sur des surfaces cutanées, sous l'influence du froid ou de quelque émotion vive.

III. Enfin, la troisième couche de la peau s'appelle l'hypoderme. C'est une couche celluleuse, de tissu conjonctif, à mailles plus ou moins serrées, suivant les régions. C'est elle qui unit la peau aux tissus sous-jacents, qui facilite ses glissements, ou qui la fixe comme à la paume des mains, ou à la plante des pieds, d'une manière si intime, qu'elle est inséparable des couches sousjacentes. C'est cette couche hypodermique qui est le siège de la graisse; c'est dans son tissu que se produisent les corpuscules graisseux qui arrondissent nos contours et embellissent nos formes. Mais il arrive, vous le savez, que ces corpuscules graisseux deviennent parfois si abondants, constituent de tels amoncellements, qu'il en résulte de véritables et hideuses difformités. Cette couche hypodermique a été appelée *pannicule graisseux*, et la secrétion exagérée et anormale de la graisse a reçu le nom de *polysarcie*, ou d'obésité.

La polysarcie est toujours une preuve de faiblesse, de dégradation des forces, d'affaiblissement de la constitution. On peut l'observer à tous les âges de la vie, dans l'enfance, à l'époque de la puberté ; mais elle est, le plus souvent, l'apanage de l'âge mûr et surtout de l'âge appelé l'âge de retour, qui précède la vieillesse. Elle disparaît habituellement dans les dernières années de la vie. Il s'opère alors, dans le pannicule graisseux, un travail de résorption, en vertu duquel les corpuscules graisseux disparaissent progressivement. La peau qui avait été distendue, amincie, éraillée par leur amoncellement, et qui a perdu son élasticité et sa rétractilité, est impropre à revenir sur elle-même ; elle reste flasque, flottante, et ridée sur des surfaces, pour lesquelles elle est devenue trop étendue ; elle est sillonnée de vergetures, analogues aux vergetures du ventre déterminées par la grossesse. Cet amaigrissement, ce ratatinement, cette espèce d'atrophie du corps, est un des tristes attributs de la caducité sénile.

C'est chez la femme que l'on trouve les cas les plus fréquents et les plus monstrueux de polysarcie. Tous les contours sont effacés ; la peau de la région antérieure du cou tombe sur la région supérieure de la poitrine ; les seins descendent et flottent sur le ventre, et la paroi abdominale, comme un mobile et hideux tablier, recouvre les parties génitales externes, et s'étend jusqu'à la moitié de la longueur des cuisses.

Il y a là, non pas seulement une difformité, mais il

y a encore un trouble profond pour la santé, et une source de désordres multiples. Ces vastes surfaces de peau, en contact les unes avec les autres, deviennent le siège d'une sorte d'inflammation lente, ou tout au moins d'une irritation, d'une congestion continuelles, qui se traduisent par une hypersécrétion sudorale et sébacée, et par un érythème purifluent habituels. De là viennent cette coloration morbide, violacée et brunâtre ; cette humidité permanente, glutineuse et poisseuse, cette odeur nauséeuse qui se dégage de toutes les régions ainsi déformées, et qui se recouvrent mutuellement.

Mais ce n'est pas tout ; les malades, car c'est une véritable maladie, peuvent à peine se mouvoir ; la marche leur devient une fatigue insurmontable, par le poids énorme de la masse adipeuse qu'ils sont obligés de supporter, et alors l'immobilité à laquelle ils sont condamnés, achève et consomme leur ruine.

Nous avons observé un grand nombre de ces cas. Quelques-uns nous ont trouvé impuissant à les guérir ; quelques autres ont été très heureusement modifiés par un ensemble de moyens que nous allons résumer.

La première indication à remplir est d'alléger les malades du poids énorme de leur tablier abdominal. Pour cela nous leur faisons faire une sorte de ceinture hypogastrique en tissu de coutil et de tricot, munie en avant, à son bord inférieur, d'un tampon épais, convexe, résistant ; et, à son bord supérieur, d'une bretelle fixée par trois pattes, et se bifurquant, au-dessus des seins, pour passer sur chaque épaule, s'entrecroiser et s'attacher en arrière, à droite et à gauche, au bord supérieur de la ceinture. Le tampon placé au-dessus du pubis relève le tablier graisseux, dont le poids est soutenu par les bretelles. Des sous-cuisses empêchent que la traction des bretelles ne fasse remonter la ceinture. Par ce moyen, les parties graisseuses sont isolées, écartées les unes des autres, les frottements, les contacts sont évités, et les malades, soulagés, peuvent marcher. Je leur recommande alors une vie active ; le plus possible d'exercice à pied ; une nourriture spéciale : du pain sans mie, des viandes sèches, et l'abstention des farineux. En même temps, je leur prescris des toniques, des ferrugineux, du vin de quinquina, et quelques purgations. Nous avons ainsi obtenu de remarquables résultats, un véritable retour à la santé, et un amaigrissement qui nous avait d'abord paru inespéré.

Il faut bien se garder, sous le prétexte de faire maigrir les malades, de les soumettre à un régime par trop débilitant, à une diète exagérée, à l'action trop répétée des purgatifs, car alors on les ferait tomber dans un affaiblissement, dont ils pourraient ne plus se relever. N'oublions pas, en effet, que la polysarcie est déjà, par elle-même, le signe de la dégradation de l'état général des forces ; voilà pourquoi, lorsqu'il s'agit de la combattre, il faut ne pas négliger les toniques, les reconstituants, et toutes les prescriptions hygiéniques capables d'opérer une heureuse modification dans l'économie. C'est par l'action combinée des analeptiques, des révulsifs intestinaux, d'une hygiène bien comprise, et par la suppression des aliments générateurs de la graisse, tels que les farineux, les féculents, les parties grasses des viandes, que nous aurons chance de débarrasser la constitution des masses adipeuses dont elle est surchargée.

Le pannicule graisseux, à mailles très lâches, et recouvert, dans certaines régions, comme à la région axillaire, à la région mammaire, chez la femme, de couches dermiques et épidermiques, d'une grande finesse, a la plus grande tendance à s'enflammer, consécutivement à l'inflammation du derme; de là viennent ces abcès si fréquents, sous forme de nodosités tuberculeuses, appelés abcès tubéreux, qui se développent si souvent dans l'hypoderme, à l'aisselle et au sein, dans le cas d'eczéma de ces régions.

D'autre part, cette laxité très grande de ce feuillet hypodermique, son peu d'adhérence aux organes soujacents, la facilité avec laquelle il glisse sur eux et s'en détache, la facilité avec laquelle sa trame à mailles larges, élastiques et sans densité, se laisse pénétrer et distendre, expliquent très bien ces vastes décollements, ces infiltrations gazeuses, sanguines, séreuses, purulentes énormes, ces phlegmons, ces abcès diffus si étendus et d'une si haute gravité, qui se produisent de proche en proche, et envahissent quelquefois toute la longueur d'un membre.

Et par contre, le tissu très dense, très serré de ce même hypoderme, son adhérence intime aux organes profonds, adhérence tellement forte qu'il est impossible de l'en détacher, dans d'autres régions, comme à la paume des mains, et à la plante des pieds, donnent suffisamment la raison de ces douleurs atroces et comme par étranglement, qui sont la conséquence du phlegmon de ces régions, du panaris par exemple.

Je pourrais, messieurs, vous présenter d'autres considérations non moins importantes au point de vue pathologique et physiologique, relativement à la structure de la peau. Tantôt nous la voyons devenir, dans toutes les parties qui composent sa trame, le siège d'une inflammation plus ou moins intense, aiguë ou chronique, comme dans l'eczéma, l'impétigo, l'herpès, la miliaire, l'érysipèle, l'érythème. Il y a, dans toutes ces affections, comme une vaste suffusion phlegmasique; c'est une inflammation qui s'étend en nappe et occupe des surfaces plus ou moins considérables. Tantôt, au contraire, l'inflammation est en quelque sorte ponctuée; elle ne comprend que des points isolés; elle reste limitée à ces points, toutes les parties ambiantes, restant saines et inaccessibles à l'inflammation; ainsi en est-il dans l'ecthyma, dans la varicelle, dans la varioloïde, dans la variole discrète, dans le pemphigus aigu, dans l'hydroa vésiculeux et bulleux.

D'autres fois l'inflammation reste parquée dans une seule des parties constituantes de la peau, elle ne comprend absolument qu'un seul des organes qui entrent dans sa composition; elle choisit, elle énuclée en quelque sorte cet organe pour s'y attacher exclusivement, laissant tout le reste, et même les parties les plus voisines de cet organe dans un état tout à fait sain et indemne de toute atteinte phlegmasique.

Il en est ainsi des différentes formes de l'acné boutonneuse (acné tuberculeuse, acné tuberculo-pustuleuse; acné miliaire; acné varioliforme; acné punctata, ou comédon), dont le siège exclusif se trouve, soit dans la glande sébacée, soit dans son conduit extréteur; il en est ainsi encore du sycosis, qui atteint un seul organe, et y reste confiné dans tout le cours de son évolution. Ce sont les seuls follicules pileux qui sont intéressés; la lésion anatomique ne se trouve qu'en eux seuls.

Ainsi donc l'inflammation de notre tégument externe

revêt les modalités les plus diverses; que ce soit un eczéma, un impétigo, un herpès, un ecthyma, une miliaire, un érythème, un érysipèle, c'est toujours une inflammation, et si cette inflammation varie d'aspect et de caractère extérieur, par les différentes formes sous lesquelles elle se présente, elle ne varie pas moins par les sièges qu'elle occupe.

Mais toutes les affections cutanées n'ont pas le type inflammatoire, il y en a un très grand nombre qui sont complètement dépourvues du caractère phlegmasique. Parmi celles-là, les unes sont limitées à l'épiderme, ce sont des excroissances, des hypertrophies, des épaississements partiels de cette membrane : ainsi les clous *(clavi)*, ou cors; les durillons ou callosités; les cornes; ces trois affections ne sont que les trois variétés d'une prolifération pathologique ou vicieuse du feuillet épidermique. Dans la callosité, la prolifération hypertrophique s'étale en surface; dans le cor, elle s'enfonce en forme de clou, de pointe, au sein des parties vivantes, et pénètre au sein du derme; dans la corne, elle se développe extérieurement, comme une tige droite, ou tordue sur elle-même, en sorte que le cor n'est qu'une corne renversée.

L'icthyose vraie, dans ses différentes variétés *(ichthyosis pityriasiforme; icthyosis cornea; icthyosis nigra)*, n'est qu'une difformité de l'épiderme, difformité congénitale et généralisée, c'est-à-dire s'étendant à toute la surface du corps.

Le psoriasis consiste, anatomo-pathologiquement, en un développement hypertrophique et partiel du derme, compliqué d'une altération toute spéciale du corps muqueux de Malpighi, lequel, étant dévié de sa vitalité normale, ne produit plus qu'un épiderme vicieux, c'est-à-dire sous forme d'écailles, de squames épaisses blanches et imbriquées les unes dans les autres. Quelle que soit la forme du psoriasis; que ce soit la forme *punctata, guttata, diffusa, inveterata, circinata,* c'est toujours la même lésion, c'est-à-dire la même hypergenèse, plus ou moins étendue en surface, du derme, et la même altération du corps muqueux de Malpighi.

Les papules du prurigo et du lichen sont encore des hypergenèses du derme, hypergenèses qui ne s'étalent plus en surface, mais qui ne sont que de simples points; ce n'est plus, dans ces deux cas, le corps muqueux de Malpighi qui est altéré, ce sont les papilles sensitives du derme, de là vient le prurit intense qui est un des caractères de ces deux affections.

Ainsi donc, si nous envisageons les maladies de la peau, relativement au caractère des lésions anatomiques qui les constituent, nous constatons que les unes sont des congestions actives et inflammatoires, autrement dit, des phlegmasies; que les autres, au contraire, sont des altérations d'une ou de plusieurs parties constitutives du tégument externe, mais des altérations dénuées de tout principe inflammatoire.

Il y a une troisième catégorie d'affections cutanées, dans lesquelles on ne trouve, ni une vitalité excessive, se manifestant par la congestion et l'inflammation, ni une vitalité encore excessive, mais déviée, altérée et sans inflammation; le caractère de ces affections est tout opposé, elles sont, contrairement aux autres, représentées par un défaut, par une insuffisance de vitalité, par la destruction, par la désorganisation des tissus, dans lesquels la vie s'éteint, et qui disparaissent par l'ulcération et la gangrène. Tel est le rupia, tel est l'ulcère atonique des membres inférieurs, et des régions fessières dans les maladies graves.

Arrêtons-nous, messieurs, dans ces considérations relatives à la peau; nous l'avons étudiée au triple point de vue de la physiologie, de l'anatomie et de la pathologie. Nous en avons maintenant une idée assez complète pour bien comprendre tout ce qui a trait aux maladies qui se développent à sa surface et dans son épaisseur.

DEUXIÈME LEÇON

Constitution anatomique des maladies de la peau. — Vésicules. — Bulles. — Pustules. — Papules. — Tubercules.

Messieurs,

Nous connaissons le terrain de nos études, la peau ; nous savons comment elle est constituée, anatomiquement, quelles sont les fonctions physiologiques dont elle est chargée, et quel est, par conséquent, le siège de ses diverses maladies. Nous pouvons donc maintenant aborder ces maladies elles-mêmes.

Les maladies de la peau se présentent à nous, sous plusieurs aspects, tous d'une grande importance. Envisagées au point de vue général, on peut les considérer relativement à leur nature, c'est-à-dire relativement à leurs causes, et au principe morbide, local ou général, superficiel ou profond, grave ou léger, dont elles sont l'expression. On peut les étudier encore relativement à leur mode de développement, d'évolution, relativement à leurs symptômes, à leur traitement. Commençons par rechercher comment elles sont constituées anatomiquement, quelles sont les lésions qui établissent leur entité morbide et qui leur donnent leurs caractères pathognomoniques.

Les lésions anatomiques constitutives et fondamentales de toutes les maladies de la peau sont au nombre de huit. Nous pouvons, avec les anciens dermatologistes, Willan, Bateman, Biett, Alibert, les appeler les *lésions élémentaires*, ou, si nous le préférons, leur donner le nom de *lésions anatomiques primitives*.

I. LA VÉSICULE

La première de ces huit lésions est la *vésicule*. On désigne ainsi un petit soulèvement épidermique de la grosseur d'une tête d'épingle, d'un grain de millet, d'une petite lentille ; soulèvement épidermique formé par la sécrétion d'une gouttelette d'un liquide séreux, citrin, transparent, ou séro-purulent, et alors légèrement opaque.

La vésicule est dite *primitive*, quand elle apparaît sur une peau saine, et sans autre lésion préalable, telle est la vésicule de la gale ; elle est dite *consécutive*, lorsqu'elle a été précédée d'une autre lésion, lorsque, par exemple, elle s'élève sur une surface de peau primitivement érythémateuse, telles sont les vésicules de l'eczéma, de la miliaire, de la varicelle ; telles sont encore les vésicules du lichen agriùs, ou eczéma lichénoïde, qui se développent sur le sommet des papules du lichen. Dans ce dernier cas, la vésicule n'est, dans l'ordre de développement, que la troisième lésion ; la première a été une congestion érythémateuse de la peau, en d'autres termes, cet érythème qui précède toutes les affections à caractère inflammatoire. La deuxième lésion a été la papule du lichen, qui a surgi secondairement sur la surface érythémateuse; la troisième lésion enfin a été la vésicule qui s'est perchée sur le sommet de la papule.

La durée de la vésicule est variable : dans l'eczéma elle est *éphémère;* elle apparaît, et disparaît au bout d'un temps toujours très court, quelques heures seulement, quelquefois, une journée au plus :

> Et rose elle a vécu ce que vivent les roses,
> L'espace d'un matin.

D'autres fois, la vésicule est *persistante;* elle subsiste pendant deux ou trois journées consécutives, pendant lesquelles elle conserve ses caractères. Il en est ainsi de la vésicule de l'herpès, et de la varicelle; par le fait même de leur durée, la constatation et l'observation de ces vésicules est toujours possible et facile; tandis qu'au contraire la vésicule de l'eczéma, qui constitue la deuxième période de l'évolution de cette maladie, en raison de sa courte durée, passe souvent, le plus sou vent même inaperçue; les malades ne venant consultei le médecin qu'après la rupture des vésicules, c'est-à-dire quand la maladie en est déjà à sa troisième période. En sorte que, le diagnostic de l'eczéma ne peut que très rarement se faire par sa lésion anatomique élémentaire, trop fugace, le plus souvent, pour être aperçue.

La vésicule affecte des formes, autrement dit, des configurations extérieures, et une disposition très variables. Tantôt comme dans l'*eczéma*, les vésicules sont petites, confluentes, à peine visibles, pointues, acuminées, semblables à des petits grains, formant des saillies à peine visibles, réunies en grand nombre sur une surface de peau érythémateuse, et pouvant être désignées sous le nom de *granulations vésiculeuses*. Tantôt, comme dans l'herpès, elles sont larges, arrondies, aplaties, formant des saillies considérables, et agglomérées par groupes de six à douze, sur des surfaces érythémateuses parfaitement circonscrites, orbiculaires, et se détachant des parties environnantes restées saines, par une légère saillie, et par la teinte rosée de l'érythème. D'autres fois, comme dans *la varicelle*, les vésicules restent isolées, parfaitement discrètes, séparées les unes des autres par des espaces de peau tout à fait saine, et entourées à leur base d'un cercle érythémateux. Chaque vésicule s'est développée au centre d'une petite surface érythémateuse, plus large que la vésicule, laquelle se trouve ainsi entourée d'un anneau, ou d'un cercle d'érythème. D'autres fois encore, comme dans la *miliaire*, les vésicules sont globuleuses, arrondies comme des grains de millet; elles sont éparses, et comme semées sur une surface érythémateuse, dont la couleur rose fait ressortir leur teinte blanche et translucide. Hébra les compare très poétiquement, et avec justesse, à des gouttes de rosée qui perlent sur des roses. Dans l'hydroa vésiculeux, la vésicule occupe le centre de la lésion, et autour d'elle, s'étendent, comme un encadrement, deux ou trois cercles concentriques, de teintes irisées d'un jaune rougeâtre, ce qui avait fait donner à cette affection, par Bateman, le nom d'*Herpès iris*.

L'évolution de la vésicule ne se fait pas toujours de la même manière. Dans la varicelle, dans l'herpès, dans l'hydroa vésiculeux, dans la miliaire, il n'y a qu'une seule poussée vésiculeuse. Les vésicules se produisent, avec leurs caractères distinctifs, elles parcourent les diverses périodes de leur évolution, et quand elles sont

arrivées à leur terme, elles disparaissent, et la maladie
dont elles étaient la lésion anatomique mère, disparaît
et s'éteint en même temps qu'elles. Il en résulte que ces
différentes maladies ont une durée fixe, cyclique, toujours là même et parfaitement déterminée. Ainsi l'herpès, l'hydroa vésiculeux, la miliaire, la varicelle, parcourent les diverses périodes de leur évolution en six à
huit jours environ, et quand les vésicules, lésions mères
de chacune de ces maladies, ont disparu, tout est fini.

Il n'en est pas ainsi de l'eczéma, la plus fréquente,
et la plus importante de toutes les maladies vésiculeuses.
Dans l'eczéma les poussées vésiculeuses sont multiples,
et successives. Lorsque la première poussée a parcouru
toutes ses périodes, et que l'on peut croire la maladie
éteinte, il s'en produit une seconde ; alors, tout recommence ; et quand cette deuxième poussée a disparu, à
son tour, il peut s'en faire une troisième, une quatrième,
à intervalles plus ou moins éloignés. C'est le phénix
qui renaît de ses cendres. Et lorsqu'après plusieurs
poussées successives, l'eczéma en est arrivé à son état
chronique, exempt de tout caractère aigu, et pouvant
faire présager une terminaison prochaine, on voit encore
trop souvent, de nouvelles poussées vésiculeuses s'opérer sur des surfaces qui semblaient n'avoir plus rien à
craindre de semblable, et qui paraissaient redevenues
presque à leur état normal.

Vous devez donc garder toujours une très prudente
réserve relativement au pronostic que vous aurez à porter
sur la durée de l'eczéma. Le public ne manque jamais d'interroger le médecin sur la durée de la maladie pour laquelle il est consulté ; or quand il s'agit de l'eczéma,
répondez qu'il est impossible de fixer une limite, à la

maladie, d'assigner une époque à la guérison ; dites que l'eczéma procède *par sauts* et *par bonds*, par saccades, que le jour où on le croit éteint, il se rallume, que, par conséquent, il est impossible de rien dire de précis sur sa durée. En parlant ainsi, vous prouverez que vous connaissez l'eczéma, et les pronostics que vous auriez portés légèrement ne seront point exposés à recevoir de cruels démentis, non moins fâcheux pour le malade que pour le médecin.

Nous avons maintenant à examiner les phénomènes qui se passent au sein de la vésicule, les transformations qu'elle subit dans le cours de son évolution, et la manière dont elle se termine.

La vésicule, avons-nous dit, est un petit soulèvement épidermique, de la grosseur d'une tête d'épingle environ, formé par une gouttelette de sérosité. Cette sérosité est, d'abord et toujours, claire et transparente ; la vésicule est d'abord translucide, mais le liquide séreux qu'elle contient ne reste pas toujours ce qu'il était au commencement. Ainsi la vésicule de l'herpès, la vésicule de la varicelle, au bout d'une journée environ, perdent leur transparence, elles deviennent opaques, parce que la sérosité qu'elles contiennent s'altère et se trouve mélangée de globules purulents ; cette sérosité purulente finit même par devenir du pus, en sorte que la vésicule s'est transformée en vésiculo-pustule, et celle-ci a fini par être tout à fait pustule, puisqu'elle en est arrivée à ne contenir que du pus.

La sérosité de la vésicule eczémateuse, au contraire, ne s'altère pas ; elle reste toujours la même, c'est-à-dire toujours un liquide transparent, clair, visqueux, poisseux et collant comme une solution de gomme arabique, et quand, après la rupture des vésicules, les parties ulcéreuses sous-jacentes continuent à sécréter, c'est toujours le même liquide séreux et gommeux ; c'est ainsi que les choses se passent pour la sécrétion de l'eczéma pur, de l'eczéma vrai. Mais de même que nous avons vu précédemment la vésicule de l'eczéma s'implanter, se greffer sur la papule du lichen, de même aussi cette même vésicule eczémateuse se mêle, se confond avec la pustule de l'impétigo, et de cette union résulte, dans les caractères de la vésicule, un certain degré d'adultération, en vertu de laquelle, elle cesse d'être une vraie vésicule, pour devenir une vésiculo-pustule ; ce n'est plus la vésicule de l'eczéma, c'est la vésiculo-pustule de l'eczéma impétigineux, affection hybride, qui réunit en elle les caractères de l'eczéma et de l'impétigo, sans être ni l'une ni l'autre de ces deux maladies.

La vésicule, après la durée variable que nous avons indiquée plus haut, se termine de quatre manières différentes : 1° Le liquide qu'elle contenait disparaît, soit par résorption, soit par une sorte de vaporisation et de dessiccation, au contact de l'air, et alors les parois de la vésicule ouverte s'exfolient, se détachent et tombent, sous forme de petites squames, ou lamelles épidermiques ; il en est ainsi de la vésicule de la miliaire ; 2° le liquide contenu dans la vésicule pénètre et s'infiltre dans la couche sous-épidermique périphérique qu'il soulève, sous la forme d'un disque ou anneau, d'une couleur gris-rougeâtre ; et les parois de la vésicule s'affaissent, s'aplatissent, se recollent au derme, ou se détachent en s'exfoliant ; telle est la vésicule de l'hydroa-vésiculeux ; 3° le liquide contenu dans la vésicule y reste ; après être devenu séro-purulent, de séreux qu'il était d'abord, il se concrète, se solidifie et forme une croûte d'un

jaune-noirâtre, épaisse, adhérente, qui se détache au bout
de quatre à six jours, quand les parties sous-jacentes
sont cicatrisées ; c'est ainsi que finissent la vésicule de
l'herpès. et la vésicule de la varicelle ; 4° la vésicule
de l'eczéma se termine par la rupture de ses parois, qui,
en s'ouvrant, déversent au dehors le liquide qu'elles
contenaient. Ce liquide séro-gommeux, au contact de
l'air, se concrète sous la forme d'une croûte mince,
lamelleuse, foliacée, de couleur gris-jaunâtre, au milieu
de laquelle on retrouve les squames épidermiques qui
formaient les parois de la vésicule. Quand, après un
certain nombre de jours, cette croûte se détache, tout
peut être fini, l'eczéma peut être guéri ; mais, le plus
souvent, la sécrétion du liquide séro-gommeux se continue sur les surfaces du derme laissées à nu, par la rupture des vésicules, surfaces qui s'agrandissent et s'enflamment davantage sous l'influence irritante de l'air,
et des contacts extérieurs. Si cette sécrétion n'est que
peu abondante, elle se concrète et forme croûte, laquelle
croûte recouvre les parties ulcéreuses, et peut favoriser
ainsi leur cicatrisation ; si au contraire la sécrétion est
abondante, si l'eczéma est fluent, les croûtes, à mesure
qu'elles se forment, se trouvent délayées et entraînées,
et les parties ulcéreuses restent à nu, incessamment
baignées par le liquide qui s'en écoule. Tels sont les
phénomènes qui se-rattachent à la vésicule de l'eczéma.

La vésicule considérée en elle-même, et comme lésion anatomique, constitue-t-elle une lésion grave,
maligne, ou, au contraire, n'est-elle qu'une lésion légère
et sans importance ? — Dans l'immense majorité des
cas la vésicule n'offre, par elle-même, aucune gravité ;
la lésion qu'elle représente est superficielle, limitée ;

le liquide qu'elle renferme est de bonne nature et peu abondant ; elle n'entame pas l'épaisseur du derme, elle ne laisse pas après elle de cicatrice, elle ne détermine pas de troubles fonctionnels importants, ni d'accidents généraux et réactionnels, on peut donc considérer la vésicule en général, comme une lésion bénigne, légère et sans gravité. Mais il n'en est pas toujours ainsi ; lorsque les vésicules, couvrent de larges surfaces, lorsqu'elles donnent lieu par leur rupture, à de vastes ulcérations, qui secrètent une sérosité abondante, et qui, par son abondance même et sa persistance indéfinies, peut épuiser les forces des malades, comme il arrive dans l'eczéma fluent généralisé, par exemple, alors la vésicule peut être considérée comme une lésion sérieuse ; sérieuse par la multiplicité, elle peut l'être aussi, suivant les sièges qu'elle occupe, par les complications auxquelles elle peut donner lieu ; ainsi accidents du côté des yeux, des paupières, des oreilles, de la bouche, des parties génitales, des membres inférieurs, nous développerons ces considérations dans notre 4e leçon.

De tout ce qui précède, il résulte que la vésicule est la lésion mère, primitive, élémentaire de six maladies de la peau : 1° de l'eczéma ; 2° de l'herpès ; 3° de la varicelle ; 4° de la miliaire ; 5° de l'hydroa vésiculeux ; 6° de la gale (nous ne citons la gale que pour mémoire, car dans cette affection parasitaire, le sillon acarien a tout autant d'importance, sinon plus d'importance encore que la vésicule). Chacune de ces six maladies nous offre donc la vésicule, comme sa lésion originelle caractéristique et fondamentale ; la vésicule est leur trait commun, leur trait d'union ; c'est elle qui les réunit dans un même groupe, et qui en fait les différentes

parties d'une même famille. Mais si la vésicule les
réunit, les variétés, sous lesquelles se présente cette vésicule les sépare, et en fait autant de genres différents, ayant chacun leur individualité, leur physionomie
distincte. Chacune de ces variétés assigne à chacun de
ces six genres, autrement dit de ces six maladies différentes, son nom et ses caractères pathognomoniques;
chacune de ces variétés est comme un cachet spécial
qui établit, entre ces six maladies ayant une origine
commune et issues de la même lésion, une ligne de
démarcation bien tranchée qui les sépare, et en fait des
entités morbides, essentiellement différentes, tant par
la diversité de leur même lésion anatomique, que par
la diversité de leurs symptômes, de leur gravité et de
leur durée.

II. LA BULLE.

La bulle n'est que l'exagération de la vésicule ; c'est
un soulèvement épidermique d'un volume variable,
mais plus considérable que la vésicule, de la dimension
d'une forte lentille, à une pomme d'api, et à un œuf de
poule ; ce soulèvement est formé, soit par une sérosité
pure ; claire et transparente, soit par un liquide séro-
purulent, soit par une sanie purulente, autrement dit
par un mélange de sérosité de pus et de sang.

La bulle est la lésion mère de trois maladies, du
pemphigus, du rupia, et de l'hydroa-bulleux. Dans les
deux premières maladies, surtout, les plus importantes,
elle a des caractères tellement différents que, la description de sa manière d'être, dans l'une, ne saurait nullement s'appliquer à ce qu'elle est dans l'autre.

La bulle du pemphigus est le type de la bulle; c'est
un soulèvement épidermique formé par une sérosité ci-
trine, claire, transparente : c'est la phlyctène du vésicatoire, ou de la brûlure au deuxième degré; la bulle du
pemphigus est dite persistante, parce qu'abandonnée à
elle-même, elle conserve son intégrité pendant deux,
trois, quatre jours; à la fin de sa durée, le liquide qu'elle
renferme se trouble, devient opalin, purulent et s'écoule
par le fait de sa rupture. Les parois épidermiques soulevées retiennent, dans leurs mailles, une partie de ce
liquide, qui se concrète, et forme une croûte lamelleuse,
aplatie, laquelle est appliquée sur la partie du derme
ulcéré, que recouvrait la bulle. Cette surface ulcérée, de
forme le plus habituellement arrondie, comme l'était la
bulle elle-même, peut se cicatriser, après l'ouverture de
la bulle, recouverte et protégée qu'elle est, par les débris épidermiques et croûteux de la bulle. Mais aussi,
et dans des cas nombreux, elle peut se creuser, s'élargir davantage et donner lieu à une suppuration dont l'a-
bondance et la persistance peuvent épuiser le malade.
La bulle peut être unique, une seule bulle peut s'élever
à la fois, et, quand elle a disparu, elle peut être remplacée par une autre, et cela pendant un temps très long,
indéfini, jusqu'à ce que le malade, épuisé par la persistance de cette sécrétion séreuse, séro-purulente, ou sanieuse sans cesse renouvelée, tombe dans le marasme et
succombe à la fièvre hectique (*pemphigus solitarius,
successivus, diutinus*). Les bulles peuvent être très nombreuses; il peut y en avoir, à la fois, un nombre très
considérable, de toutes formes et de toutes dimensions,
recouvrant de vastes surfaces, toute la longueur des
membres, par exemple.

La bulle peut être primitive, c'est-à-dire s'élever sur une surface de peau saine, sans inflammation préalable (*pemphigus chronique*); elle peut être *consécutive*, c'est-à-dire, se produire sur une surface préalablement érythémateuse et enflammée (*pemphigus aigu, fièvre pemphigode*).

La bulle, comme la vésicule, a pour siège d'élection la peau; mais elle peut aussi, comme la vésicule, se rencontrer sur les muqueuses. On la voit sur la muqueuse vulvaire, sur les muqueuses labiales et buccales, et on en trouve, soit encore entières, soit à l'état de débris, dans toute la longueur de l'intestin. L'existence de ces bulles intestinales pourrait être soupçonnée pendant la vie, par les accidents abdominaux concomitants du pemphigus; et des autopsies soigneusement faites les ont démontrées. Telle est la bulle du pemphigus.

La bulle du rupia est bien différente; elle est éphémère, c'est-à-dire d'une durée très courte, une journée au plus, voilà pourquoi on ne la voit que rarement, les malades ne consultant le médecin que quand déjà elle a cessé d'exister. C'est par la bulle, que l'on diagnostique, que l'on constate le pemphigus, tandis qu'au contraire, dans l'immense majorité des cas, la bulle du rupia passe inaperçue, et cette maladie, alors, n'a d'autre caractère que la croûte qui a succédé à la bulle, et qui est formée par la concrétion du liquide qu'elle contenait.

La bulle du rupia est donc éphémère, sans durée, et par conséquent rarement visible. Elle n'offre pas la saillie de la bulle du pemphigus; elle est aplatie, arrondie, formée par un liquide sanieux, c'est-à-dire par un mélange de pus et de sang; ce liquide est sécrété à la surface d'une ulcération, non plus superficielle, comme dans le pemphigus, mais profondément creusée dans l'épaisseur du derme; aussi, au lieu d'être translucide, comme la bulle du pemphigus, elle est opaque, d'une couleur violacée, d'un rouge cuivré, brunâtre et entourée, à sa base, d'un cercle circonférentiel de la même teinte.

Quand cette bulle s'ouvre, la sanie purulente qu'elle contenait, se concrète et forme une croûte qui, par sa manière d'être, tranchée, spéciale, ne se retrouvant dans aucun autre cas, et sa persistance, devient vraiment le caractère le plus important, et le cachet pathognomonique du rupia.

Cette croûte est noirâtre, de forme pyramidale constituée par des couches nombreuses, concentriques, circulaires, superposées, d'autant moins larges qn'elles s'éloignent de la base, et formant par conséquent une sorte de pyramide : la croûte du rupia est quelquefois très volumineuse ; sa base occupe un large espace, et elle forme, au-dessus des parties environnantes, un relief, une saillie souvent considérables (rupia proëminens). Elle est noirâtre, d'un aspect hideux, repoussant; elle est molle ; si on la presse, on sent qu'elle recouvre une collection liquide, épaisse, et on voit ce liquide sanieux, fétide, noirâtre s'échapper par ses interstices, au sortir de l'ulcération profonde dans laquelle il stagnait. Telle est la bulle du rupia.

La bulle de l'hydroa-bulleux se rapproche de celle du pemphigus, et, comme la vésicule de l'hydroa-vésiculeux, elle est entourée d'un cercle violacé, de nuances différentes, sorte d'auréole irisée. L'hydroa-bulleux n'est, en réalité, qu'un hydroa-vésiculeux, dans lequel la vésicule est remplacée par une bulle.

Nous avons vu que la vésicule ne constitue pas, par elle-même, une lésion grave : elle ne devient grave, nous l'avons dit, que par sa multiplicité, sa généralisation, sur de vastes surfaces, et aussi par son siège dans certaines régions, aux membres inférieurs, à la face, etc.

Il n'en est pas de même de la bulle ; la bulle est toujours, sauf dans l'hydroa-bulleux, une lésion ayant, par elle-même, un degré considérable de gravité. Elle a un certain caractère de malignité, toujours redoutable ; elle est, dans le pemphigus, et dans le rupia, une lésion de mauvaise nature, et l'expression d'un état général plus ou moins altéré et cachectisé. Dans le rupia surtout, elle possède un caractère ulcératif, confinant à la gangrène. Lorsque l'abondance, la durée indéfinie de la sécrétion, dont elle est le résultat, n'épuise pas les malades, ils se trouvent épuisés par le travail ulcératif qui s'opère dans son intérieur, et dont elle recouvre et dissimule l'étendue et la profondeur. Il faut donc toujours porter sur la bulle un pronostic très sérieux.

III. LA PUSTULE.

Un soulèvement épidermique de la grosseur d'une tête d'épingle, d'un grain de millet ou d'une petite lentille, et formé par un liquide séreux et transparent, constitue la vésicule, avons-nous dit ; or, ce même petit soulèvement, quand il est formé par du pus, constitue la pustule.

La vésicule, avons-nous dit encore, peut être *primitive*, ainsi qu'elle l'est dans la gale, c'est-à-dire, s'élever comme lésion première et d'emblée, sur une peau saine : il n'en est pas de même de la pustule ; le liquide qu'elle renferme étant du pus, et le pus étant toujours la conséquence et le produit d'une inflammation, il en résulte que la pustule *n'est jamais une lésion primitive, mais toujours une lésion consécutive à un travail inflammatoire préalable.*

La pustule n'offre pas moins, dans sa manière d'être, de variétés que la vésicule ; et chacune de ses variétés devient le caractère pathognomonique, le cachet propre et différentiel de chacune des maladies dont elle est la lésion anatomique mère et primitive.

Voyons-nous de petites pustules pointues, confluentes, remplies d'un pus jaunâtre, former, sur une surface d'un rouge érythémateux, une multitude de saillies granuleuses, éphémères et sans durée, semblables aux petites saillies que forment les vésicules de l'eczéma ? — Nous dirons que ces pustules sont celles de l'impétigo.

Les pustules sont-elles, au contraire discrètes, isolées, séparées les unes des autres, par des espaces, plus ou moins considérables, de peau saine ? Sont-elles volumineuses, arrondies, larges de base et de sommet, grisâtres, par l'effet du pus qu'elles renferment ; entourées à leur base d'une auréole congestive ; persistantes, pendant plusieurs jours (3, 4 jours), et se terminant par la concrétion du pus, en une croûte sèche, noirâtre, adhérente, persistante aussi pendant 3 ou 4 jours, et se détachant, sans laisser le plus habituellement de cicatrice, à moins que l'ulcération pustuleuse n'ait été profonde et de nature syphilitique ? — Les pustules existant avec cet ensemble de caractères sont celles de l'ecthyma.

Les pustules développées au sommet des tubercules formés par l'inflammation hypertrophique des follicules pileux, et traversées, à leur centre, par un poil, appartiennent au sycosis.

Celles qui se forment, au sommet des tubercules de l'acné boutonneuse, ou au centre des glandes sébacées, ou bien dans la longueur de leurs canaux excréteurs, ou encore à l'orifice de ces canaux, semblables à des grains de millet, disséminés à la surface de l'épiderme, sont les pustules de l'acné pustuleuse, sous ses différentes formes.

Les pustules de la variole et de la varioloïde, toujours précédées d'accidents généraux fébriles, de troubles fonctionnels prodromiques, émergent sur des papules d'une teinte rouge vif; elles sont grises; leur centre se déprime comme un ombilic; le pus qu'elles contiennent se coagule et se dessèche en une croûte noirâtre, dure et adhérente, qui se détache au bout d'un nombre de jours variable, ne laissant souvent aucune cicatrice, mais souvent aussi en laissant une ineffaçable.

Trois périodes signalent l'évolution de la pustule. La première période est une période congestive; il s'opère, au point où doit se produire la pustule, un molimen sanguin, une congestion active des capillaires, un véritable érythème, à large surface, comme dans l'impétigo; ou bien, n'occupant qu'un espace très limité et en quelque sorte ponctué, comme dans l'ecthyma. D'autres fois, comme dans l'acné pustuleuse et le sycosis, c'est une glande tout entière, ou son conduit excréteur seulement, qui se sera enflammé; ou bien encore, comme dans la variole et la varioloïde, la peau se sera couverte, non pas seulement d'érythème, mais encore de papules.

Telle est la première période de l'évolution de la

pustule, variable dans sa durée, dans sa forme, dans son acuité, et dans son intensité phlegmasiques.

La deuxième période est caractérisée par la secrétion du pus qui s'opère sur le point phlogosé, de manière à déterminer la pustule. Celle-ci se présente avec toutes les variétés de forme, de volume, de couleur, de disposition, de siège et de durée, que nous avons indiquées plus haut. Éphémère dans l'impétigo, elle subsiste de 3 à 4 jours dans l'ecthyma; de 5 à 7 jours, dans la variole et la varioloïde; de 8 à 15 jours dans le sycosis et l'acné.

La troisième période de l'évolution de la pustule est la période croûteuse. Elle n'offre pas moins de variétés que les deux premières; mais elle est constante, aussi bien que pour la bulle : tandis qu'elle manque quelquefois, nous l'avons dit, à la suite de la vésicule. La pustule de l'impétigo laisse après elle une croûte épaisse, saillante, anguleuse, humide, et d'un jaune mielleux; la pustule de l'ecthyma se survit par une croûte sèche, noirâtre, aplatie, ronde et enchassée dans le derme. La variole et la varioloïde ont des croûtes noires, sèches et adhérentes; la croûte du sycosis est mince, sans adhérence et noirâtre; celle de l'acné est épaisse, jaunâtre et graisseuse.

Considérée en elle-même, et comme lésion anatomique, la pustule présente plus de gravité que la vésicule; celle-ci en effet est moins profondément creusée dans l'épaisseur du derme, elle est précédée et accompagnée d'une inflammation locale moins intense; mais, en revanche, la bulle est toujours plus grave que la pustule. La bulle possède, par elle-même, un caractère de malignité, un caractère ulcératif, de durée indéterminée, et de reproduction indéfinie que n'a pas la pustule ; et quand celle-ci se présente sous une forme maligne, sanieuse, hémorrhagique, comme dans la variole noire, par exemple, ce caractère doit être imputé à l'état.général du malade, et non point à la pustule elle-même.

IV. LA PAPULE.

On désigne sous le nom de *papule* une induration hypertrophique de la couche la plus superficielle du derme, induration ponctuée, c'est-à-dire limitée à un très petit espace, du volume d'une petite tête d'épingle, ou d'une petite lentille, et siégeant dans le corps papillaire de la peau.

Les papules, comme les trois lésions cutanées que nous venons d'étudier, affectent différentes formes, présentent diverses variétés importantes à connaître. Ce sont de petites tumeurs ponctuées, de petites saillies, visibles à la surface de la peau, de petits points indurés qui s'élèvent au-dessus du niveau des parties saines; ce sont des granulations, semblables, pour l'aspect, soit à des petites lentilles, soit à des grains de millet, c'est-à-dire semblables aux vésicules de la miliaire et de l'eczéma, mais différant essentiellement des vésicules, en ce que celles-ci sont formées par un soulèvement épidermique contenant une gouttelette de liquide, tandis que les papules sont des tuméfactions solides, concrètes, ne renfermant aucun liquide, et constituées par le gonflement hypertrophique des papilles de la couche la plus superficielle du derme. Les vésicules ne sont que des utricules, que des petites poches, que des petites vessies, gonflées par le liquide, dont elles sont remplies, tandis que les

papules sont des tumeurs parfaitement dures et solides,
des hypergénèses d'organes et de tissus. Sans doute,
ainsi que nous l'avons déjà dit, à propos de l'eczéma
lichénoïde, la papule peut devenir le siège d'une vésicule, c'est-à-dire qu'une vésicule peut se développer sur
le sommet d'une papule, mais la vésicule et la papule
n'en restent pas moins deux lésions parfaitement distinctes l'une de l'autre, et parfaitement différentes par
la manière dont elles sont constituées anatomiquement.

Les papules se présentent, tantôt avec une forme
aiguë, inflammatoire ; on les voit, dans ce cas, se développer sur une surface érythémateuse d'une étendue
variable, large, ou limitée à un très petit espace. Il en
est ainsi des papules du *lichen ruber,* ou lichen aigu, et
des papules du *strophulus,* dont l'évolution est rapide,
la couleur rosée, et la durée toujours courte et fugace ;
tantôt, au contraire, la durée des papules est en quelques sorte indéfinie ; elles ont tous les attributs de la
chronicité ; elles ne sont, ni précédées, ni accompagnées d'aucun phénomène congestif ou inflammatoire ;
les tissus qui les environnent, et sur lesquels elles se
sont développées, sont restés dans leur état normal,
sans la moindre trace d'inflammation. Pour ce qui les
concerne, elles-mêmes, elles sont complètement dépourvues de tout caractère aigu, phlegmasique, elles ne sont
le siège d'aucune suractivité vitale ; elles gardent un
statu quo uniforme et qui semble devoir persister indéfiniment : telles sont les papules du prurigo.

Les papules sont tantôt isolées, discrètes, comme dans
le prurigo, et tantôt agglomérées, confluentes, comme
dans le lichen et le strophulus. Elles ne sont le siège

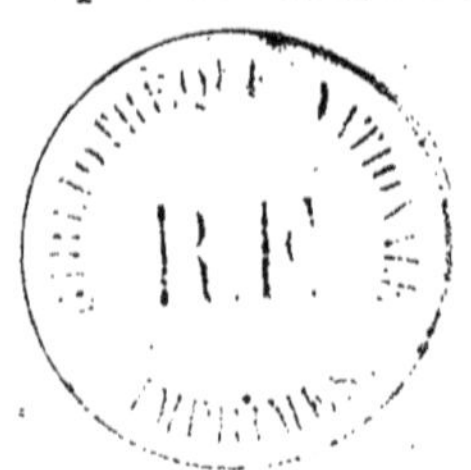

d'aucun travail de secrétion, ni humide ni solide ; mais en revanche, elles sont le siège de cette modalité spéciale de la douleur, appelée *prurit,* ou *démangeaison :* ce sont, par excellence, des lésions prurigineuses. Leur évolution varie, suivant qu'elles affectent la forme aiguë, ou la forme chronique.

Dans la forme aiguë, leur développement est rapide, leur coloration est rosée ; après deux ou trois jours de durée, comme les papules du strophulus, ou après un, ou deux septénaires, comme les papules du lichen aigu, elles pâlissent, s'affaissent progressivement, sous l'influence d'un travail de résolution, d'intussusception interstitielle, d'absorption de tissu, qui s'opère en elles, et elles disparaissent sans laisser de trace.

Dans la forme chronique au contraire, leur durée peut-être indéfinie, et alors, par leur persistance, elles produisent tout autour d'elles, sur la peau ambiante, diverses altérations. Ainsi le lichen chronique dessèche la peau, il épaissit, et hypertrophie sa couche épidermique ; il exagère la saillie des plis cutanés ; ces plis, ces lignes saillantes recouvrent les rangées papillaires, il est tout naturel qu'ils se trouvent augmentés par l'hypertrophie même des papilles sous-jacentes. Le prurigo, qui est toujours chronique, dessèche aussi la peau ; et la persistance de ses papules y détermine une sorte d'irritation, de perturbation fonctionnelles, en vertu desquelles, la sécrétion de la matière colorante est augmentée, ce qui donne à la peau du prurigo, une teinte bistrée et noirâtre.

Les papules, suivant leur forme aiguë, ou chronique, ont différents sièges d'élection. Dans la forme aiguë (lichen ruber, strophulus), elles choisissent les régions où la peau est fine, où sa vitalité a le plus de développement; ainsi les parties antérieures et latérales de la poitrine, la partie antérieure et interne des membres supérieurs, les plis du bras, et du jarret, les parties latérales de la face. Dans la forme chronique, au contraire, les papules recherchent les régions, où la peau a le plus d'épaisseur, de sécheresse, où elle est le moins riche en capillaires vasculaires et nerveux; ainsi le dos, le côté externe et le côté de l'extension des membres : c'est là surtout que se développent, le plus volontiers, le prurigo et le lichen chronique; c'est là surtout, par conséquent, que la peau est le plus fortement bistrée par le prurigo, épaissie et pachydermisée par le lichen chronique.

La forme et l'aspect des papules varient; dans le strophulus, elles sont saillantes, très développées, et agglomérées par petits groupes de deux, trois ou quatre papules. Dans le lichen, elles sont pointues, très tenues, et réunies en groupes plus considérables, occupant des surfaces plus ou moins étendues. Dans le prurigo, les papules sont toujours isolées, discrètes, larges, aplaties, de forme lenticulaire, et couronnées, à leur sommet, d'un petit caillot sanguin, noirâtre, formé par la concrétion de la gouttelette sanguine extravasée par le grattage, et non point par une concrétion provenant d'une secrétion quelconque, laquelle n'existe point dans la papule du prurigo.

La papule est la lésion mère de trois maladies cutanées : le lichen, le strophulus, le prurigo. Les papules du lichen sont minces, pointues, agglomérées et confluentes sur une ou plusieurs surfaces bien limitées : elles affectent tantôt la forme aiguë et tantôt la forme chronique. Les papules du strophulus, appelées aussi *feux de dents*, communes chez l'enfant à l'époque de la dentition, assez fréquentes aussi chez la femme, à l'époque menstruelle, sont d'un blanc rosé, molles, saillantes, disposées en petits groupes et d'une durée éphémère. Les papules du prurigo sont larges, aplaties, isolées, semblables à de petites lentilles, et affectant, dans leur durée, toujours la forme chronique.

Il en est de la papule, ce qu'il en est de la vésicule : elle n'est point, par elle-même, une lésion sérieuse et sur laquelle on doit porter un pronostic grave. Mais, de même que, dans certains cas, la vésicule peut devenir, soit par sa diffusion sur de larges surfaces, soit par différents de ses sièges, une lésion grave, de même aussi la papule, dans certains cas, ainsi dans les formes graves du prurigo (prurigo ferox, prurigo formicans), devient le siège de telles douleurs, d'un prurit si violent, que les troubles généraux les plus considérables en sont la conséquence, et alors, dans ces cas, mais dans ces cas seulement, la papule peut être considérée comme une lésion vraiment importante et sérieuse.

V. LE TUBERCULE.

On désigne sous le nom de *tubercule*, une petite tumeur, dont le volume varie entre celui d'une lentille et d'un haricot, tumeur profondément enracinée dans l'épaisseur du derme, et faisant, à la surface de la peau, une saillie, de forme, de consistance, de dimension et de couleur variables. Vous voyez, par cette définition même, que le tubercule n'est que l'exagération de la papule de même que la bulle n'est que l'exagération de la vésicule.

L'élément inflammatoire n'intervient dans la formation du tubercule, que dans deux cas : 1° dans le cas où le tubercule appartient au sycosis ; 2° dans le cas où il appartient à l'acné, et encore, le tubercule ne s'est-il formé dans ces deux cas, que sous l'influence d'une inflammation lente et peu intense. Dans les autres cas, quand le tubercule devient une lésion symptomatique de la syphilis, de la scrofule et du cancer, il ne procède d'aucun travail inflammatoire ; il est le résultat d'une hypergénèse des tissus, qui subissent une double altération : une altération hypertrophique et une altération de transformation et de dégénérescence, en rapport avec la diathèse dont ils sont l'expression.

Si le développement du tubercule se fait lentement, en d'autres termes, s'il arrive lentement à sa période d'état, sa durée totale est toujours longue, et sa terminaison variable, suivant sa nature.

Le tubercule sycosique, et le tubercule acnéique, représentant, le premier, l'inflammation hypertrophique, parasitaire ou non parasitaire, des follicules pileux, et le second, l'inflammation des glandes sébacées, après une durée qui peut être très longue, et très variable, se terminent de trois manières différentes : 1° par résolution ; il s'opère, dans leur tissu, un travail de résorption, d'intussusception interstitielle, en vertu duquel ils diminuent petit à petit de volume, et finissent par disparaître complètement, tantôt sans laisser de trace et tantôt, au contraire, en laissant après eux une empreinte cicatricielle, déprimée et indélébile semblable à la cicatrice de la pustule variolique : le tubercule acnéique laisse, le plus souvent, une cicatrice. 2° Ces mêmes tubercules, après une durée variable, deviennent le siège d'une inflammation, qui se produit au milieu même de leur tissu ; et cette inflammation amène la suppuration, c'est-à-dire la formation d'une pustule qui occupe le centre du tubercule, qui le couronne à son sommet et qui finit par l'absorber tout entier. 3° Le troisième mode de terminaison des tubercules sycosiques et acnéiques, c'est l'induration. Le travail de résolution qui s'opère en eux peut ne pas être complet et laisser subsister un noyau d'induration, lequel persiste indéfiniment, à la place qu'occupait le tubercule : on y constate une petite nodosité dont la saillie peut ne pas être sensible, mais que le toucher constate. Ainsi, la résolution lente et progressive, la suppuration et l'induration, tels sont les trois modes de terminaison des tubercules du sycosis et de l'acné.

La tubercule syphilitique se termine de deux manières : 1° par résolution ; c'est-à-dire par un travail d'absorption lente en vertu duquel on le voit s'affaisser, diminuer progressivement, former une saillie de moins en moins prononcée, soit à la surface, soit dans la profondeur du derme, jusqu'à ce qu'il disparaisse et s'efface complètement, tantôt sans laisser aucune trace cicatricielle, tantôt, au contraire, en laissant après lui, une cicatrice indélébile et portant le cachet de la syphilis. 2° Le deuxième mode de terminaison pour la tubercule syphilitique c'est l'ulcération ; celle-ci se produit sur un des points de sa périphérie, elle le gagne, l'envahit tout entier, jusqu'à ce qu'elle l'ait complètement remplacé et détruit.

Le tubercule de la scrofule (*scrofulide tuberculeuse*) peut rester indéfiniment, pendant un grand nombre d'années, à l'état tuberculeux, dans un *statu quo* constant, immuable et permanent; il peut se perpétuer, s'éterniser ainsi, sans jamais disparaître complètement. Mais, le plus habituellement, ce tubercule portant en lui un caractère malin, c'est-à-dire ulcératif et destructeur, s'ulcère, et c'est cette ulcération même qui le détruit, et le remplace, de telle sorte que le tubercule scrofuleux n'est que le prélude de l'ulcération scrofuleuse; en d'autres termes, la scrofulide tuberculeuse est le premier degré de la scrofulide ulcéreuse.

Le tubercule cancéreux (*épithéliôma, squirrhe, mélanôse, encéphaloïde*) ayant, à un degré beaucoup plus considérable encore, le caractère de la malignité, ne se termine jamais que par une ulcération, dont tous les caractères sont ceux de la malignité et du cancer : ulcération de mauvaise nature, n'ayant aucune tendance à la cicatrisation, ne se cicatrisant jamais, incapable de fournir aucun travail, aucun effort cicatriciels, et s'élargissant au contraire, en surface, ou se creusant de plus en plus en profondeur, par la destruction progressive et incessante de tous les tissus. Telle est la marche du tubercule cancéreux : cette marche fatale vers l'ulcération rongeante et destructive est plus ou moins rapide, suivant la forme du cancer. Le tubercule de l'épithélioma, ou cancroïde, la moins redoutable de toutes les formes du cancer, peut rester à l'état tuberculeux, sans accroissement, sans changement aucun, sans apparence ulcérative, pendant un temps très long, pendant un grand nombre d'années, à la condition qu'il ne soit ni tourmenté ni irrité par des pansements intempestifs. Le génie destructif et rongeant du cancer peut, en quelque sorte, sommeiller et rester comme endormi au sein de ce tubercule, pendant un temps indéfini, et même pendant toute l'existence du malade, *si le noli me tangere* est bien respecté, si des soins mal entendus ne le réveillent pas, et ne lui donnent pas une impulsion désastreuse. Ce même tubercule cancroïdien peut aussi, après son ablation complète, être remplacé par une cicatrice normale, indiquant que rien de cancéreux n'existe plus, que tout a été bien et dûment enlevé avec le tubercule lui-même.

Le tubercule cutané squirrheux est plus redoutable que le tubercule cancroïdien, il existe rarement seul, ou plutôt nous ne l'avons jamais vu seul ; il y en a toujours un nombre plus ou moins considérable. Ces tubercules sont tantôt *primitifs*, c'est-à-dire qu'ils constituent, dans la peau, la première manifestation cancéreuse, ils indiquent, en d'autres termes, que le cancer a commencé par la peau avant d'atteindre tout autre organe ; et tantôt ils sont *consécutifs* au cancer d'un organe quelconque, du sein par exemple. Ils indiquent dans ce cas que, de la glande mammaire, le cancer a envahi *secondairement* la peau. La terminaison de ces tubercules est fatale ; elle est invariablement l'ulcération, la destruction ulcérative avec tous les caractères de malignité de l'ulcération cancéreuse. Les mêmes considérations s'appliquent aux tubercules cutanés de la mélanose et de l'encéphaloïde, qui sont heureusement très rares ; leur malignité est plus intense et plus prononcée encore que celle du tubercule squirrheux. Ainsi donc, le tubercule est une des lésions anatomiques élémentaires du sycosis, de l'acné, et l'une des manifestations cutanées de la syphilis, de la scrofule et du cancer.

Nous dirons qu'un tubercule est sycosique lorsqu'il

existe seul, ou avec une pustule à son centre et à son
sommet, dans une région velue au menton, par exemple,
et sur les parties latérales de la face, et lorsqu'il est
traversé par un poil. Nous dirons qu'un tubercule est
acnéique, autrement dit une acné boutonneuse, lorsque
nous le verrons seul, ou avec une pustule centrale ou,
encore, à base entourée d'un érythème couperosique,
dans des régions riches en glandules sébacées, telles
que le sont les parties supérieures de la face, le dos, la
partie supérieure de la poitrine.

Le tubercule syphilitique est large de base, aplati à
son sommet, de couleur rouge cuivrée, chair de jambon
fumé, entouré à sa base d'un cercle ou anneau épidermique, appelé collerette de Biett, parce que c'est Biett
qui l'a décrit le premier. Ce cercle est le résultat de l'ex-
foliation du feuillet épidermique qui recouvrait la surface du tubercule, et qui s'est détaché pour le laisser à
nu; c'est une sorte de papille, d'ouverture papillaire, à
travers laquelle on aperçoit le tubercule, avec tous ses
caractères de forme, de volume et de couleur.

Le tubercule de la scrofule est violacé, en général,
petit, pointu, de consistance molle, développé sur une
surface de couleur vineuse, lie de vin; il reste immobile,
fixé à son siège primitif, n'en bougeant pas, et cela pendant un temps indéfini, tandis que le tubercule de la syphilis est nomade, ambulant, passant d'un siège à un
autre. Le tubercule scrofuleux a, en outre, une tendance à l'ulcération, que n'a pas au même degré, le tubercule syphilitique.

Le tubercule du cancer se distingue par sa dureté,
par son volume considérable, par sa surface bosselée,
mamelonnée, par l'ulcération de la peau qui entoure sa

base, et par l'ulcération constante, profonde, à fond iné-
gal, irrégulière dans ses contours, à bords durs et tranchants, et de laquelle s'écoule un pus ichoreux, d'une
odeur fétide caractéristique, ulcération pathognomonique qui est sa terminaison fatale et inévitable.

Et, maintenant, quelle idée devons-nous avoir du
tubercule au point de vue de sa gravité, comme lésion
anatomique? si nous avons pu dire que la papule est,
par elle-même, une lésion sans importance, dans la majorité des cas, il n'en est pas de même du tubercule. Dans
le sycosis et dans l'acné, il est grave par la difformité
qu'il occasionne, par sa longue durée, par la destruction
du système pileux qu'il peut causer. Dans la syphilis
il est grave par son principe morbide, c'est-à-dire par la
diathèse syphilitique qu'il représente. La papule, nous ne
devons pas l'omettre, représente aussi la syphilis; il y
a une syphilide papuleuse, avec ou sans squames; une
syphilide à papules larges et saillantes, appelée syphilide papuleuse lenticulaire; une syphilide à petites
papules pointues et agglomérées, semblables aux papules du lichèn, et appelée, pour cette raison, lichen syphilitique. Mais la syphilide papuleuse, quelle que soit sa
forme, est moins grave que la syphilide tuberculeuse;
la syphilide tuberculeuse dénonce une syphilide plus
ancienne, plus invétérée, imprégnant l'économie à un
degré plus profond, et plus voisine de la période ulcéreuse, puisque le tubercule syphilitique lui-même se termine quelquefois par ulcération.

Quant aux tubercules de la scrofule et du cancer,
leur excessive gravité résulte d'abord des diathèses,
dont ils sont la manifestation, et ensuite des lésions
ulcératives qui leur succèdent.

TROISIEME LEÇON

**Squames. — Colorations. — Ulcérations. — Macules
pigmentaires. — Croûtes. — Cicatrices.**

VI. LA SQUAME

On désigne sous le nom de squames des productions
épidermiques, ayant la forme d'écailles, résultant d'un
état pathologique du derme, qui, devenu malade, ou
n'ayant point sa vitalité normale, secrète un épiderme
vicieux et malade lui-même.

Les squames ont les formes, les aspects, les couleurs les plus diverses. Tantôt elles sont brillantes, à
reflets métalliques et miroitants comme de l'argent ou
de la nacre de perle *(psoriasis nacré ; psoriasis argenté) ;*
tantôt elles sont d'un blanc mat, semblables à la couleur
de la cire fondue, ou du plâtre *(psoriasis guttata ; psoriasis plâtreux),* d'autres fois elles sont noires *(ichtyosis
nigra).* Leur consistance n'est pas moins variable ; dans
le psoriasis, nous les voyons toujours sèches, dures,
résistantes, formant des couches épaisses imbriquées
les unes dans les autres, fortement adhérentes au derme
sous-jacent, et ne se détachant par le grattage que par
petits fragments : Dans le pityriasis, au contraire, elles
ressemblent à des grains de son, c'est comme une poussière qui se détache et tombe d'elle-même. Elles sont,
alors, dites *pulvérulentes.* Dans une des formes de

l'icthyose, elles sont cornées ; elles ont la consistance de la corne, elles sont pointues et piquantes (*ichtyosis cornea*). Dans l'herpétide maligne exfoliatrice, dans une des formes de l'eczéma, et dans les syphilides squameuses, elles ont l'apparence et la manière d'être de feuilles, minces et transparentes, de pelures d'oignons, qui se détachent d'elles-mêmes, ou s'enlèvent facilement en feuillets plus ou moins larges ; on les dit alors *foliacées.*

Parmi les squames, les unes sont intimement unies au derme, elles y restent fixées étroitement, ce sont des squames dites *adhérentes*, telles sont les squames du psoriasis et de la scrofulide érythémato-squameuse ; les autres, au contraire, se détachent et tombent d'elles-mêmes ; on les appelle des squames *caduques*, ce sont celles des syphilides, du pityriasis, de l'herpétide maligne ex-foliatrice.

Les squames *vraies* sont exclusivement composées d'épiderme ; en elles tout est parfaitement sec, solide, épidermique ; telles sont les squames du psoriasis, des syphilides, de l'herpétide ex-foliatrice. Les squames *fausses*, ou pseudo-squames ne sont pas de l'épiderme pur ; un élément liquide entre aussi dans leur composition. Une sécrétion humide coïncide avec leur production, et une partie de cette sécrétion humide concrétée, est retenue dens les mailles épidermiques squameuses, elle s'y trouve englobée et fait corps avec elles. Ces squames sont celles de l'eczéma qui n'est pas encore tout à fait sec ; ce sont celles aussi du pemphigus, après l'ouverture des bulles, quand la suppuration ne s'établit pas sur les surfaces ulcérées, et qu'il ne se forme pas de véritables croûtes. Ces squames sont, en général, opaques, d'un gris jaunâtre, et toujours un peu humides.

La squame est la lésion mère qui caractérise quatre dermatoses, et qui en est le trait anatomique, primitif, essentiel et pathognomonique. Or, ces maladies sont *le psoriasis; le pityriasis; l'herpétide maligne ex-foliatrice* et *l'ichtyose*. Dans ces quatre maladies, la squame est toujours vraie, c'est-à-dire toujours composée exclusivement d'épiderme, toujours sèche, et sans la moindre immixtion d'un élément humide quelconque.

Le psoriasis se distingue par des squames blanches, tantôt d'un blanc brillant et miroitant, tantôt d'un blanc mat. Ces squames sont épaisses, dures, sèches, collantes, formant des couches imbriquées, adhérentes entre elles, de même qu'au derme sous-jacent. Elles sont disposées sur des surfaces dermiques hypertrophiées formant un relief bien accusé, dépassant le niveau des parties ambiantes restées saines, ayant une étendue et une configuration variables, et une couleur rouge brun cuivré. Cette couleur déborde la zone squameuse et l'enveloppe, dans tout son pourtour, comme d'une bande, comme d'un liséré, dont la teinte rougeâtre tranche à la fois, et sur la blancheur des squames, et sur la teinte de la peau saine.

Le pityriasis se reconnaît à des squames pulvérulentes, caduques qui se détachent et tombent, comme des grains de son, ou de poussière ; tandis que le psoriasis affecte toujours la forme chronique, le pityriasis se présente, tantôt sous la forme aiguë ; les squames se détachent alors de surfaces rosées, érythémateuses, à contours irréguliers (pityriasis rubra) ; tantôt sous la forme chronique, les squames se produisant sur une peau non enflammée, et dont la teinte est normale (pityriasis alba).

L'herpétide maligne ex-foliatrice est caractérisée par des squames foliacées caduques, qui se détachent et tombent d'elles-mêmes, sur toute la surface du corps. Toute la surface du derme, aussi bien à la tête, à la face, qu'au tronc et aux membres, est en quelque sorte à nu ; elle secrète incessamment une quantité énorme d'épiderme, qui, au lieu de former une couche unie, adhérente au derme, est produit sous forme de folioles blanches, transparentes, adhérentes au derme par un de leurs côtés seulement, s'en détachant bientôt, pour être immédiatement remplacées par des squames semblables. Il résulte de cette sécrétion épidermique si abondante et incessamment renouvelée, un épuisement rapide et complet des forces. De plus, le derme n'étant plus recouvert par la couche cornée épidermique, mauvaise conductrice, et par conséquent conservatrice de la chaleur animale, le malade souffre d'une sensation continuelle et très pénible du froid, et il se trouve exposé à tous les effets, à tous les dangers de la réfrigération générale, et de l'abolition des fonctions physiologiques de la peau.

L'ichtyose est, moins une maladie, qu'une difformité native et congéniale de l'épiderme, qui, sur presque toute la surface du corps, forme, tantôt une couche épaisse et noirâtre *(ichtyosis nigra)* ; tantôt une couche rugueuse, dure, piquante, et cornée *(ichtyosis cornea)* ; et tantôt une couche de petites squames qui se soulèvent et se détachent, comme les squames du pityriasis *(ichtyosis pityriasiforme)*.

Ces quatre affections ont donc la squame, pour lésion anatomique principale, et pour caractère constant ; elles ne sont pas les seules ; nous retrouvons encore la

squame dans l'eczéma, dans la syphilis et dans la scrofule, mais elle n'y joue plus qu'un rôle secondaire, elle
n'y est plus la lésion principale et constante ; elle n'y
existe plus qu'accidentellement, que passagèrement, et
très souvent elle y fait défaut.

Ainsi nous trouvons la squame dans la quatrième
période de l'eczéma, dans sa période de dessiccation.
L'intensité du caractère inflammatoire de la maladie s'est
alors atténuée ; elle n'est plus assez forte pour donner
lieu à la sécrétion du liquide séro-gommeux de la
période précédente, cette sécrétion s'est tarie à peu près
complètement ; la vitalité déviée du derme, redevient
peu à peu normale, il recommence à secréter de l'épiderme, mais ce n'est pas encore un épiderme sain,
physiologique, durable, c'est un épiderme encore im-
parfait, défectueux, caduque, sans adhérence au derme
sous-jacent, et qui se produit sous forme de larges
squames, foliacées, tantôt sèches, tantôt humides,
suivant qu'elles sont composées d'un seul élément épidermique, ou d'un élément liquide, encore existant, et
qui s'y est mêlé. Ces squames sont d'autant moins nombreuses, d'autant moins larges, d'autant plus minces et
d'autant plus adhérentes que l'épiderme se rapproche
davantage de ses qualités normales, et qu'il est plus
près d'être reconstitué dans son état physiologique. Les
squames de l'eczéma ne sont donc qu'une transition,
entre la sécrétion épidermique, interrompue par la sécrétion humide, et cette même sécrétion épidermique
progressivement rétablie, à mesure que la maladie s'é-
teint, que la sécrétion humide se tarit et que la peau
reprend progressivement son état normal.

La squame, dans les syphilides, est mince, foliacée.

sèche et transparente ; elle est caduque, elle se détache et tombe d'elle-même, laissant à nu le centre de la papule ou du tubercule syphilitique, dont la base reste entourée du cercle épidermique décrit par Biett, cercle ou collerette, qui est un débris, un vestige de la squame et dont la largeur mesure précisément la largeur de la squame détachée.

La squame, dans la scrofule, celle qui recouvre la scrofulide érythémato-squameuse est blanche, brillante, et tellement adhérente qu'il est impossible de l'enlever, sans arracher, en même temps, la couche dermique sous-jacente, elle se distingue donc très nettement de la squame syphilitique.

Si maintenant nous envisageons la squame en elle-même, comme lésion anatomique, sans tenir compte de sa nature et que nous nous demandions quel est son degré de gravité, nous dirons que, par elle-même, la squame n'est qu'une lésion sans importance. Qu'est-elle, en effet, sinon une partie d'épiderme malade ? par conséquent elle est superficielle comme l'organe qu'elle affecte, et, par elle-même elle ne porte aucune atteinte sérieuse à la vitalité, à l'intégrité des parties sous-jacentes ; elle n'a aucun caractère malin, ulcéreux et destructeur, pas plus pour elle-même, que pour les tissus qu'elle recouvre. Mais si l'épiderme, dans son entier, sur toute sa surface, est devenu squameux ; si partout, sur toute l'étendue du corps, il devient squameux ; si, comme dans le *psoriasis inveterata*, il est transformé en une carapace épaisse, dure, et comme métallique, qui étreint le corps et les membres. Si la perspiration cutanée sensible et insensible, si la respiration de la peau, si ses sécrétions humides, si ses fonctions éliminatrices ne peuvent plus s'opérer, à travers des couches épidermiques devenues épaisses, calleuses et cornées ; ne voit-on pas que cette transformation, que cette dégénérescence de la peau, que l'abolition de ses fonctions physiologiques qui en est la conséquence, vont amener les troubles les plus sérieux dans la santé générale, les répercussions les plus redoutables, les plus dangereuses affections viscérales ?

Et si, au lieu d'envisager l'influence, sur la santé générale, des squames adhérentes et universalisées du psoriasis, dans sa forme la plus grave, nous considérons les squames caduques, également universalisées, de l'herpétide maligne exfoliatrice, nous trouverons que leur excessive abondance, que leur sécrétion incessante, sur toute l'étendue du corps, que la dénudation du derme qui en résulte, entraînent, pour l'économie, les plus redoutables conséquences, les dangers les plus sérieux.

Il en est donc des squames ce qu'il en est des vésicules : en elles-mêmes, elles n'ont pas de gravité ; limitées, circonscrites à des espaces peu étendus, elles n'éveillent aucune perturbation fâcheuse, elles ne produisent aucun trouble fonctionnel important ; mais, quand elles sont généralisées, et surtout universalisées, alors, par leur généralisation même, elles deviennent la cause des accidents les plus graves, des troubles fonctionnels les plus profonds, de la cachexie souvent la plus irremédiable.

VII. LES COLORATIONS

La peau reçoit sa couleur de deux sources différentes : 1° d'une matière colorante spéciale, appelée pigment, ou matière pigmentaire ; 2° du sang. Or, plusieurs de ses maladies, ou des altérations qu'elle subit, proviennent d'une modification, d'un trouble, d'un désordre, dans l'une ou l'autre de ces deux sources, et la couleur anormale, qui est la conséquence de ce désordre, devient la lésion anatomique constitutive de plusieurs affections cutanées. Ces affections cutanées se divisent en deux grandes catégories, suivant qu'elles proviennent de la matière pigmentaire, ou du sang.

Les colorations anormales pigmentaires sont de deux sortes bien distinctes : les unes sont *congénitales ;* les autres, *accidentelles,* ou *acquises.*

Les colorations congénitales sont des vices, des diformités, plutôt que des maladies de la peau ; on les appelle des *nœvi.* Le nœvus pigmentaire a reçu le nom de *nœvus spilus, nœvus niger* ou *nœvus maculosus ;* il est habituellement traversé par un bouquet de poils.

Les colorations pigmentaires acquises sont, tantôt de simples taches ponctuées, de couleur jaunâtre (*taches de rousseur ; lentigo ; lentigines*) ; et tantôt des taches à surface plus ou moins étendue (taches hépatiques ; éphélides ; chloasma). Quelles que soient la forme, l'étendue et la disposition de ces taches, elles sont dues à une hypersécrétion de la matière pigmentaire, hypersécrétion s'opérant par petits points, ou sur des surfaces plus ou moins larges.

La matière, ou corps pigmentaire existe à l'état de globules : ces globules se trouvent dans la couche la plus profonde de l'épiderme, c'est-à-dire dans le corps muqueux de Malpighi ; c'est là qu'ils sont sécrétés. Leur hypersécrétion et leur accumulation, sous forme de petites taches jaunâtres ponctuées (lentigo), ou de taches jaunâtres, plus étendues (éphélides, taches hépatiques), se produisent habituellement sous l'influence des rayons du soleil, dans l'enfance et la jeunesse. En plus larges surfaces, cette hypersécrétion pigmentaire a reçu le nom de *chloasma;* elle est alors, quelquefois, le symptôme de la syphilis, de la grossesse et de diverses affections utérines. Ces différentes formes d'hypersécrétion pigmentaire constituent des affections cutanées qui peuvent être appelées *affections hyperchromateuses.*

La matière pigmentaire, au lieu d'être produite en quantité exagérée, peut être inégalement répartie, en sorte qu'elle se trouve en excès dans certains points, et en quantité insuffisante dans certains autres. Il en résulte que la coloration de la peau n'est point uniforme, et qu'elle présente des surfaces trop foncées, à côté d'autres surfaces trop peu colorées ; cette répartition inégale et vicieuse de la matière colorante, congénitale ou acquise, a reçu le nom de *vitiligo ;* c'est une *affection dyschromateuse.* Enfin les globules pigmentaires peuvent manquer, faire absolument défaut, soit dans toute l'étendue du corps, soit seulement dans certaines régions ; c'est alors une *affection achromateuse,* qui a reçu le nom d'*albinisme* ou de *leucodermie,* par opposition aux affections, ou difformités résultant d'un excès, local ou général, de matière colorante, affections que l'on peut appeler des *mélanodermies.*

Une deuxième catégorie de colorations cutanées anormales a sa source dans le sang. De même que les colorations pigmentaires, les colorations sanguines sont *congénitales et acquises.*

Les colorations sanguines *congénitales* ont reçu aussi le nom de *nœvi.* Le nœvus sanguin est appelé encore *nœvus flammeus ; tache de lie de vin ; tache hématique.*

Il est constitué, tantôt par des taches purpurines, lie de vin, véritable suffusion sanguine intra-dermique et hypodermique, sorte de purpura congénital, ne disparaissant pas à la pression du doigt; et tantôt par un lacis de varicosités artérielles ou veineuses, de teinte violacée, bleuâtre ou rouge vif.

Les colorations sanguines *acquises* sont de deux sortes bien distinctes : les unes sont passives et atoniques; elles résultent d'une extravasation sanguine qui s'opère, soit dans l'épaisseur du derme, soit dans la couche celluleuse hypodermique, sous forme de taches violacées, ponctuées, appelées *pétéchies*, ou de taches à plus larges surfaces d'un rouge vif, foncé, fixes, ne disparaissant pas sous la pression du doigt; telles sont les différentes formes du purpura.

Les autres sont actives, congestives, inflammatoires; le sang n'est point sorti des vaisseaux, mais il reste dans leur intérieur; il distend, il gorge les capillaires; aussi la pression du doigt l'en repousse, mais il y afflue, il y revient aussitôt que cette pression est supprimée. Ces colorations ne sont donc pas fixes comme les autres; la moindre pression les fait disparaître, mais elles reparaissent immédiatement. Leur teinte n'est pas d'un rouge foncé, lie de vin, mais d'un rouge rosé plus clair. Les parties qui en sont le siège, sont, en même temps, plus ou moins tendues, tuméfiées, chaudes et douloureuses; ces diverses sensations de tension de chaleur, de douleur, de cuisson très prononcées dans certains cas, le sont très peu dans d'autres, mais elles existent presque toujours. La sensation de chaleur, perçue par le malade, est souvent aussi perceptible par le toucher; non seulement la main, placée au contact des surfaces congestionnées y constate une température plus élevée que sur les parties voisines, mais placée à quelque distance de certaines de ces congestions, elle sent qu'il s'en dégage un véritable rayonnement de calorique, et comme des effluves chaudes qui partent d'un foyer brûlant. Ces colorations ainsi constituées et avec tous ces caractères sont appelées des *exanthèmes*. Leur durée est variable, le plus souvent de quelques jours seulement, mais quelquefois longue et indéterminée; leur marche, le plus habituellement aiguë et rapide, a quelquefois l'immobilité d'un *statu quo* indéfini et de la chronicité la plus torpide.

Les exanthèmes sont quelquefois contagieux, et d'autres fois non contagieux; leur durée est quelquefois fixe, régulière, d'un nombre de jours déterminé, toujours le même; et d'autres fois variable et indéterminé. Leur évolution est tantôt rapide, aiguë, et tantôt lente et chronique. Tantôt ils sont constamment précédés et accompagnés de fièvre, d'accidents généraux, de troubles fonctionnels, graves, constants, parfaitement déterminés, ne variant pas, et pathognomoniques par eux-mêmes; tantôt ces troubles généraux sont légers, fugaces, à peine sensibles et même manquant absolument.

L'exanthème, tel que nous venons de le décrire, est la lésion anatomique constitutive de neuf affections qui sont : la *rougeole*, la *variole*, la *scarlatine*, l'*érythème*, l'*érysipèle*, l'*urticaire*, les *taches rosées lenticulaires de la fièvre typhoïde*, la *tache couperosique de l'acné rosacée*, et l'*érythème de la scrofule*, ou *scrofulide érythémateuse*.

Dans ces neuf affections, l'exanthème existe seul,

et constitue seul, et par lui-même, la lésion anatomique unique, qui, par ses différentes manières d'être, caractérise chacune de ces neuf affections.

Mais l'exanthème ne reste pas toujours seul; le plus souvent il se complique d'une autre lésion, qui se développe secondairement, et après un temps plus ou moins long, sur sa surface. C'est ainsi que nous voyons, sur une surface cutanée congestive, offrant tous les caractères de l'exanthème, se produire les papules qui doivent devenir bientôt les pustules de la variole et de la varioloïde; c'est ainsi que sur des points, ou sur des surfaces exanthématiques, nous voyons se développer les vésicules de la miliaire, de la varicelle, de l'eczéma, de l'herpès, de l'hydroa; les bulles du pemphigus, du rupia, de l'hydroa; les pustules de l'ecthyma et de l'impétigo; les tubercules de la scrofule, du sycosis et de l'acné, et même les squames du psoriasis et du pityriasis.

En sorte que, si, dans neuf cas différents, l'exanthème reste seul, comme lésion pathognomonique de neuf affections différentes, dans des cas beaucoup plus nombreux, il n'est que le prélude et que la première partie de l'évolution de presque toutes les affections cutanées. Toutes ou presque toutes les dermatoses commencent par un exanthème; toutes, ou presque toutes, ont un exanthème pour première période. Elles sont donc, à leur origine, confondues et comme unifiées dans une lésion exanthématique commune et identique. Elles ne se distinguent les unes des autres, et leur individualité morbide ne se spécialise et ne se caractérise que dans une deuxième période, période éruptive, consécutive à la période exanthématique, et qui, d'après les caractères de l'éruption, leur donne à chacune le nom qui lui convient.

Un très grand nombre de maladies de la peau, se manifestant, dans la première phase de leur apparition, par un exanthème, on a donné le nom d'affections exanthématiques à toutes celles qui affectent le type aigu inflammatoire, et dont l'évolution est courte et rapide. Mais dans cette grande classe d'affections exanthématiques, on a établi deux divisions : la première division comprend celles que l'on a appelées les *exanthèmes vrais*. Or, les exanthèmes vrais ont les caractères suivants : 1° ils sont toujours précédés et accompagnés d'accidents généraux, accidents prodromiques et concomitants, ayant, pour chacun des exanthèmes, une forme, une intensité et une durée, toujours les mêmes, et qui, se présentant avec des caractères constants et toujours identiques, suffisent à déterminer par avance, et avant toute éruption, quel sera le genre de l'exanthème, de quel nom il devra être appelé; 2° ils ont, quant à leur période éruptive, une durée également constante, toujours la même et qui, pour le fait même de sa régularité, a reçu le nom de *cyclique;* 3° ils sont toujours contagieux; 4° ils affectent toujours la forme aiguë; 5° ils sont souvent épidémiques. Ces cinq grands faits suffisent pour caractériser les *exanthèmes vrais* que l'on appelle aussi des *fièvres exanthématiques,* des *pyréxies,* des *fièvres essentielles,* des *fièvres éruptives.*

Les exanthèmes *vrais* sont : la *rougeole;* la scarlatine, la variole, la varioloïde, la varicelle, l'érysipèle.

Les exanthèmes *faux,* ou *pseudo-exanthèmes,* ou *fièvres pseudo-exanthématiques* sont des affections éruptives, encore à type aigu ou, sub-aigu, à évolution rapide,

mais sans régularité, ni dans leurs accidens généraux
prodromiques, ou concomitants, toujours légers, vagues,
sans gravité, mal défininis, souvent même faisant défaut, ni dans leurs manifestations éruptives, variables
dans leur durée, et se produisant quelquefois par poussées successives. Les pseudo-exanthèmes ne sont ni
épidémiques, ni contagieux ; ils n'ont pas la gravité des
exanthèmes ; on les appelle aussi des *fièvres* ou *affections saisonnières,* ou *printanières,* parce qu'ils se produisent surtout aux changements de saisons, et principalement au printemps.

Les affections pseudo-exanthématiques sont toutes
les affections cutanées traduisant un état général
fébrile, passager, sans gravité, ou un simple trouble de
l'économie et pouvant revêtir une forme aiguë à évolution rapide. Telles sont quelques-unes des formes de
l'eczéma, de l'herpès, de la miliaire, de la roséole, de
l'ecthyma, de l'impétigo, du pemphigus, du lichen, du
pityriasis, de l'érythème, de l'urticaire. Nous admettons donc une fièvre *pseudo-exanthématique* eczémateuse,
ecthymateuse, impétigineuse, herpétique, pemphigode,
miliaire, ortiée, etc.

Nous avons admis un exanthème pour le psoriasis,
pour la scrofule, pour l'acné couperosique, ou rosacée ;
mais ces exanthèmes sont des exanthèmes à part, *sui
generis,* affectant toujours la forme chronique, ayant
toujours une durée longue, indéterminée, ne donnant
lieu à aucune réaction générale, à aucun trouble de l'é-
conomie ; par conséquent, ils n'ont aucun titre pour faire
partie du groupe des affections exanthématiques, et
pseudo-exanthématiques ; ils restent forcément en dehors de l'un et de l'autre de ces deux groupes.

Quant à l'exanthème de la fièvre typhoïde, il peut
être placé dans la classe des exanthèmes vrais. Considérée en elle-même, et au point de vue purement anatomique, la lésion primitive de la peau, que nous avons
appelée une *coloration*, n'offre pas, dans l'immense
majorité des cas, de gravité ; la coloration, quelle que
soit sa nature, n'a de gravité que par sa signification
symptomatologique. Ainsi les diverses colorations pig--
mentaires n'ont aucune gravité par elles-mêmes, mais
elles sont graves, quand elles sont la manifestation de
la syphilis, ou de quelques altérations organiques de
l'utérus : il en est de même des colorations vineuses du
purpura ; elles n'ont de gravité que parce qu'elles expri-
ment l'altération du sang et de l'économie tout entière ;
il en est de même aussi des divers exanthèmes, dont
toute la gravité dépend de leur valeur séméiotique.

VIII. LES ULCÉRATIONS

Parmi les lésions anatomiques que nous avons étudiées jusqu'ici, il y en a, qui, par elles-mêmes, primitivement, et en vertu même de leur constitution anatomique, portent une atteinte plus ou moins profonde à
l'intégrité de la peau ; elles y opèrent un véritable travail
de destruction ; ce sont les vésicules, les pussules, les
bulles. L'épiderme, en effet, ne peut pas être détaché
du derme et soulevé ; une sécrétion séreuse, ou purulente
ne peut pas s'établir à la surface du derme, sans que
celui-ci soit plus ou moins entamé, excorié et diminué
dans son épaisseur. Il y a d'autres lésions, telles que les
tubercules et l'érythème, dans sa forme dite *paratrime*,
qui ne sont pas nécessairement et primitivement désor-

ganisatrices de la peau, mais qui, dans un grand nombre de cas, la détruisent secondairement, c'est-à-dire se terminent par un travail de destruction.

Ces destructions partielles et locales du derme, intéressant sa surface et son épaisseur, dans une étendue plus ou moins considérable, peuvent, aussitôt qu'elles sont formées, devenir le siège d'un travail réparateur ou cicatriciel, qui en efface rapidement la trace. Mais elles peuvent aussi rester à l'état permanent d'une solution de continuité ne présentant aucune tendance à la réparation des tissus entamés. Or, on désigne précisément sous le nom d'*ulcérations*, des solutions de continuité existant dans l'épaisseur et la continuité des tissus, et n'ayant aucune tendance à la cicatrisation. Comme nous n'avons à ne nous occuper que de la peau seulement, nous n'avons par conséquent à parler que des ulcérations limitées à notre tégument externe.

La peau peut présenter cinq ulcérations de nature différente, ayant, chacune, des caractères spéciaux, distinctifs et pathognomoniques qu'il nous importe de bien établir.

1° *Ulcérations herpétiques*. — Elles sont consécutives à l'ouverture des vésicules de l'eczéma, de l'herpès, et des pustules de l'impétigo, de l'ecthyma simple. Ces ulcérations sont superficielles, elles n'atteignent que la première couche de l'épiderme; leurs bords sont adhérents à leur circonférence, qui est irrégulière et comme festonnée; ils sont amincis et biseautés, en sorte qu'ils ne forment pas une ligne de démarcation nettement tranchée entre l'ulcération et les parties saines ambiantes; ils se mettent, au contraire, insensiblement, et comme par une pente imperceptible, de niveau avec ces parties. Le fond des ulcérations est lisse, égal, sans anfractuosités, et quand la réparation en est terminée, il n'en reste aucun vestige, aucune trace cicatricielle. L'ulcération herpétique, en raison de ce. qu'elle est restée toujours superficielle et qu'elle n'a pas entamé le derme au delà de sa première couche, ne laisse donc aucune cicatrice ; ainsi les eczémas les plus anciens, ceux qui ont produit la sécrétion séro-gommeuse la plus abondante, fournie par les plus vastes surfaces, guérissent sans laisser la moindre cicatrice.

2° *Ulcérations syphilitiques.* — Elles sont profondes, à fond grisâtre, ou d'un rouge cuivré, elles sont, le plus souvent, de forme arrondie, nettement limitées et séparées des parties saines environnantes, par des bords tranchants, toujours adhérents, jamais décollés, et taillés à pic, comme par un emporte-pièce. Toutes les ulcérations appartenant à la syphilis ont ces mêmes caractères ; quelle que soit la lésion syphilitique, à laquelle elles appartiennent, que ce soit un chancre primitif, mou, induré, simple, phagédénisé ; que ce soit une ulcération succédant à un traumatisme quelconque, ou bien à une bulle de rupia, à une pustule, à un tubercule, à une gomme ; que cette ulcération se soit creusée, sans autre lésion préalable, aux membres inférieurs ou supérieurs, autour des ongles, entre les orteils, dans la zone génitale, sur le voile du palais, sur les amygdales ; que cette ulcération appartienne au chancre, c'est-à-dire à la période initiale de la syphilis, ou bien au contraire à sa période tertiaire, la plus ancienne, c'est toujours la même physionomie, toujours le même aspect, toujours la même manière d'être pathognomonique, dénotant la nature syphilitique de l'ulcération; et quand cette ulcération s'est cicatrisée, elle laisse, après elle, une cicatrice dont les caractères portent aussi le cachet syphilitique; nous les ferons connaître plus loin.

3° *Ulcérations scrofuleuses.* — Elles sont irrégulières dans leurs contours; leurs bords sont amincis, déchiquetés, violacés et décollés; ils peuvent être facilement soulevés; l'ulcération se prolonge par dessous, en sorte qu'elle est en réalité plus étendue qu'elle ne le paraît; sa surface est inégale, mamelonnée; elle laisse constamment une cicatrice dont les caractères tranchés dénotent, ainsi que nous le dirons plus bas, la nature scrofuleuse.

4° *Ulcérations cancéreuses.* — Quelle que soit la forme du cancer; que ce soit la plus fréquente l'épithélioma, ou cancroïde; ou bien le squirrhe, la mélanôse, ou l'encéphaloïde, l'ulcération a toujours les mêmes caractères pathognomoniques, et pouvant faire reconnaître sa nature essentiellement maligne, désorganisatrice et destructive. Ses bords sont durs, comme cartilagineux, et renversés au dehors; sa surface est parsemée d'aspérités, de tubercules anguleux et pointus; sa circonférence est anfractueuse, creusée de petites cavernes, résultant des progrès envahissants et rongeurs de l'ulcération. Ces ulcérations ne se cicatrisent jamais, étant, par leur nature maligne, essentiellement et progressivement rongeantes et destructives; elles produisent une suppuration ichoreuse, d'une odeur fétide, caractéristique, et suffisant à elle seule pour dénoter le cancer.

5° *Ulcérations atoniques, gangréneuses, variqueuses, séniles.* — Elles sont la conséquence d'une vitalité insuffisante dans les tissus. Quelle que soit la cause de ce défaut de vitalité, qu'il résulte de la décrépitude sénile, de l'action débilitante locale des varices, par suite de la stâse sanguine, de la compression, et de la distention qu'elles produisent dans la peau ; que ce défaut de vitalité ait sa source dans une maladie générale, infectieuse, comme la fièvre typhoïde, ou dans une maladie de la peau elle-même qui l'a amincie, et.plus ou moins désorganisée, comme l'eczéma chronique des membres inférieurs, quelle que soit la cause, en un mot, de l'ulcère atonique de le peau, il a pour caractère : 1° un fond grisâtre, revêtu d'une couche épaisse putrilagineuse, véritable sphacèle, pourriture d'hôpital, formée par un détritus gangréneux des différentes couches du derme, et ensuite des couches cellulaires et musculaires plus profondes ; 2° des bords, tantôt irréguliers, usés, amincis, violacés ou noirâtres, indiquant l'action destructives de la gangrène ; tantôt au contraire réguliers, nettement délimités, durs, formés par une accumulation, ou hypergénèse de tissu épidermique, calleux et corné, dénué de vitualité, et formant comme une barrière inorganique, infranchissable à des proliférations cicatricielles, et à un travail réparateur quelconque. La cicatrisation de ces ulcérations est toujours très longue à obtenir, en raison de la difficulté qu'il y a, pour des tissus mortifiés, ou dépourvus de vitalité, à fournir les frais d'un travail réparateur.

De tout ce qui précède, il résulte que, de toutes les lésions anatomiques de la peau, l'ulcération est la plus grave, puisqu'elle en est la désorganisation et la des-

truction. Cette gravité qui est constante est, comme il
est facile de le comprendre, en rapport avec l'étendue
en surface et en profondeur, et surtout avec la nature
de l'ulcération ; il est inutile d'insister davantage sur
ce point, évident par lui-même.

MACULES PIGMENTAIRES. — CROUTES. — CICATRICES.

La peau, messieurs, ne nous offre pas à considérer
seulement des lésions : nous devons encore étudier
les vestiges, les empreintes que ces lésions laissent après
elles, comme des traces de leur passage, l'étude de ces
vestiges ou de ces empreintes a son importance, car on
y trouve, dans bien des cas, le caractère et le reflet de
la lésion dont ils procèdent ; ils en sont comme le sou-
venir, comme l'expression posthume ; ils la continuent
pour ainsi dire, de telle sorte, qu'avec eux et par eux,
on peut remonter à cette lésion, la revoir avec sa physionomie, avec sa nature, la reconstruire, se la représenter
telle qu'elle était, l'exhumer en un mot, la faire revivre
dans ses débris, et formuler un diagnostic, aussi sûr
que si elle était encore là tout entière, dans toute son
intégrité.

Toutes ou presque toutes les lésions cutanées, quelle
que soit leur nature, par le seul fait de leur existence
prolongée à la surface, ou dans l'épaisseur de notre
tégument externe, y déterminent une certaine irritation ;
ce sont, en quelque sorte, des corps étrangers, dont la
présence est mal supportée par un tissu vivant, qui en
est troublé dans sa vitalité, et dans la régularité de ses
fonctions physiologiques. Or ce trouble a son principal
retentissement dans la sécrétion de la matière pigmen-

taire qui en est augmentée. Cette hypersécrétion de la matière colorante de la peau se produit de deux manières différentes : tantôt elle est uniformément généralisée, résultant à la fois, et de l'action irritante de la lésion anatomique, et de l'action non moins irritante des ongles; c'est ainsi que, dans le prurigo, nous voyons une véritable nigritie, la peau est bistrée, noirâtre, presque comme la peau d'un nègre. Tantôt l'hypersécrétion pigmentaire reste limitée, circonscrite aux seuls points occupés par la lésion; et quand cette lésion a disparu, l'hypersécrétion pigmentaire lui survit, sous la forme d'une simple tache ponctuée, ou d'une surface plus étendue, suivant que la lésion ne représentait, en dimension, qu'un point, ou qu'elle avait une configuration plus large. Cette hypersécrétion pigmentaire représente donc exactement la forme, l'étendue, la configuration de la lésion; elle lui survit pendant un temps, souvent très long; elle tient la place qu'elle occupait, et la dégradation progressive de sa teinte jaune brunâtre, indique sa disparition, toujours lente à se produire.

Cette survivance pigmentaire s'observe à la suite d'un grand nombre de lésions cutanées, d'espèce, de durée, et de nature différentes. Nous la constatons après les papules du lichen herpétique et syphilitique; après les tubercules de la syphilis, et de l'acné non syphilitique; après les plaques du psoriasis; après la disparition des croûtes du zona, et après la guérison des lésions de la scrofule; la peau reste avec un excès de pigmentation et ce n'est qu'après un temps toujours assez long qu'elle reprend sa teinte normale.

Les lésions anatomiques de la peau ne laissent pas

seulement, après elles, des empreintes pigmentaires ; elle s laissent encore des croûtes.

On désigne sous le nom de croûtes des corps solides, de volume, de consistance, de couleur variables, résultant de la concrétion d'un liquide muqueux, séreux, purulent, sébacé ou sanguin.

Les croûtes sont importantes à bien connaître, car, dans certains cas, elles ont un cachet spécial, pathognomonique de la nature de la lésion à laquelle elles survivent ; en sorte qu'une croûte, si petite qu'elle soit, peut, à elle seule suffire, pour établir le diagnostic d'une diathèse, dont elle reste l'unique débris.

Ainsi la croûte de la syphilis est d'un vert foncé, noirâtre, rappelant la couleur du bronze florentin ; elle est épaisse, molle, humide dans le rupia ; très sèche, très dure, très adhérente, très saillante, pointue, persistante et d'une épaisseur considérable, dans la syphilide pustulo-crustacée.

La croûte de la scrofule est plus aplatie et de couleur grisâtre ; elle est composée de couches, de stratifications noires et grises, mais la teinte grise domine et suffit pour dénoter la scrofule, de même que la teinte vert noirâtre dénote la syphilis.

Les croûtes des différentes affections appartenant à la diathèse herpétique, n'ont pas de caractère spécial, propre à cette diathèse, et la dénonçant par une manière d'être uniforme et constante, comme le font les croûtes de la scrofule et de la syphilis. Chaque affection a sa croûte particulière et pathognomonique. Ainsi l'eczéma se révèle par sa croûte mince, aplatie, foliacée, lamelleuse, détachée et d'un gris jaunâtre ; l'impétigo par sa croûte épaisse, rocheuse, et d'un jaune de miel ; l'ecthyma par sa croûte sèche, noire, enfoncée, enchassée dans l'épiderme et très adhérente ; l'herpès par sa croûte superficielle, à la fois jaune et noire, le sycosis par sa croûte mince et traversée par un poil ; l'acné sébacée concrète par sa croûte irrégulière, largement étalée, superficielle, sans adhérence, de couleur jaunâtre, de consistance molle et graisseuse, s'écrasant facilement entre les doigts, qu'elle laisse enduits d'une couche grasse, et se détachant d'une surface dermique non ulcérée, mais parsemée des orifices dilatés des conduits excréteurs du sebum.

Les lésions anatomiques de la peau ne laissent pas seulement, après elles, comme une survivance nécessaire à connaître, des empreintes pigmentaires, et des croûtes ; elles laissent encore des empreintes cicatricielles. Ces empreintes, sans doute peu importantes par elles-mêmes, indemnes de toute douleur, ne causant aucun trouble fonctionnel, et, dans la majorité des cas, ne produisant qu'une difformité à peine sensible, ont cependant, au point de vue clinique et du diagnostic, une importance capitale. Il y a, en effet, des cas, et ces cas sont nombreux, dans lesquels vous devrez savoir lire et retrouver dans ces cicatrices, les caractères, le cachet et la nature des lésions auxquelles elles ont succédé ; il y a des cas, dans lesquels ces cicatrices devront être, pour vous, une boussole, une lumière pour vous guider et vous éclairer dans la recherche d'un diagnostic retrospectif et posthume, indispensable à faire, et impossible sans elles. Vous devrez pouvoir, à l'aide de ces cicatrices, remonter aux lésions anatomiques primitives, les revoir en quelque sorte, comme si vous les aviez encore sous les yeux.

Rappelez-vous que toutes les lésions cutanées qui procèdent de la diathèse herpétique ne laissent jamais de cicatrice ; l'eczéma, l'impétigo, l'herpès, le psoriasis, le lichen, le prurigo, le pityriasis, disparaissent sans laisser aucune trace cicatricielle de leur passage.

L'acné boutonneuse laisse une cicatrice creuse, enfoncée, adhérente aux tissus sous-jacents, et semblable à la cicatrice de la pustule variolique.

Toutes les cicatrices qui procèdent des lésions syphilitiques, quelles qu'aient été ces lésions, quelles qu'aient été leur étendue, leur gravité, et l'époque de la diathèse à laquelle elles ont évolué, toutes les cicatrices syphilitiques, disons-nous, ont le même aspect, la même forme, la même manière d'être ; elles ont le cachet de la syphilis. Que la lésion syphilitique ait été une lésion primitive (un chancre) ; ou une lésion secondaire (un tubercule) ; ou une lésion tertiaire (ulcération, rupia, syphilides ulcéreuses, pustulo-crustacées, gommes), ce sera toujours la même cicatrice, toujours le même cachet, toujours une surface lisse, décolorée, plus pâle que la peau saine d'alentour, amincie, gaufrée, sans adhérence aux tissus sous-jacents, mobile par conséquent et pouvant glisser sur ces tissus. A ces caractères cicatriciels vous reconnaîtrez toujours la syphilis ; ce sera son empreinte ineffaçable, indélébile, et vous y puiserez toutes les indications séméiologiques et thérapeutiques, qui vous seront nécessaires.

Les cicatrices de la scrofule ont aussi leur physionomie propre et individuelle, toujours la même, et à l'aide de laquelle elles sont toujours reconnaissables ; elles sont enfoncées, adhérentes aux tissus sous-jacents, desquels elles ne peuvent pas être détachées, leur surface est inégale, réticulée, couturée, traversée par des brides saillantes, alternant avec des dépressions; elles ont la même couleur que la peau ambiante, à ces caractères vous reconnaîtrez l'empreinte ineffaçable de la scrofule; elle ressemble à celle de la brûlure.

Telles sont, messieurs, les considérations importantes que j'avais à vous exposer sur les lésions qui constituent anatomiquement les maladies de la peau, et sur les traces, que ces lésions laissent après elles, sur notre tégument externe.

QUATRIÈME LEÇON

De la sécrétion dans les maladies de la peau.

Messieurs,

Les maladies de la peau envisagées d'une manière générale et dans leur ensemble, au point de vue de leur constitution anatomique seulement, forment, nous l'avons dit, huit groupes parfaitement distincts ; chacun de ces groupes est composé d'un nombre plus ou moins grand d'affections, ayant, toutes, leur caractère spécial, individuel et différentiel, mais se rattachant toutes à un centre commun, à une même souche de laquelle elles émanent, de laquelle elles dérivent, de même que l'on voit toutes les branches d'un même arbre partir de la même tige. Puisque nous faisons de la pathologie, cette souche, commune à toutes les affections d'un même groupe, est une lésion mère, génératrice, lésion primordiale que les anciens anatomistes appelaient *lésion élémentaire*, et que nous pouvons appeler aussi *lésion anatomique primitive*.

Nous avons vu comment les variétés de forme, de durée, de terminaison que présentent chacune de ces lésions primitives deviennent autant de caractères pathognomoniques pour chacune des espèces, ou familles morbides qui en procèdent.

Mais il ne suffit pas de savoir de quelle manière sont constituées anatomiquement les maladies de la peau, il faut encore savoir ce que deviennent ces maladies une fois constituées, quel est leur mode d'évolution, quels phénomènes morbides elles présentent, et comment, par la diversité de leur manière d'être, dans les différentes phases de leur durée, elles se distinguent les unes des autres, pour former des groupes à part, ou bien au contraire comment, par la similitude de leurs caractères communs, elles se réunissent et se confondent dans une même classe, dans une même famille.

Or, Messieurs, si par la pensée nous réunissons la dermatologie tout entière dans une sorte de tableau synoptique, et si nous la plaçons sous nos yeux comme un vaste panorama, pour l'embrasser dans toutes ses parties, d'un coup d'œil général et d'ensemble, un grand fait va frapper immédiatement nos regards : parmi les maladies de la peau, les unes ont constamment le même aspect, la même manière d'être, la même physionomie ; elles ne changent pas, elles restent immobiles, immuables ; elles étaient hier ce qu'elles sont aujourd'hui, et demain elles seront encore telles que nous les voyons. C'est comme le rocher du bord de la mer, les flots passent, se brisent à ses pieds, il reste impassible, inébranlable. De même, le flot des jours, des mois et quelquefois des années a beau passer, ces maladies-là n'en sont point modifiées, elles conservent, jusqu'à leur déclin, un *statu quo* perpétuel. Il en est ainsi du prurigo, du purpura, du lichen, du lentigo, du vitiligo.

D'autres affections cutanées, au contraire, subissent de véritables métamorphoses, et, d'un jour à l'autre quelquefois, on les voit prendre des formes nouvelles, une manière d'être absolument différente de ce qu'elles étaient la veille.

Il y a, Messieurs, de nombreuses et remarquables analogies entre le règne végétal et les dermatoses, que nous pouvons bien considérer comme étant, pour la peau, une véritable végétation ; de part et d'autre, nous voyons se produire, à certaines saisons, de rapides et magnifiques poussées ; ici ce sont des feuilles et des fleurs, là ce sont les efflorescences de toutes les maladies que fait éclore le printemps, et que, pour cette raison, on a appelées les maladies *saisonnières,* ou *vernales.*

Voyez cet arbre : il y a quelques jours il était sans verdure ; aujourd'hui le voilà couvert de bourgeons ; demain ces bourgeons seront des feuilles et, bientôt après, des fleurs et des fruits. Voyez maintenant cet eczéma : aujourd'hui, c'est un simple érythème, une simple tache rosée ; demain des bourgeons, c'est-à-dire des vésicules, auront poussé sur toute sa surface ; après-demain, ces bourgeons se seront épanouis, ces vésicules se seront ouvertes : à leur place, nous ne verrons plus que des surfaces humides et suintantes ; puis cette humidité se desséchera, des croûtes se formeront ; celles-ci, à leur tour, disparaîtront et seront remplacées par de simples écailles épidermiques.

Voyez encore ce psoriasis : il y a quelques jours ce n'était qu'une simple tache, qu'une macule d'un rouge foncé ; aujourd'hui, cette macule a pris corps, la voilà qui s'est élevée au-dessus du niveau de la peau ; quelques jours plus tard, sa surface se couvre de squames, ou écailles épidermiques, d'une blancheur argentée. Le traitement intervient ; ces squames sont détachées par des bains et par des frictions ; elles tombent et disparaissent ; mais bientôt après, si le traitement cesse, vous les voyez se reproduire et repousser, comme repoussent les feuilles sur une branche qui en a été violemment dépouillée.

Ainsi donc, Messieurs, en dermatologie : d'un côté, l'immuabilité, le *statu quo* permanent et indéfini ; de l'autre, des changements, des diversités de formes, d'aspect, de manière d'être. A quoi tiennent ces différences si remarquables et si tranchées? Quelle en est la raison?

— La raison, la voici : c'est que, parmi les maladies de la peau, celles qui ne changent pas et restent toujours les mêmes, sont des terrains stériles et inféconds qui ne produisent rien; tandis que les autres, comme une terre fertile, sont le siège d'un véritable travail végétatif qui s'opère dans leurs lésions constituantes, et duquel résultent des lésions nouvelles, et, par conséquent, des aspects nouveaux.

Or, ce travail végétatif, nous l'appellerons une *sécrétion;* ce fait de sécrétion et d'absence de sécrétion est assez important par lui-même, et dans ses conséquences, pour établir une division naturelle entre toutes les maladies de la peau, et les partager en deux grandes classes : les unes seront dites maladies *sécrétantes;* les autres maladies *non sécrétantes.*

Dans la classe des maladies *non sécrétantes* se rangeront : 1° les affections dont la lésion mère est une papule : le prurigo, le lichen, le strophulus; 2° celles dont la lésion mère est une coloration, quelle que soit la nature de cette coloration : l'érythème, l'érysipèle, la scarlatine, la rougeole, la roséole, les taches lenticulaires de la fièvre typhoïde, le purpura, le lentigo, le chloasma, le vitiligo; 3° celles dont la lésion mère est un tubercule; les tubercules, en effet, ne sont le siège d'aucune sécrétion; les uns, ceux de la syphilis, disparaissent en vertu d'un travail de résorption interstitielle; pour les autres, ceux de la scrofule et du cancer, l'ulcération n'est qu'un mode de terminaison, ou de destruction.

Dans la classe des maladies *sécrétantes* se placent : 1° toutes celles dont la lésion mère est une vésicule : l'eczéma, l'herpès, la miliaire, la varicelle, l'hydroa vésiculeux; 2° toutes celles dont la lésion mère est une pustule : l'impétigo, l'ecthyma, la variole, la varioloïde, le sycosis, l'acné; 3° celles qui procèdent de la bulle : le pemphigus, le rupia, l'hydroa-bulleux; 4° celles qui procèdent de la squame : le psoriasis, le pityriasis, l'herpétide maligne exfoliatrice, l'ichtyose; 5° celles enfin qui sont primitivement ulcéreuses.

Ainsi donc, envisagée relativement à une sécrétion qui s'opère, ou qui ne s'opère pas, au sein des lésions qui constituent les maladies de la peau, la dermatologie tout entière peut être divisée en deux grandes classes : 1° *maladies sécrétantes;* 2° *maladies non sécrétantes.*

Si maintenant, laissant de côté les maladies *non sécrétantes,* nous considérons de près les maladies *sécré-tantes,* de beaucoup les plus nombreuses, nous constatons que, chez les unes, le produit de la sécrétion est toujours sec; c'est invariablement de l'épiderme : que chez les autres, au contraire, la sécrétion est toujours humide; c'est toujours un liquide; or, c'en est assez pour que nous établissions deux divisions dans la grande classe des maladies sécrétantes : 1° *maladies sécrétantes sèches;* 2° *maladies sécrétantes humides.*

Dans la première de ces subdivisions, dans les *mala-dies sécrétantes sèches,* se rangeront toutes celles dont la sécrétion est purement épidermique. Cet épiderme malade se présente sous différents aspects, revêt diffé-

rentes formes : tantôt ce sont des squames blanches
argentées, épaisses, et fortement adhérentes, comme
dans le psoriasis : tantôt ce sont des squames pulvérulentes comme dans le pityriasis; d'autres fois, ce sont
des squames foliacées, en larges folioles, et caduques,
comme dans l'herpétide exfoliatrice, ou piquantes, pointues et cornées, comme dans une des formes de l'icthyose.

Dans la deuxième subdivision des maladies sécrétantes, c'est-à-dire dans les *maladies sécrétantes humides,*
le liquide sécrété est variable dans sa nature : c'est
tantôt de la sérosité, comme dans l'eczéma, l'herpès, la
varicelle, la miliaire, l'hydroa vésiculeux et bulleux et le
pemphigus : c'est tantôt du pus, comme dans l'impétigo,
l'ecthyma, la variole, la varioloïde, le sycosis et l'acné,
c'est encore de la sanie purulente, c'est-à-dire un mélange de pus et de sang, comme dans le rupia.

Ainsi donc, Messieurs, deux grandes divisions dans
toute la dermatologie : maladies *non sécrétantes* et maladies *sécrétantes;* celles-ci forment à leur tour deux subdivisions : 1º maladies *sécrétantes sèches,* dont la plus
importante est le psoriasis, et maladies *sécrétantes
humides,* dont la plus importante est l'eczéma.

Les maladies *non sécrétantes* revêtent toutes les
formes : aiguës, inflammatoires, d'une évolution rapide
dans les exanthèmes; on les voit chroniques, a une
durée indéfinie et torpide, dans le prurigo, le lichen, le
purpura et les affections pigmentaires.

Les maladies *sécrétantes sèches* et les maladies *sécrétantes humides* se distinguent les unes des autres, non
pas seulement par la différence de leur sécrétion, mais
encore par la différence de leurs allures, de leurs formes
et des sièges qu'elles occupent de préférence.

Les maladies *sécrétantes sèches* se présentent en général, et presque toujours sous la forme chronique ; leur durée est presque toujours longue, indéfinie, quelquefois aussi longue que la vie ; elles sont comme le lierre qui s'attache à l'arbre et ne le quitte jamais. Il en est ainsi du psoriasis et de l'ichtyose : on les voit se développer de préférence dans les régions, où la couche épidermique a le plus de sécheresse et d'épaisseur, ainsi à la partie postérieure du tronc, au côté externe des membres et dans le sens de leur extension.

Les maladies *sécrétantes humides,* au contraire, affectionnent le plus souvent la forme aiguë, inflammatoire, ce sont les *dartres vives ;* tandis que les autres sont les *dartres mortes ;* leur évolution est rapide, et si leur durée est quelquefois longue, c'est qu'elles se renouvellent et se rajeunissent par des poussées successives. On les voit le plus habituellement dans les régions où la peau a le plus de finesse, d'humidité et de vitalité : il en est ainsi de l'eczéma, de l'herpès, de la miliaire, de l'ecthyma, de l'impétigo. Les unes et les autres ont, dans certains cas, le même degré de gravité, apportent le même trouble, la même désorganisation dans les fonctions physiologiques de la peau, et mènent également le malade à la mort. Le marasme, l'épuisement des forces, la consomption, la fièvre hectique sont aussi bien la conséquence de l'eczéma aigu généralisé, fluent et persistant, que de l'herpétide maligne exfoliatrice, que du psoriasis dans sa forme la plus grave, quand il occupe toute la surface de sa peau et qu'il l'a transformée en une carapace écailleuse, comme métallique, aride, sans élasticité, sans humidité et sans vitalité.

CINQUIÈME LEÇON

De la bénignité et de la malignité dans les maladies de la peau.

Parmi les maladies de la peau, les unes sont constituées par des lésions sans profondeur, sans gravité, n'entamant que les couches les plus superficielles, n'entravant que très peu l'exercice de ses fonctions physiologiques, et ne causant que peu, ou point de troubles généraux ou réactionnels; ce sont des lésions ou des affections *bénignes, toujours bénignes.*

Les autres, au contraire, sont représentées par des lésions profondes, par des ulcérations qui désorganisent, détruisent notre tégument externe, abolissent plus ou moins ses fonctions physiologiques et occasionnent des troubles sérieux dans la santé générale; ce sont des affections *malignes, toujours malignes.*

D'autres, suivant des conditions différentes de siège, de nature, d'étendue, de généralisation, nous offrent les caractères, tantôt d'affections bénignes, et tantôt d'affections malignes.

Envisagées à ce point de vue de bénignité et de malignité, toutes les maladies de la peau peuvent donc se diviser en trois classes : les unes sont des affections *toujours bénignes;* les autres, *toujours malignes;* les troisièmes sont des *affections mixtes, tantôt bénignes, tantôt malignes.*

Nous appellerons bénignes les affections dont les lésions anatomiques constitutives ne font, en quelque sorte, qu'effleurer la peau, ne l'altèrent pas sérieusement dans son organisation, n'apportent aucun trouble grave dans l'exercice de ses fonctions physiologiques, et n'exercent aucun retentissement important sur la santé générale, qu'elles sont impuissantes à ébranler.

Dans cette grande classe des affections *toujours bénignes,* se placent celles qui ont la vésicule pour lésion mère, à l'exception cependant de l'eczéma : ainsi l'hydroa vésiculeux; la miliaire; l'herpès, la varicelle. Toutes ces affections ne sont graves, ni par elles-mêmes, ni par les troubles généraux qu'elles occasionnent; elles ne font subir à la peau que des lésions superficielles, n'inté= ressant que la surface du derme et l'épiderme; elles ne déterminent pas de douleur intense, et la santé générale ne reçoit, de leur part, qu'une atteinte légère et sans durée.

Dans cette même classe des maladies *toujours bénignes,* nous trouvons encore, et par les mêmes raisons, deux maladies, dont la lésion mère est la papule, le lichen et le strophulus; une autre, dont la squame est la lésion anatomique primitive, le pityriasis; plusieurs de celles qui procèdent de colorations sanguines, telles que l'érythème, la roséole; toutes celles qui procèdent de colorations pigmentaires, telles que le lentigo, le chloasma, les taches hépatiques. Toutes ces affections ne portent jamais aucune atteinte sérieuse ni à la peau, qui est leur siège, ni à la santé générale ; ce sont donc des maladies *toujours bénignes.*

Nous disons qu'une maladie cutanée est *toujours maligne,* lorsqu'elle est ulcérative, lorsqu'elle désorganise et détruit la peau à une grande profondeur, ou dans une large étendue, lorsqu'elle entrave, ou abolit les fonctions physiologiques importantes qu'elle est chargée de remplir, lorsqu'enfin elle cause à la santé générale un trouble sérieux.

Dans cette classe de maladies *toujours malignes*, nous trouvons l'herpétide exfoliatrice, maladie squameuse qui désorganise la peau, en la dépouillant incessamment de son épiderme, et qui amène, par cela même, l'épuisement, la consomption et très souvent la mort. Nous trouvons encore le rupia, affection bulleuse essentiellement destructive, qui creuse dans l'épaisseur du derme des ulcérations profondes, recouvertes de croûtes noires, épaisses et hideuses ; la surface de ces ulcères de mauvaise nature est baignée d'une sanie purulente infecte, dont les émanations fétides empoisonnent le malade, et précipitent la terminaison fatale.

Dans cette même classe des maladies *toujours malignes*, nous plaçons encore le pemphigus, autre affection bulleuse. Les ulcérations qu'il creuse à la surface de la peau sont moins profondes, il est vrai, que celles du rupia ; mais, quand elles sont généralisées, quand elles sécrètent, sur une grande étendue du corps, une quantité considérable et incessamment renouvelée de sérosité, elles ne tardent pas alors à épuiser les forces, à engendrer le marasme et les plus redoutables complications viscérales. Si le pemphigus, au lieu d'être généralisé et de revêtir la forme aiguë, existe avec tous les attributs de la chronicité, s'il ne siège que dans une seule région, s'il est successif dans ses manifestations, s'il n'en surgit qu'une seule à la fois, isolée et solitaire, cette lésion, cette bulle unique, en se renouvelant indéfiniment, finira aussi par détruire les forces et par épuiser l'organisme ; ce sera encore trop souvent la mort, bien qu'à longue échéance.

Ainsi donc il y a des malàdies de la peau *toujours bénignes,* et d'autres *toujours malignes.* Mais il en est une troisième classe qui se présentent à nous, tantôt avec les caractères de la malignité, et tantôt avec les caractères de la bénignité ; ce sont des *affections mixtes, tantôt bénignes, tantôt malignes,* suivant des conditions spéciales que nous allons déterminer, et sur lesquelles j'appelle toute votre attention.

Parmi ces affections, il y en a trois sur lesquelles, au point de vue de leur fréquence, je dois surtout insister ; ces trois affections sont : l'eczéma, le psoriasis, le prurigo.

L'eczéma, au premier abord, semble devoir appartenir à la classe des affections toujours bénignes. En effet, la vésicule, sa lésion anatomique primitive, est, par elle-même, peu importante ; c'est un soulèvement épidermique de la grosseur d'un grain de millet ; l'ulcération, qu'elle laisse après elle, ne fait qu'effleurer la peau, elle est sans profondeur ; elle s'arrête au corps muqueux de Malpighi ; c'est à peine si elle touche la couche la plus superficielle du derme ; elle ne laisse aucune cicatrice après elle. L'eczéma ne désorganise donc pas la peau, il ne la détruit pas ; il n'apporte qu'un trouble léger dans l'exercice de ses fonctions physiologiques. De plus, il ne trouble pas sérieusement la santé générale ; souvent même il est une condition de la santé ; il est, dans bien des cas, comme une sorte d'émonctoire, dont l'organisme a besoin pour que nos fonctions physiologiques se maintiennent équilibrées. Il a donc tous les caractères locaux et généraux d'une maladie bénigne.

Mais il y a trois cas dans lesquels il cesse d'être bénin,
pour se présenter à notre observation avec une telle
gravité qu'on peut bien alors le considérer comme une
affection maligne ; ces trois cas sont : 1° lorsqu'il siège
à la face ; 2° lorsqu'il siège aux membres inférieurs ;
3° lorsqu'il est aigu, fluent, occupant de très larges surfaces, en d'autres termes, généralisé.

Lorsque l'eczéma occupe toute la face, et qu'il y est
aigu et fluent, il la transforme en une vaste surface
ulcéreuse, suintante et hideuse ; le malade est condamné
à l'isolement, à l'éloignement absolu de tout commerce,
de tout rapport avec l'extérieur. Tous les mouvements,
ceux de la bouche, des joues, des paupières, deviennent
très douloureux ; douleur très vive dans la préhension
des aliments, dans la mastication, dans le jeu de la
physionomie. Comme traitement local, nécessité d'a-
voir, nuit et jour, la figure couverte d'un masque, soit
en caoutchouc vulcanisé, soit en cataplasme de fécule
de pommes de terre ; de là une gêne excessive et de
tous les instants ; souvent privation de sommeil. L'eczéma de la face s'étend habituellement au cuir chevelu ;
de là, nécessité de sacrifier les cheveux, sous peine de
leur perte définitive et irrémédiable ; il affecte les paupières, détruit les cils, envahit le globe oculaire, pénètre
dans le canal nasal, l'oblitère, amène une tumeur, puis
une fistule lacrymale ; il opère la rétraction des paupières inférieures, les renverse en dehors, ou en dedans,
avec la difformité et tous les inconvénients et les dangers de l'ectropion, ou de l'entropion et du trichiasis.

L'eczéma de la face ne se contente pas de ces ravages ; il pénètre dans le conduit auditif externe, il y
détermine des douleurs atroces, il arrive à la membrane

du tympan, qu'il perfore, d'où une surdité incurable;
il entre dans la bouche, il épaissit, enflamme, ulcère la
langue; de là, gêne excessive et souvent difficulté insurmontable et douleur atroce dans l'articulation des
mots, dans la mastication, dans la déglutition, et,
comme conséquence, fièvre, perte du sommeil, de l'appétit, amaigrissement.

Ne voyez-vous pas là tous les caractères d'une affection maligne, caractères suffisamment accusés par les
difformités actuelles, et par celles qui survivent à la
maladie, par les troubles fonctionnels, et les désastres
généraux qui en sont la conséquence?

Si maintenant nous plaçons l'eczéma aigu et fluent
sur toute l'étendue des membres inférieurs, et si, comme
cela arrive trop souvent, sa durée se prolonge indéfiniment, que va-t-il se passer? — Le malade, sous peine
de ne pas guérir, est obligé de garder le lit, de rester
immobile dans la position horizontale, les jambes élevées, couvertes de cataplasmes de fécule de pommes de
terre; il lui faut, par conséquent, quitter tout travail,
rompre avec toutes les exigences sociales, s'exposer à
tous les inconvénients, à tous les dangers que l'immobilisation prolongée fait courir à la santé générale, et,
malgré cela, de longs mois s'écoulent habituellement,
avant que la phlegmasie eczémateuse puisse être éteinte.
Cet état phlegmasique, dont la durée est trop souvent
interminable, gêne la circulation en retour, et amène
la dilatation variqueuse des veines. Les varices, en en-
trenant une stase sanguine dans les parties malades,
deviennent, à leur tour, un obstacle à la guérison. Et
lorsqu'enfin, après un traitement, dont la durée lasse
toujours la patience du médecin et du malade, cette gué-

rison finit par être obtenue, la peau reste profondément altérée, amincie, pelliculaire, sans force de résistance contre les violences extérieures; toujours prête à s'ulcérer, et à produire ainsi ces ulcères atoniques eczémateux et variqueux, si longs, si difficiles à cicatriser, si fatalement récidivistes, et qui sont la ruine et le désespoir des malades. — Ne voyez-vous pas encore, dans cet eczéma des membres inférieurs, tous les caractères de la malignité?

Et lorsque l'eczéma, sous sa forme la plus aiguë et la plus fluente, est généralisé; lorsque, du sommet de la tête jusqu'aux pieds, le corps tout entier, dépouillé de son épiderme, est devenu comme une source intarissable, de laquelle découle incessamment un liquide, dont l'abondance inonde le malade, qui se fond réellement en eau, comme la malheureuse Biblis que la Fable nous représente transformée en fontaine; lorsqu'alors le médecin se trouve dans cette alternative, ou de supprimer la sécrétion, et alors d'exposer le malade à tous les dangers des plus redoutables répercussions viscérales, ou de le voir tomber dans l'épuisement, le marasme et la consomption, par le fait de cette épouvantable sécrétion, le médecin n'est-il pas, dans ce cas, en présence d'une affection de la plus incontestable malignité?

Ainsi donc, si l'eczéma peut être rangé dans les maladies bénignes lorsqu'il est limité, circonscrit, il devient aussi une maladie maligne, lorsqu'il est aigu, généralisé, indéfiniment prolongé, et lorsqu'il occupe la face et les membres inférieurs, dans ses conditions les plus graves de durée, de généralisation et de complications.

Il en est de même du psoriasis. Par lui-même, il est

bénin; les lésions anatomiques qui le constituent n'ont aucun caractère ulcératif; elles ne détruisent pas la peau; elles ne sont pas douloureuses; elles ne causent aucun trouble fonctionnel; elles n'éveillent aucune réaction générale fâcheuse; elles sont compatibles avec la santé, souvent même, elles sont une condition nécessaire à la santé; on a même pu dire, et non pas sans une apparence de raison, que le psoriasis est la maladie des gens forts et vigoureux.

Mais, qu'après une longue durée, et de nombreuses récidives, le psoriasis en soit arrivé à couvrir le corps dans toutes ses parties *(psoriasis inveterata);* que le tronc, que les membres, dans toute leur circonférence, soient étreints comme dans les mailles d'une cuirasse inerte, inextensible et cornée; que la peau, dans toute son étendue, se trouve ainsi dénaturée, transformée en une sorte de carapace écailleuse, aride et desséchée, que ses sécrétions sébacée et sudorale soient taries, que ses fonctions physiologiques soient abolies, que la perspiration cutanée soit devenue impossible, vous verrez alors la santé générale s'altérer, l'appétit se perdre, les forces s'en aller, le malade, amaigri, tomber dans le marasme, et se produire une véritable cachexie herpétique, dont la terminaison est trop souvent fatale. Le psoriasis ne vous offre-t-il pas là tous les caractères de la malignité?

Des considérations analogues s'appliquent au prurigo. Par elles-mêmes, les lésions anatomiques du prurigo sont peu de chose. Ce sont des papules isolées, discrètes, qui n'altèrent pas gravement la peau. Quand le prurigo se présente sous sa forme la plus légère dite *prurigo mitis,* et quand il est *parasitaire,* sa durée est

courte; quelques bains sulfureux, ou alcalins, en ont
facilement raison, et les démangeaisons qu'il occasionne
ne sont pas assez intenses pour amener des troubles
sérieux dans la santé générale.

Mais que le prurigo soit de nature herpétique, qu'il
se généralise, qu'il envahisse le tronc et les membres,
qu'il se perpétue, et s'éternise dans une durée indéfinie,
que les douleurs qu'il occasionne soient atroces, intolérables, et qu'elles justifient par leur excessive intensité
les dénominations de *prurigo ferox* et de *prurigo formicans,* alors vous verrez les désordres les plus sérieux
se produire. La peau va se dessécher, se parcheminer,
devenir aride et bistrée, par le fait d'une hypersécrétion pigmentaire qui aura remplacé les sécrétions sudorale et sébacée, taries et supprimées. Les démangeaisons ne laisseront aucun repos; elles seront continues,
sans trêve et sans merci; ce seront des accès, des poussées, des ondées de douleurs d'une acuité insuppor-
ble; c'est de la rage, c'est de la frénésie. Les malheureux malades, dans ces paroxysmes de douleur, se
précipitent hors de leur lit; ils se roulent par terre, se
grattent, se déchirent la peau, non pas seulement avec
leurs ongles, mais avec tous les corps étrangers les plus
durs qu'ils peuvent se procurer; l'insomnie est complète,
l'appétit s'en va, les forces diminuent, se perdent; l'a-
maigrissement va jusqu'à la consomption, au marasme
et à la fièvre hectique.

Ne voyez-vous pas encore là, dans ces formes si
graves du prurigo, tous les caractères de la malignité?

Ces mêmes caractères, tantôt de bénignité, tantôt de
malignité, nous pourrions vous les faire constater encore
dans d'autres affections, dans le purpura, dans l'ecthyma,

par exemple ; mais nous en avons dit assez pour bien établir nos trois grandes divisions en dermatologie : 1° maladies *toujours bénignes* ; 2° maladies *toujours malignes* ; 3° maladies *mixtes, tantôt bénignes* ; et *tantôt malignes*.

SIXIÈME LEÇON

Étiologie et nature des maladies de la peau.

Pour avoir une notion générale et suffisante des maladies de la peau, il faut les étudier sous deux rapports différents : il faut d'abord savoir quelles sont les lésions anatomiques qui les constituent; quelles sont les variétés que présente chacune de ces lésions, variétés qui deviennent les traits pathognomoniques des diverses entités morbides, qui les distinguent les unes des autres, en établissant l'autonomie de chacune d'elles. Il faut ensuite savoir ce que deviennent les lésions anatomiques constitutives; comment elles opèrent leur évolution; les unes, vous vous le rappelez, restent immobiles, immuables, dans un *statu quo* permanent et absolu; les autres subissent des changements, des modifications dans leur manière d'être, parce qu'elles sont le siège d'un travail de sécrétion, dont le produit est tantôt solide, et tantôt liquide. De là cette grande et très naturelle division entre toutes les dermatoses : *dermatoses non sécrétantes*, et *dermatoses sécrétantes;* lesquelles à leur tour se subdivisent en *sécrétantes sèches* et *sécrétantes humides*. Il faut savoir ensuite que, parmi les dermatoses, les unes sont toujours bénignes; les autres toujours malignes, et quelques-unes tantôt malignes et tantôt bénignes.

Quand on connaît tout cela, et vous le connaissez,

on sait ce que sont les maladies de la peau, relativement à leur constitution anatomique; mais ce n'est
pas tout, ce n'est là qu'une de leurs faces, leur face
matérielle, grossière, si je puis m'exprimer ainsi; il faut
savoir encore, et surtout, ce qu'elles sont, dans leur
nature; sous quelles influences elles se sont développées,
quelles causes les ont produites, quel principe morbide
elles représentent, en un mot, quelle est leur valeur
comme maladies, et comme symptômes de maladies.
Tel est le point de vue sous lequel nous allons aujour-
d'hui étudier les dermatoses; posons cette belle et grande
question de la manière suivante :

Les maladies de la peau sont-elles, comme le pré-
tendent quelques médecins, des affections inhérentes à
la peau seule, sans rapport avec le reste de l'organisme,
et constituant, par conséquent, une branche spéciale, à
part de la pathologie, c'est-à-dire une spécialité que l'on
peut, à son gré, négliger? Ou bien, au contraire, sont-
elles la traduction extérieure, c'est-à-dire les signes et
les symptômes des états pathologiques les plus divers,
dont elles nous révèlent l'existence?

Or, envisagées au point de vue de leur étiologie, de
leur nature, les maladies de la peau peuvent être divisées
en quatre grandes classes; elles sont : 1° idiopathiques ;
2° parasitaires ; 3° critiques ; 4° symptomatiques.

I. *Affections idiopathiques.* — Ce sont toutes celles
qui relèvent de causes purement locales. La peau, qui
est en contact immédiat avec le monde extérieur, subit
de sa part, de nombreuses atteintes malfaisantes ; les
vicissitudes de température, le froid, la chaleur, sont,
pour elle, des causes d'irritation ; le contact de certains

insectes, de certaines plantes, telles que l'*euphorbia latyris*, l'*urtica urens*, l'*urtica dioïca,* détermine, à sa surface, de véritables poussées inflammatoires. Elle ne résiste pas toujours à l'exercice de certaines professions, dans lesquelles il faut manier des substances irritantes, ou plonger ses membres dans des liquides dangereux, soit par leur composition chimique, soit par les variations de leur température. C'est dans ces conditions que se déclarent les maladies dites « professionnelles, » si nombreuses dans nos salles.

Les caractères des affections cutanées idiopathiques sont de ne point se généraliser, de rester localisées dans la sphère d'action de la cause productrice, de ne pas donner lieu à des désordres généraux sérieux, et de céder en peu de temps à un traitement convenable.

II. *Affections parasitaires.* — La peau, aussi bien que les feuilles qui nous abritent sous leur ombrage, est habitée par des parasites. Elle a ses parasites végétaux, ẻt ses parasites animaux ; ils produisent tous, à sa surface, ou dans son épaisseur, une ou plusieurs lésions spéciales à chacun d'eux, et qui nous les font reconnaître. Mais, indépendamment de ces lésions particulières, et propres à chaque parasite, il y en a d'autres, qui sont des lésions circonférentielles et de réaction inflammatoire. La présence de ces parasites, en effet, irrite, enflamme la peau, et cette inflammation se traduit par des productions morbides, à type phlegmasique. C'est ainsi qu'autour des pustules et des godets du favus, des vésicules et des sillons de la gale, nous voyons très souvent se développer des poussées d'ecthyma, d'eczéma, d'impétigo, de lichen.

Les affections parasitaires ont pour caractères d'être polymorphes, c'est-à-dire d'être repésentées par des lésions d'espèces différentes ; de rester circonscrites aux régions occupées par les parasites, et de disparaître rapidement, après la destruction des parasites, sous l'influence d'un traitement purement local.

III. *Affections critiques.* — Il y a quelquefois dans l'économie des malaises indéfinissables, des troubles fonctionnels sérieux qui ne s'expliquent par aucune lésion organique, par aucune cause appréciable, contre lesquels on lutte vainement et sans résultat par la médication la plus rationnelle. Tout ce que l'on peut faire pour combattre ces désordres reste inefficace, inutile, et cela souvent pendant un temps indéfini ; le mal paraît être sans ressource, lorsque, au moment où on y pensait le moins, une éruption se produit sur la peau, éruption spontanée, dont l'apparition est le signal d'une guérison spontanée aussi, et tout à fait inexplicable, tant elle est rapide, et, pour ainsi dire, subite.

C'est ainsi que vous verrez un catarrhe bronchique, d'une ténacité désespérante, une toux incoërcible, des accidents dyspeptiques, une diarrhée rebelle, des troubles cérébraux, disparaître d'eux-mêmes et comme par enchantement, au moment où se fait une poussée d'eczéma, où apparaît une plaque de psoriasis, ou de lichen ; ce qu'aucun moyen thérapeutique n'avait pu faire, cette éruption l'opère, à elle seule et par elle-même.

Ces phénomènes bizarres, mais indéniables, étaient connus dès l'antiquité ; les anciens les avaient observés, et ils leur avaient donné le nom de phénomènes critiques.

Ces troubles nouveaux, qui apparaisaient subitement, et d'une manière inopinée, pour mettre fin à des troubles plus sérieux et plus profonds, étaient considérés par eux comme des crises salutaires ; c'était comme un révulsif spontané, comme un émonctoire, dont la nature se servait pour se débarrasser d'un principe vicieux, malfaisant et perturbateur, auquel ils avaient donné le nom d'humeur peccante.

Cette théorie des crises est vraie, elle est déduite d'une saine observation ; vous verrez des affections cutanées dont l'apparition sera le signal d'une de ces crises salutaires. Nous admettons donc que, parmi les maladies de la peau, il y en a qui doivent être dénommées *maladies critiques.*

IV. *Affections symptomatiques.* Nous sommes ici dans la classe la plus nombreuse et la plus importante des maladies de la peau. La peau va nous apparaître comme un miroir, sur lequel viennent se peindre et comme se photographier les états pathologiques les plus divers, les plus légers comme les plus graves, les plus superficiels comme les plus profonds.

1° *Affections symptomatiques de troubles dentaires :* Lorsque, chez l'enfant, l'évolution dentaire se fait, il se produit, en outre de la douleur locale, des accidents généraux, de l'insomnie, du malaise, de l'agitation, quelquefois des convulsions, et, en même temps, vous voyez apparaître, sur la peau du visage et du tronc, des papules de strophulus, et d'érythème.

2° *Affections symptomatiques de troubles utérins :* Les troubles physiologiques et morbides dont l'utérus est le siège ; la congestion active qui précède et accompagne le flux menstruel, la grossesse, la formation des polypes, de corps étrangers, ont leur retentissement sur la peau. Il y a des femmes auxquelles l'apparition prochaine des règles est toujours annoncée par une éruption de vésicules d'herpès, ou de papules de strophulus, ou de plaques d'érythème ; il en est d'autres, dont le front et même les joues se couvrent, pendant la grossesse, de larges surfaces brunâtres formées par une hypersécrétion pigmentaire. Le langage vulgaire les appelle le masque de la grossesse ; la dermatologie les a désignées sous le nom de *chloasma gravidarum* ou *chloasma uterinum ;* ce même *chloasma uterinum* se retrouve dans les cas de corps étrangers, et de maladies chroniques de l'utérus.

3° *Affections symptomatiques de troubles gastriques :* La muqueuse de l'estomac a-t-elle été congestionnée accidentellement, par l'ingestion de substances alimentaires, ou médicamenteuses, d'une digestion difficile, ou irritantes par leur nature, l'écho s'en fait sentir sur la peau, qui se couvre d'élevures d'urticaire, ou de papules d'érythème. Vous connaissez tous l'érythème du copahu et des crustacés ; et si cette irritation de l'estomac devient habituelle et chronique, par suite d'intempérances répétées de régime, et d'excès alcooliques, elle se trouvera traduite, sur le visage, par les teintes vineuses de l'acné rosacée. La constipation opiniâtre, les troubles intestinaux sont également dénoncés par l'acné, et souvent aussi par les formes chroniques de l'urticaire.

4° *Affections symptomatiques de troubles généraux aigus et légers :* Vous assisterez fréquemment, principalement aux changements de saison, et surtout au printemps, à des désordres de la santé générale, désordres sans gravité, sans causes appréciables, sans lésions organiques ; au bout d'un ou deux jours, d'un ébranlement général, vous voyez apparaître un eczéma aigu, un lichen rouge, une poussée de vésicules d'herpès, ou de pustules d'impétigo. Cette poussée, vous l'appellerez un pseudo-exanthème ; ce sera le symptôme d'un état fébrile, que nous dénommerons une fièvre pseudo-exanthématique.

5° *Affections symptomatiques de fièvres exanthématiques :* Les désordres généraux peuvent être beaucoup plus sérieux, parfaitement définis, et réguliers dans leur durée, et dans leurs manifestations ; et au bout d'un temps qui peut être indiqué d'avance, et d'une manière très précise, on voit apparaître, sur la peau, les véritables exanthèmes : rougeole, scarlatine, variole, érysipèle ; affections cutanées, cycliques, contagieuses, toujours les mêmes, symptômes et traduction extérieure d'un état général grave que nous appelons la fièvre exanthématique.

6° *Affections symptomatiques de désordres moraux :* La frayeur, une impression vive et saisissante ; la tristesse, l'ennui, le chagrin ont leur retentissement sur la peau. Des élevures d'urticaire surgissent sous des influences purement morales de surprise, de contrariété, d'épouvante, et nous avons rapporté dans le premier volume de nos *Leçons cliniques* des observations d'eczémas consécutifs à de poignantes émotions.

7° *Affections symptomatiques d'affaiblissement général de cachexie :* La dégradation des forces, l'appauvrissement du sang, la dégradation de la constitution, et la cachexie en général, quelle que soit sa cause, qu'elle résulte de la maladie, de la misère, de la débauche, ou de la vieillesse, sont exprimés et traduits, sur la peau, par des affections, qui en sont les traits pathognomoniques, et les caractères spéciaux et distinctifs ; ces affections sont : le pemphigus, l'*ecthyma cachecticum*, le *prurigo senilis*, le *purpura cachectica* le *rupia* ; ces affections seront toujours, pour vous, les indices de la souffrance générale, de la fatigue, de l'épuisement, de la ruine plus ou moins avancée de la constitution.

8° *Affections symptomatiques des diathèses* : Ce ne sont pas seulement les troubles aigus et passagers de la santé qui se traduisent, sur la peau, par des lésions spéciales à chacun d'eux. Nos grandes diathèses n'ont pas, pour se manifester, de caractères plus habituels, et plus tranchés que les lésions cutanées propres à chacune d'elles.

C'est par la peau, aussi bien que par les muqueuses, que la syphilis fait son entrée dans l'économie, sous la forme du chancre. C'est sur la peau qu'elle étale ses lésions, ses macules, ses papules, ses tubercules, de couleur rouge brun foncé ; c'est sur la peau qu'on peut, non seulement la reconnaître, mais encore diagnostiquer son âge, son existence récente ou invétérée. Si ses lésions sont éparses, disséminées sans ordre, c'est qu'elle est de fraîche date ; si, au contraire, ces mêmes lésions sont circonscrites, disposées en groupes isolés, et affectant des formes orbiculaires, festonnées, et à contours arrondis, c'est qu'elle est ancienne, et tout près de sa période ulcéreuse, ou tertiaire.

C'est sur la peau, également, que la scrofule se manifeste le plus souvent. Elle a pour livrée, et pour blason des teintes livides d'un rouge vineux, disposées en larges plaques ; c'est sur la peau qu'elle opère ses plus nombreux ravages ; c'est là que vous devez la reconnaître, au caractère spécial de ses lésions.

Le siège de prédilection, sinon exclusif, de la diathèse herpétique est encore la peau. C'est là que vous devez la diagnostiquer, aux caractères de ses diverses lésions, à leur généralisation, à leur récidivité, à leur disposition symétrique si remarquable, et qui n'appartient qu'à elle seule.

Le cancer, lui aussi, s'empare de la peau pour s'y manifester, avec ses caractères spéciaux. Je ne parle pas de ces cas, où le cancer arrive à la peau, secondairement, et après avoir épuisé ses ravages sur un autre organe, sur la glande mammaire, par exemple ; non, mais il y a des cas, et vous avez pu en observer un, l'année dernière, au n° 41 de notre salle Henri IV, il y a des cas, où le cancer débute par la peau ; il remplit toute sa trame, il l'infiltre de granulations dures, dont la nature maligne ne tarde pas à s'affirmer par autant d'ulcérations destructives.

En voilà assez pour vous montrer quelle idée vous devez avoir de la dermatologie, relativement à sa nature. Elle est comme le résumé de presque toute la pathologie ; elle est le flambeau, la lumière du diagnostic, puisqu'elle nous apprend à lire, inscrits sur la peau, les caractères visibles et palpables de presque toutes nos maladies. Ne vous semble-t-il pas, en effet, voir sortir, s'élever de toutes les profondeurs de notre organisme, converger vers notre tégument externe et s'étaler

à sa surface, et sous nos yeux, comme des émanations
sensibles et palpables de nos états pathologiques les
plus divers ? Ces émanations, ce sont toutes les lésions
cutanées ; elles ont chacune leur cachet spécial, leur
physionomie particulière ; et si vous savez les diagnostiquer, donner à chacune le nom qui lui convient, vous
diagnostiquerez en même temps, et par cela même,
presque toutes nos maladies, les plus légères comme les
plus graves, les plus fugaces comme les plus invétérées.

SEPTIÈME LEÇON

Du diagnostic dans les maladies de la peau.

Messieurs,

Nous ne faisons pas de science abstraite, spéculative
et sans application utile ; rappelons-nous que la médecine
est l'art de guérir, *ars medendi*. Lors donc que je vous ai
présenté la dermatologie comme étant en quelque sorte
le résumé de toute la pathologie ; lorsque je vous ai
montré la peau, comme un miroir sur lequel viennent
se peindre, se photographier à vos yeux, nos états morbides les plus divers, les plus légers, comme les plus
graves ; lorsque je vous ai fait voir les affections cutanées, comme étant l'aboutissant de véritables courants
morbides, qui, partis de tous les points, de toutes les
profondeurs de l'économie, montent à la surface, et
convergent vers la peau, mon but n'a pas été d'offrir à
vos esprits une image séduisante et capable d'exciter,
de piquer une vaine curiosité. Non, je me suis proposé
un but plus sérieux et plus élevé ; j'ai voulu vous faire
envisager la dermatologie comme étant le flambeau, la
lumière du diagnostic, et, par conséquent, comme
devant être, pour vous, un guide indispensable et l'objet
d'une sérieuse étude.

Or, après vous avoir dit ce que son tles maladies de la peau, au point de vue de leur constitution anatomique, de leur évolution, de leur gravité, des causes, sous l'influence desquelles elles se produisent, et des principes morbides qu'elles représentent, j'ai maintenant à vous parler de leur diagnostic.

Quel doit être le diagnostic en dermatologie?

Sur quels points doit-il porter? et quelles sont ses difficultés? — Voilà le sujet de cette conférence.

I

Une maladie de peau étant donnée, il faut tout d'abord l'envisager par son grand côté, par celui qui importe le plus au malade, et au traitement. Ne vous perdez jamais dans des questions de petits détails, et lorsqu'il s'agit pour vous de savoir si votre malade est gravement compromis, si sa santé est profondément atteinte, efforcez-vous, tout de suite, d'apprécier, de juger, de déterminer son état pathologique, et n'allez pas vous égarer dans des minuties, et vous amuser à rechercher si les lésions cutanées, que vous avez sous les yeux, ont débuté par une vésicule, par une papule ou par une squame. C'est donc le diagnostic de la nature du mal, de son expression séméiologique qu'il vous faut porter dès l'abord; c'est l'X algébrique qu'il faut commencer par dégager.

Songez qu'avec la dermatologie vous avez affaire à la pathologie presque tout entière : affections idiopathiques, parasitaires, cachectiques, critiques; troubles dentaires, utérins, gastro-intestinaux, aigus et chroniques ; secousses morales; fièvres saisonnières pseudo-exanthématiques; fièvres exanthématiques; syphilis; scrofule; herpétisme; cancer... La dermatologie est tout cela, ne l'oubliez pas, nous l'avons établi dans notre dernière conférence; or, voilà ce qu'il vous importe le plus d'avoir présent à l'esprit, en arrivant au lit du malade. Il y a là sans doute, comme un chaos, mais ne vous effrayez pas, vous trouverez une lumière pour débrouiller ce chaos, et un fil d'Ariane pour vous diriger dans les méandres de ce dédale.

Chaque maladie cutanée à son cachet propre, sa physionomie spéciale, ses traits distinctifs et pathognomoniques, qui vous permettront de la reconnaître, et de lui donner le nom qui lui convient. Et si la lumière ne se fait pas tout de suite, et suffisamment à vos yeux, les commémoratifs contribueront à vous éclairer.

La maladie n'existe-t-elle que dans une région exposée à l'action irritante de causes externes, professionnelles, ou autres? — C'est une maladie idiopathique. — Siège-t-elle autour des endroits habités par des parasites, dont la présence peut être, sinon démontrée, du moins soupçonnée? — C'est une maladie parasitaire. S'est-elle manifestée, après un écart de régime, à la suite de l'ingestion de médicaments, ou d'aliments d'une digestion difficile, ou bien dans le cours d'une dyspepsie chronique? — C'est une maladie symptomatique de troubles viscéraux, et le mal est moins encore sur la peau, que dans l'estomac et l'intestin.

Les lésions cutanées sont-elles d'une coloration rouge-brun, rouge cuivré foncé, chair de jambon cru, et exemptes de prurit? — C'est la syphilis. Ces mêmes lésions sont-elles éparpillées sans ordre, disséminées sur toute l'étendue de la peau? — C'est la syphilis *récente*. Sont-elles, au contraire, réunies en groupes? — C'est la syphilis déjà *ancienne,* et si elles sont ulcéreuses, c'est la syphilis à sa période tertiaire.

Les lésions sont-elles fixes, persistantes, sur une seule région qu'elles ne quittent pas, sur laquelle elles accomplissent, depuis un temps plus ou moins long, toutes les phases de leur évolution, à forme torpide et chronique? sont-elles indolores et d'une teinte d'un rouge vif et vineux? — C'est la scrofule.

Sont-elles, au contraire, prurigineuses, intermittentes dans leurs manifestations, diffuses, généralisées, disposées symétriquement, c'est-à-dire occupant de la même la manière, avec la même configuration géométrique, les régions correspondantes du corps, ou des membres? — C'est la dartre ou herpétis.

Ainsi donc, messieurs, cherchez, déterminez, avant tout, quelle est la nature de la maladie, c'est le grand côté de la question ; c'est là ce qui vous importe le plus de savoir, dans l'intérêt du malade, pour le traitement que vous aurez à formuler, et pour le pronostic que vous aurez à porter, tant sur la durée du mal que relativement à sa gravité.

Mais cela ne suffit pas ; il faut encore que vous donniez un nom à la maladie que vous avez sous les yeux ; elle est de nature *professionnelle, herpétique, syphilitique ;* vous l'avez constaté à la disposition, à la couleur, à la physionomie des lésions ; mais comment l'appellerez-vous? voilà ce qu'il vous faut encore rechercher? Pour cela, vous avez deux points à élucider : Quelle est *l'espèce?* Quel est le *genre?*

Quelle est l'espèce? — c'est-à-dire quelle est la lésion

anatomique primitive qui constitue l'affection? Cette lésion primitive est-elle une vésicule? Est-elle une pustule? Est-elle une squame? Est-elle une simple coloration?

Quel est le genre? — c'est-à-dire quelle est la variété, sous laquelle se présente cette lésion mère? Si c'est une vésicule, quelles sont les manières d'être de ces vésicules? Sont-elles petites, granuleuses, acuminées, éphémères et confluentes, sur de vastes surfaces érythémateuses? Si elles se présentent avec ces caractères, ces vésicules constituent le genre *eczéma*. Les vésicules, au contraire, forment-elles de petits groupes isolés les uns des autres? Sont-elles larges, aplaties, persistantes, et sont-elles remplacées, chacune par une croûte noirâtre? Dans ce cas, et avec ces caractères, les vésicules forment le genre *herpès*.

Mais ce n'est pas assez de connaître la nature de la maladie, et le nom générique des lésions qui sont l'expression de cette maladie, il faut encore déterminer à quelle période de leur évolution sont arrivées ces lésions. Ainsi, par exemple, l'eczéma que nous prenions pour exemple, est-il à sa première, à sa deuxième, ou à sa troisième période? — Soumettez-le à un traitement local purement antiphlogistique, et, dans votre pronostic, gardez-vous bien de rien préciser quant à sa durée, toujours incertaine. Est-il, au contraire, à sa quatrième période, c'est-à-dire à sa période squameuse et de dessiccation? — Annoncez alors qu'il est à son déclin, qu'il touche à sa fin, et abandonnez le traitement local antiphlogistique.

La nécessité de déterminer la période d'évolution des lésions cutanées, nécessité imposée par le pronostic,

et par le traitement, va vous faire comprendre que vous
aurez encore, et dans tous les cas, et comme règle générale, à établir quel est le caractère, quelle est la forme
que présentent les dermatoses. Sont-ce des affections
à forme aiguë, à évolution rapide, à sécrétion humide,
à caractère inflammatoire? Sont-ce des *dartres vives,*
telles que l'eczéma aigu, fluent, l'herpès, l'impétigo,
l'ecthyma saisonnier? — ou bien, au contraire, sont-ce
des *dartres mortes,* à évolution lente et torpide, dénuées
de tout caractère inflammatoire, à sécrétion sèche?
comme le psoriasis, comme le pityriasis alba, ou sans
aucune sécrétion, comme le prurigo, comme le lichen
chronique? — la détermination du caractère inflammatoire, ou non inflammatoire, aigu, ou chronique, des
affections cutanées, est encore un des points indispensables de leur diagnostic, puisque leur traitement local
et général doit être essentiellement différent, dans l'un
et l'autre cas.

Ainsi donc, le diagnostic des maladies de la peau
doit porter sur cinq points parfaitement distincts, et
dont la détermination, nette et précise, vous est absolument nécessaire pour avoir une notion claire, complète
de ces maladies, et pour être à même de les combattre
par un traitement méthodique et rationnel. Ces cinq points
sont la détermination : 1° de la nature ; 2° de l'espèce ;
3° du genre ; 4° de la période d'évolution ; 5° de la forme
aiguë, ou chronique de ces maladies ; c'est ainsi que
doit être compris et formulé leur diagnostic.

II. DES DIFFICULTÉS QUE PRÉSENTE LE DIAGNOSTIC DANS LES MALADIES DE LA PEAU.

Le diagnostic, tel que nous venons de le formuler, présente-t-il des difficultés? — Au premier abord, non; il semble que rien ne soit plus facile que la détermination des points qu'il comporte. En effet, dans les affections cutanées, tout est superficiel, tout s'étale sous nos yeux; nous pouvons, non pas seulement voir les lésions, mais encore les toucher, les palper sans aucun intermédiaire, et, par conséquent, nous faire une idée aussi complète, aussi nette que possible de la manière d'être de ces lésions, de leur constitution anatomique, de leur étendue, de leur gravité, de leur couleur, de leur cachet individuel et pathognomonique. Telle est la première idée qui vient à l'esprit; malheureusement cette idée n'est pas toujours exacte, et ce diagnostic, qui, à première vue, paraît facile, présente au contraire, dans un grand nombre de cas, de très grandes difficultés que nous allons rapidement examiner; nous les faisons dépendre de cinq causes différentes qui sont :

1° *L'examen tardif des malades.* — Ils ne viennent pas habituellement nous consulter dès le commencement de leur maladie; nous ne les voyons, le plus souvent, qu'à une période déjà avancée de son évolution. Or, à cette période, le temps qui modifie, qui altère toutes choses, a effacé, a dénaturé le caractère pathognomonique des lésions cutanées; il a fait disparaître toute trace des lésions anatomiques primitives; nous avons beau les chercher, nous ne les retrouvons plus; nous ne constatons plus que des lésions ultérieures, sans caractère bien tranché, d'une physionomie vague et indécise; et ce n'est qu'à l'aide de ces lésions, ainsi défigurées et adultérées, que nous pouvons hasarder un diagnostic.

2° *L'influence de traitements antérieurs.* — Quand les malades se soumettent à notre examen, ce n'est pas seulement le temps qui a modifié l'affection dont ils sont atteints, ce sont encore des traitements déjà suivis, qui ont enlevé à cette affection ses caractères les plus importants. C'est ainsi que nous voyons le psoriasis dépouillé de ses squames blanches et nacrées; le rupia dépossédé de ses croûtes épaisses, noirâtres, humides et stratifiées; l'eczéma, sans ses croûtelles, d'un blanc jaunâtre.

Vous rencontrerez souvent, messieurs, des malades qui auront été soumis à des traitements insensés, irritants lorsqu'ils auraient dû être émollients, incendiaires par conséquent. Ces traitements changent complètement l'aspect, le caractère des lésions cutanées; ils les aggravent, ou bien en produisent d'autres, de nouvelles, qui sont son ouvrage, et dont le développement, plus accentué, recouvre quelquefois complètement les lésions anciennes, qui sont alors masquées, et qu'il n'est plus possible de reconnaître. Il faut, dans ces cas, commencer par guérir les malades des effets d'un traitement désastreux, et ce n'est qu'après cela qu'on peut arriver à se faire une idée de la véritable maladie.

3° *L'existence simultanée, sur la même région, de deux, ou trois affections de genres différents, ou de nature différente.* — Vous verrez souvent l'inflammation de la peau se manifester par des poussées de lésions, appartenant à des espèces différentes, et siégeant, côte à côte, sur une même région. C'est ainsi que vous constaterez des papules de prurigo, à côté de vésicules d'eczéma. Il arrive alors que les lésions les plus saillantes masquant complètement les autres, vous empêchent de les voir, d'en signaler l'existence, alors que ce sont ces lésions, plus anciennes et plus graves, qu'il vous importe surtout de connaître. C'est ainsi que vous trouverez des chancres, des tubercules muqueux, des pustules, des godets faviques, dissimulés sous d'épaisses carapaces de croûtes d'herpès, d'eczéma, d'impétigo.

4° *La constitution des malades, et le siège des maladies.* — Les plantes ont leur terrain de prédilection ; la nature du sol qui leur convient, donne à chacune d'elles le degré de force, de puissance végétative, ou de grâce et de beauté qui lui appartient. Voyez-les, en dehors de ce terrain, sur une terre qui n'est pas faite pour elles ; c'est à peine si vous les reconnaîtrez, tant elles seront modifiées. Il en est de même des proliférations morbides, qui constituent les maladies de la peau ; elles, aussi, ont leur terrain spécialement fait pour elles ; aux unes, il faut un terrain sec, une peau épaisse ; aux autres, une peau fine et humide. Le psoriasis, par exemple, pour se développer, avec ses belles squames épidermiques, blanches, épaisses et argentées, recherche les régions, où la peau a le plus de sécheresse et le plus d'épiderme ; c'est là, à la face postérieure du tronc, à la face externe des membres, et dans le sens de leur extension, qu'il faut le voir, pour le trouver avec tout le développement de ses caractères les plus tranchés. Voyez-le maintenant dans une région, où la peau est fine et humide, au scrotum, à la verge, dans toute la zone génito-crurale par exemple ; il est là comme égaré ; il n'y trouve pas les éléments nécessaires à son développement ; ses squames n'ont ni blancheur, ni épaisseur, ni adhérence, ni sécheresse ; elles sont pelliculaires, foliacées ; elles se détachent d'elles-mêmes. C'est encore le psoriasis, mais c'est un psoriasis bâtard, et qu'un œil exercé peut seul reconnaître.

Si la région sur laquelle se développent les maladies de la peau, en altérant leurs caractères extérieurs, peut rendre leur diagnostic très difficile, il en est de même de la constitution du malade. Voyez les affections de nature herpétique, chez un lympathique, chez un scrofuleux ; elles seront moins prurigineuses, moins sèches, et leurs sécrétions humides seront plus abondantes. Voyez-les maintenant sur une constitution sèche et nerveuse, vous les y trouverez, avec leurs formes les plus sèches et les plus douloureuses ; c'est le terrain le plus favorable au prurigo, dans ses formes les plus graves. Voyez encore la syphilis chez un scrofuleux ; elle y perd sa couleur, son cachet, elle s'y transforme ; ses lésions sont hybrides, moitié syphilitiques, moitié scrofuleuses ; ce n'est plus de la syphilis, ce n'est pas non plus de la vérole, c'est un mélange des deux diathèses, c'est *un je ne sais quoi*, qui n'avait aucun nom dans la langue dermatologique, et que M. Ricord a très heureusement appelé un *scrofulate de vérole :* ainsi donc, le siège des maladies, et la constitution des malades rendent quelquefois le diagnostic très difficile.

5° *Les formes bizarres que revêtent certaines maladies*. — Les affections les plus habituelles se présentent quelquefois à notre observation, sous certaines formes insolites, ou insidieuses, qui les rendent méconnaissables. Ainsi, sous ses formes *gyrata, circinnata* et *guttata,* dépouillées de squames, le psoriasis ressemble tellement à une syphilide serpigineuse et papuleuse, que souvent, à première vue, le diagnostic est impossible. La syphilide végétante cornée ne laisse pas facilement démêler sa nature. L'eczéma palmaire *centrifuge* ressemble, à s'y méprendre, à une syphilide serpigineuse squameuse : l'eczéma *orbiculaire,* en *rayons,* ou *en gloire* est tellement bizarre qu'on ne sait de quel nom l'appeler.

En voilà assez, messieurs, pour vous montrer que le diagnostic des maladies de la peau présente souvent les plus sérieuses difficultés. Il faut donc, par une observation attentive, vous familiariser avec ces difficultés, afin qu'elles ne vous entraînent pas dans des erreurs, qui seraient préjudiciables à votre réputation, et. à la santé de vos malades.

HUITIÈME LEÇON

Examen de la doctrine des scrofulides bénignes, primitives et superficielles, et de l'arthritis, ou diathèse arthritique.

Messieurs,

En dermatologie, comme en toute science, il faut toujours procéder du connu à l'inconnu ; avant de passer à un sujet nouveau, il ne faut jamais laisser en arrière un sujet incertain, vague, mal défini ; les ténèbres, les obscurités d'hier vous empêcheraient d'éclairer d'une lumière suffisante l'horizon du lendemain.

Ainsi quand nous avons voulu vous initier à la connaissance des maladies de la peau, nous avons commencé par vous faire connaître la peau, le terrain sur lequel elles se développent. Puis nous vous avons montré quels sont leurs lésions anatomiques constitutives ; nous vous avons décrit ces lésions, sous toutes leurs faces, en elles-mêmes d'abord, et dans leur manière d'être individuelle ; ensuite, dans les phénomènes qui signalent les diverses phases de leur évolution, suivant qu'elles conservent, pendant toute leur durée, leur physionomie primitive, ou bien qu'elles nous présentent ces changements d'aspect, dus à une sécrétion, dont elles deviennent le siège ; nous vous les avons fait voir, les unes, *bénignes,* sans danger pour la peau, comme pour la santé générale; les autres, *malignes,* portant une sérieuse atteinte à l'intégrité de la peau, qu'elles altèrent profondément, quand elles ne la détruisent pas, en même temps qu'elles exercent les plus désastreuses influences sur l'ensemble de l'organisme; nous vous avons dit, qu'envisagées sous ce rapport de bénignité et de malignité, il y a une troisième classe de lésions cutanées, que l'on peut considérer comme étant, tantôt bénignes, tantôt malignes, suivant diverses conditions de forme, de siège, d'extension et de durée que nous avons déterminées.

Il ne suffisait pas de vous dire ce que sont, et comment se comportent les affections cutanées, au point de vue purement anatomique; il ne fallait pas vous les faire étudier seulement comme des lésions matérielles, il fallait encore, et surtout, vous les présenter comme des maladies, comme des symptômes de maladies; il fallait vous dire ce qu'elles sont comme entités morbides, quels troubles, quels désordres locaux ou généraux elles représentent, et quelle est leur valeur séméiologique. C'est ce que nous avons fait : nous vous les avons montrées alors, sous cet aspect élevé et tout à fait nouveau, comme étant, tantôt des affections idiopathiques et purement locales; tantôt, comme étant liées à l'existence de parasites végétaux ou animaux; d'autres fois, comme étant, pour l'organisme malade, une sorte d'émonctoire, ou de crise salutaire; d'autres fois, enfin, comme des symptômes de nos états pathologiques les plus divers, les plus passagers, comme les plus durables, les plus superficiels, comme les plus profonds.

Tout cela bien établi, nous avons dû aborder la question du diagnostic, dont nous avions acquis tous les éléments. Nous vous avons dit que le diagnostic des maladies de la peau, pour être valable et complet devait porter sur cinq points différents : 1° la détermination *de la nature de la maladie,* de sa valeur comme entité morbide; 2° la détermination de l'*espèce,* c'est-à-dire de la lésion anatomique primitive et constitutive de l'affection; 3° la détermination *du genre,* c'est-à-dire du nom à donner à l'affection, par le fait des variétés que présente la lésion anatomique primitive; 4° la détermination *de la période d'évolution,* à laquelle est arrivée l'affection; 5° la détermination *de la forme aiguë,* ou *chronique* qu'elle a revêtue.

Nous en sommes là, messieurs; mais avant d'aller plus loin dans la pathologie générale des maladies de la peau, il nous faut discuter deux points de doctrine très importants; ces deux points intéressent également la question du diagnostic et la question du traitement, il est donc nécessaire de les élucider : 1° devons-nous admettre, comme l'a établie M. Bazin, la théorie des *scrofulides bénignes, primitives et superficielles?* — 2° devons-nous admettre, avec le même auteur, la théorie de l'arthritis et la diathèse arthritique? — Tels sont les deux sujets, les deux points doctrinaux que nous allons examiner dans cette conférence.

I. SCROFULIDES BÉNIGNES, PRIMITIVES, SUPERFICIELLES.

La peau de l'enfant est d'une remarquable finesse; sa vitalité est exubérante, sa sensibilité très développée, son lacis de capillaires nerveux et sanguins d'une merveilleuse richesse; ses glandes sudorales et sébacées

abondantes et d'une extrême fécondité ; le temps ne l'a
pas encore recouverte d'une couche épidermique cornée
suffisamment épaisse pour la protéger efficacement
contre les influences du dehors, aussi son impressionnabilité est excessive. Mal défendue contre les causes
morbides extérieures, elle est, par le fait même de la
richesse de son organisation, déjà disposée à l'inflammation. De plus, la constitution de l'enfant est essentiellement phlegmasique ; voyez combien sont fréquentes
chez lui, les inflammations des muqueuses (coryza,
stomatites, angines, bronchites, vulvite). Cette disposition si remarquable que nous présentent ses muqueuses
à l'inflammation en général et sous toutes ses formes,
nous la trouvons, au même degré, et d'une manière
plus prononcée encore peut-être dans sa peau. Combien
en effet, sont fréquentes les éruptions de toutes sortes
dont nous la voyons couverte ! exanthèmes et pseudo-
exanthèmes (roséole, rougeole, scarlatine, varicelle,
variole, érythème papuleux, intertrigineux, strophulus,
urticaire, engelures, carapaces croûteuses d'impétigo,
d'eczéma aigu fluent, sur le cuir chevelu, sur la face).

Or, messieurs, ces dernières éruptions, les premières
habituellement, dans leur ordre d'apparition puisque
nous les constatons souvent dès les premières semaines
de la vie ; ces éruptions impétigineuses et eczémateuses,
si manifestement inflammatoires et connues sous le nom
vulgaire de *gourmes ;* ces dartres *chaudes* et *vives,* conséquences à la fois, et de la constitution physiologique
de l'enfant, et de la très grande impressionnabilité de la
peau, M. Bazin en fait des manifestations scrofuleuses
et il les appelle des *scrofulides bénignes, primitives et
superficielles.* Il les divise en trois classes : 1° les *scro-*

fulides exsudatives (eczéma, impétigo) ; 2° les *scrofulides
érythémateuses* (érythème, engelures) ; 3° les *scrofulides
boutonneuses* (strophulus, lichen, prurigo).

Telle est la doctrine de M. Bazin ; cette doctrine
nous ne pouvons pas l'accepter, malgré notre profond
respect pour la grande autorité et l'immense talent de
notre illustre prédécesseur. Nous ne l'acceptons pas, et
voici quelques-unes de nos raisons :

1° Tous ou presque tous les enfants sont affectés de
quelques-unes de ces éruptions ; or, si ce sont des scrofulides, il en résulte que tous, ou presque tous les enfants
sont des scrofuleux, ce qui n'est pas admissible, ce qui
révolte le bon sens.

2° La scrofule, cette maladie générale, constitutionnelle, héréditaire, qui affecte, qui imprégne si profondément l'organisme tout entier, la plus torpide de toutes
les diathèses, la plus lente dans son évolution, la plus
grave, la plus redoutable dans ses manifestations, la
plus réfractaire à tout traitement, ne saurait être représentée par des lésions aussi bénignes, aussi fugaces,
aussi superficielles et qui ne laissent aucune trace.

3° Ces lésions n'ont aucun caractère spécial, aucun
cachet pathognomonique qui établisse leur nature scrofuleuse ; elles ne diffèrent aucunement des mêmes lésions
observées chez les adultes, et dans dès cas où il est
impossible de penser à la scrofule ; or, les mêmes lésions,
parfaitement identiques dans leur manière d'être, dans
leur aspect, dans leur évolution, ne peuvent pas avoir
deux significations ni deux natures différentes, elles ne
peuvent pas être tantôt scrofuleuses et tantôt simplement inflammatoires.

Nous pourrions, à l'appui de la thèse que nous soutenons, alléguer encore d'autres raisons : vous les trouverez exposées tout au long et d'une manière plus complète dans le second volume de nos *leçons cliniques*. Celles-là nous paraissent suffisantes pour détruire la théorie des *scrofulides bénignes, primitives, superficielles, boutonneuses, exsudatives, érythémateuses*, émise et soutenue par M. Bazin.

Lors donc, messieurs, que vous vous trouverez en présence d'enfants atteints de quelques-unes de ces affections, vous diagnostiquerez l'inflammation de la peau et non pas la scrofule. Sans doute il pourra se faire que quelques-uns de ces enfants soient scrofuleux, et que, chez ceux-là, ces affections se trouvent modifiées par la scrofule, qui modifie, vous le savez, toutes les maladies; vous direz alors qne ces affections sont implantées sur un terrain scrofuleux, qu'elles existent côte à côte avec la scrofule, qu'elles peuvent être influencées par la scrofule, mais qu'elles ne lui appartiennent pas en propre, et qu'elles ne sont pas une de ses manifestations diathésiques, puisque vous les rencontrez identiquement les mêmes, avec des caractères absolument semblables, partout où la scrofule n'existe pas.

II. ARTHRITIS. — DIATHÈSE ARTHRITIQUE

L'arthritis, nous dit M. Bazin, est une maladie constitutionnelle, héréditaire, non contagieuse, se manifestant, soit par des affections articulaires, compliquées souvent de productions tophacées, soit par des éruptions cutanées, appelées *arthritides*, du nom de la diathèse qui leur a donné naissance.

L'arthritis dérive de la goutte et du rhumatisme,

sœurs jumelles, modalité différente et simple variété de la même maladie. Pour avoir le tempérament arthritique, il faut être gros, gras, avoir perdu ses cheveux, avoir des migraines, transpirer beaucoup de la tête, des aisselles et de la région génito-crurale. Quand un individu, présentant ces caractères, est atteint de goutte ou de rhumatisme, on peut dire de lui, qu'il est arthritique, et que ses lésions cutanées sont des *arthritides*.

Tel est, messieurs, en deux mots, l'exposé de la théorie de l'arthritis. Or, cette théorie est-elle vraie, est-elle la traduction fidèle et légitime d'un état pathologique réel? — Nous ne le pensons pas. Quelque soit notre respect pour la mémoire de celui qui fut un grand maître, et dont le nom restera toujours glorieux, non pas seulement pour l'hôpital Saint-Louis, qui s'honore de l'avoir compté parmi ses médecins, mais encore pour toute la dermatologie française, nous ne pouvons pas admettre la doctrine de l'arthritis. Nous la regardons comme fausse, et comme étant le résultat de l'interprétation vicieuse de faits mal observés.

Et d'abord, cette doctrine repose sur une erreur pathologique; elle identifie la goutte et le rhumatisme; elle en fait, pour s'en servir de base, une seule et même maladie, lorsque ce sont bien deux maladies différentes et essentiellement distinctes. Mais cette identification de la goutte et du rhumatisme, consacrant une erreur pathologique, pourrait bien n'être pas le fondement réel, la véritable condition de l'arthritis, qui n'en serait pas moins manifestée et affirmée, comme maladie diathésique, par un ensemble de caractères pathognomoniques, ne convenant qu'à elle, et établissant alors son entité, son individualité morbides. — Or, en est-il ainsi?

— Non, messieurs; cette maladie que nous venons de voir fausse et inadmissible dans son principe, nous allons constater qu'elle est insaisissable dans ses caractères, qu'elle n'a aucune physionomie spéciale, rien qui lui appartienne, rien qui établisse son autonomie, rien qui la distingue, aucune manière d'être, aucune couleur, aucun cachet spécial. C'est en vain que M. Bazin s'efforce de lui constituer un corps, de lui créer un extérieur qui nous la fasse reconnaître; tout ce qu'il fait dans ce sens n'est qu'une suite de contradictions, de démentis qu'il se donne à lui-même; rien ne supporte l'examen; rien ne reste debout; tout s'écroule, et quand on se demande alors, où est donc l'arthritis? — On ne retrouve rien, absolument rien, qui résiste à une observation sérieuse et indépendante de toute idée préconçue, de tout parti pris.

M. Bazin avait formulé et affirmé l'existence de l'arthritis et de la diathèse arthritique; il l'avait établie en principe, il fallait bien qu'il lui trouvât des caractères extérieurs sensibles, appréciables par nos moyens d'investigation, et pathognomoniques. Or, voici quelques-uns des caractères qu'il assigne aux éruptions symptomatiques de la diathèse arthritique, et que, pour cette raison, il appelle des *arthritides :*

1° Les arthritides, dit M. Bazin, sont des éruptions sans sécrétion aucune, ou du moins leur sécrétion est *sèche;* ce sont des *dermatoses sèches.*

Voilà le principe posé : *un des caractères pathognomoniques des arthritides est donc la sécheresse.* — Voyez maintenant les contradictions et les démentis que M. Bazin va se donner à lui-même :

Les arthritides qui dérivent de la goutte sont *humides,* nous dit-il; celles qui dérivent du rhumatisme sont

sèches. — Il avait commencé par dire que la goutte et
le rhumatisme ne font qu'une seule et même maladie;
le voilà maintenant qui les distingue, les sépare et les
différencie. Il avait dit que les arthritides sont *sèches* et
le voilà qui déclare que celles qui proviennent de la
goutte sont *humides*. Bien plus, il établit une classe
d'arthritides *malignes* et ces arthritides *malignes* sont :
l'*hydroa bulleux*, le *pemphigus*, l'*eczéma aigu généralisé*,
c'est-à-dire des affections essentiellement *humides*,
puisque leur lésion anatomique primitive est une vésicule et une bulle. Ce n'est pas tout encore, il admet que
le psoriasis est arthritique, lorsqu'il siège dans la région
génito-crurale. Son caractère est, dans ce cas, de présenter une certaine humidité, sous ses squames lamelleuses, analogues à la desquamation scarlatineuse. En
sorte que le psoriasis, la plus sèche de toutes les affections de la peau ne représente l'arthritis que dans sa
forme scarlatineuse, dans laquelle on constate une
certaine humidité. Que devient donc le caractère de
sécheresse, posé par M. Bazin, comme l'un des cachets
et l'un des attributs des arthritides ?

2° Les arthritides, nous dit encore M. Bazin, *occupent
la région moyenne du tronc, elles ne sont pas symétriques,
comme les herpétides.* — Vous allez juger encore de la
valeur de ce caractère : il y a, en effet, un grand nombre
de cas, dans lesquels des plaques éruptives se sont
développées au milieu du tronc, soit en avant, soit en
arrière ; voilà bien la disposition arthritique ; mais
examinez de plus près votre malade, et dans un très
grand nombre de ces mêmes cas, vous verrez que des
plaques éruptives semblables occupent en même temps
les membres, et d'une manière symétrique ; or, cette

symétrie, d'après M. Bazin lui-même, appartient à l'herpétis ; si, d'un autre côté, le défaut de symétrie révèle l'arthritis, il faudrait donc admettre que le même malade est à la fois arthritique et herpétique.

3° Un autre caractère des arthritides, d'après M. Bazin, est l'*absence de démangeaisons*. Or, après avoir établi ce principe, comme un fait pathognomonique pour la nature de ces éruptions, il ne tarde pas à en détruire lui-même toute la valeur et toute la réalité, en nous disant que le lichen et le pemphigus arthritiques, occasionnent souvent un prurit si violent que les malades en maigrissent.

4° Un fait péremptoire, en faveur de la diathèse arthritique, est, d'après M. Bazin, le fait suivant : des malades sont tourmentés par des douleurs articulaires, des plaques éruptives se produisent sur la peau, et les douleurs articulaires disparaissent. Et réciproquement, une éruption cutanée s'efface, et en même temps, et par cela même, des douleurs articulaires la remplacent. — Voilà bien l'arthritis, nous dit M. Bazin, voilà bien cette maladie constitutionnelle se manifestant, tantôt par des douleurs articulaires, et tantôt par des éruptions sur la peau. — Mais non, répondrons-nous, le fait ne prouve rien en faveur de l'arthritis ; c'est un exemple, ajouté à tant d'autres, de ce balancement, de cette solidarité physiologiques et pathologiques, qui existent entre la peau et les membranes muqueuses, séreuses et synoviales. Et d'ailleurs la diathèse herpétique explique parfaitement ce fait, si l'on veut y voir un principe diathésique, sans qu'il soit nécessaire d'invoquer l'existence chimérique d'une diathèse nouvelle, insaisissable, et dont la réalité n'est nulle part démontrée par des caractères spéciaux, n'appartenant qu'à elle, caractères probants, constants, sérieux, facilement reconnaissables, lesquels n'existent pas.

Ces considérations, que nous avons développées plus longuement, dans le second volume de nos *leçons cliniques,* nous autorisent à rayer du vocabulaire dermatologique, l'arthritis et la diathèse arthritique. L'artritis, en effet, fausse, et découlant d'une erreur pathologique dans sa source, n'a de corps nulle part, vous ne lui trouvez nulle part de caractères propres, incontestables, pathognomoniques, n'appartenant qu'à elle, et par conséquent établissant son autonomie, son individualité, comme entité morbide ; ce n'est qu'une fiction, qu'une chimère, qu'une ombre trompeuse et sans réalité.

Mais comment se fait-il qu'un homme aussi éminent que M. Bazin ait pu se laisser ainsi égarer, par une sorte d'illusion et de mirage qui lui ont fait prendre l'ombre pour la réalité ? — Messieurs, les astres les plus lumineux, ont leurs moments d'éclipse ; les plus beaux génies ont leurs défaillances, rappelons-nous ce que disait Horace, à propos d'Homère (la mémoire de M. Bazin n'aura pas à souffrir d'un pareil rapprochement). « ..... *Quandô que bonus dormitat Homerus.* » M. Bazin a oublié, que dans un cas pathologique quelconque, il faut voir, non pas seulement la maladie, mais encore *le malade;* il a oublié qu'il ne faut pas s'occuper seulement des lésions symptomatiques de la maladie, mais encore de la constitution du malade, c'est-à-dire du terrain, sur lequel sont développées ces lésions. Il aurait dû se rappeler que toutes les lésions, quelle que soit leur nature, sont modifiées par la constitution du malade. C'est à quoi il n'a pas songé ; et quand il a observé certaines modifications, dans la manière d'être de quelques affections, il a vu, ou il a cru y voir quelque chose de particulier, de nouveau, une entité morbide, nouvelle et inconnue avant lui. Là où il n'y avait qu'une maladie modifiée, il a vu une maladie nouvelle, à laquelle il a donné un nom nouveau. Voilà tout le secret de l'arthritis.

Parmi les *arthritides,* les unes ne sont que des *herpétides,* dont la physionomie, l'aspect, la manière d'être sont plus ou moins modifiés par la constitution du malade; tous les phénomènes critiques, dont elles sont la manifestation aussi bien que les phénomènes de répercussion, dont leur disparition devient le signal, appartiennent aux herpétides; elles guérissent par le traitement qui guérit les herpétides, et sans la moindre intervention du fameux sirop alcalin, dont M. Bazin avait voulu faire, pour les arthritides, *un spécifique.* Ce sont donc bien des herpétides. Les autres ne sont que des affections locales, idiopathiques, de cause externe, ou des affections saisonnières pseudo-exanthématiques, auxquelles M. Bazin, dominé par le besoin de donner un corps à sa doctrine, et entraîné par son esprit toujours systématique, s'est avisé de donner bien gratuitement une filiation arthritique. Ainsi, pour lui, le *sycosis de la lèvre supérieure,* si commun chez les priseurs, chez les fumeurs, chez les gens affectés d'un coryza chronique, était une arthritide, et il le traitait par le sirop alcalin, lorsque pour le guérir, nous n'avons besoin, nous, que de simples émollients, que de l'épilation, que de supprimer la cause qui l'a produit et qui l'entretient. *Le zona, et l'hydroa bulleux,* affections pseudo-exanthématiques, saisonnières, que nous voyons se produire si fréquemment, au printemps et chez les gens les plus lymphatiques, les plus maigres, les plus nerveux, les plus exempts de goutte ou de rhumatisme, les moins *arthritiques,* par conséquent, étaient encore des *arthritides*: M. Bazin n'hésitait pas, en effet, à voir des arthritides partout, même sur le terrain le moins arthritique. En voilà assez, je le pense, messieurs, pour vous convaincre de l'inanité de l'arthritis, et pour en débarrasser le champ de votre diagnostic.

NEUVIÈME LEÇON

Examen de la doctrine de l'herpétis, ou diathèse herpétique.

Après avoir combattu la doctrine des *scrofulides bénignes, primitives et superficielles*, et la doctrine de l'arthritis, allons-nous combattre encore celle de l'herpétis, qui n'est admise ni par Hébra, ni par M. Pidoux, ni par quelques-uns de nos collègues de l'hôpital Saint-Louis? — Non, messieurs; — l'arthritis était le pays des chimères, des créations imaginaires; c'était un système, où tout était vide, creux, insaisissable, et sans réalité. Avec l'herpétis, au contraire, nous sommes sur un terrain ferme, solide, et vraiment clinique. Ici, du moins, nous allons nous trouver, d'accord avec M. Bazin, d'accord aussi avec M. le professeur Hardy, dont l'enseignement si lumineux a toujours été opposé aux doctrines des scrofulides bénignes et de l'arthritis, et favorable au contraire à la doctrine de l'herpétis.

L'herpétis est donc une réalité; son existence est démontrée par la saine clinique, c'est-à-dire par l'observation, et la juste et logique appréciation des faits. C'est une maladie générale, constitutionnelle, diathésique, héréditaire, mais pouvant être acquise et se développer sous l'influence de certaines conditions, tout comme la scrofule, la tuberculose et la syphilis; elle diffère de cette dernière, en ce qu'elle ne possède pas, comme elle, un principe inoculable; mais, comme les autres diathèses, elle peut se transmettre de l'homme à la femme, par imprégnation spermatique.

L'herpétis, comme toutes les maladies nettement déterminées, a des caractères constants, pathognomoniques, n'appartenant qu'à elle, établissant son individualité, comme entité morbide, à l'aide desquels il est toujours facile de la reconnaître. Elle se développe sur la peau et sur les muqueuses, mais la peau est son siège de prédilection; elle s'y manifeste par des lésions d'espèces différentes, distinctes les unes des autres, par leur manière d'être, par leur physionomie, par leur gravité, par leur constitution anatomique, mais présentant toutes, malgré leur diversité, un ensemble de caractères communs et similaires, qui se rattachent au même principe morbide, et dénotent leur identité d'origine et de nature.

Un très grand nombre d'affections de la peau représentent l'herpétis, sinon toujours, du moins dans certains cas; il y a un herpès, un lichen, un prurigo, un impétigo, un rupia, un pityriasis herpétiques; mais les deux affections capitales et primordiales de l'herpétis, celles par lesquelles elle se manifeste le plus habituellement, sont l'eczéma et le psoriasis; on peut même dire que ces deux dernières affections sont presque constamment de nature herpétique. L'eczéma peut être, dans certains cas, idiopathique, de cause locale, externe, parasitaire; le psoriasis peut être syphilitique, mais, dans l'immense majorité des cas, l'eczéma et le psoriasis surtout, sont de nature herpétique.

Or, toutes ces affections, si dissemblables par la lésion

anatomique qui les constitue, par leur aspect extérieur, par leur durée, par la forme qu'elles revêtent, par les diverses régions qu'elles occupent, par la manière dont elles évoluent, toutes ces affections, dis-je, ont cependant un air de famille, des traits communs et de parenté, qui nous les font voir comme étant de la même filiation, découlant de la même source, se rattachant à la même origine diathésique.

Ces caractères communs qui appartiennent en propre à la diathèse herpétique, et dont plusieurs n'appartiennent qu'à elle seule, sont les suivants :

1° *La généralisation.* — Quand une affection cutanée, quelle qu'elle soit, est de cause locale et sans racine dans l'économie, elle reste locale, limitée à la sphère d'action de la cause morbide qui l'a produite; elle ne s'étend pas au delà de ses limites. — Quand elle est de nature herpétique, au contraire, cette affection est progressivement envahissante, elle se généralise, elle s'étend sur diverses régions, sur tout le corps quelquefois, indiquant, par sa généralisation même, qu'elle dépend d'une cause générale ou constitutionnelle.

2° *La symétrie.* — En se généralisant, les affections herpétiques affectent une disposition symétrique, c'est-à-dire que, sur les deux côtés correspondants du tronc, et des membres, elles s'étalent de manière à représenter la même étendue et la même configuration géométrique, de telle sorte que, si le corps était à charnière et qu'il pût se fermer sur lui-même, comme un livre, dans le sens de sa longueur, les surfaces malades du côté droit et du côté gauche, s'appliqueraient exactement l'une sur l'autre, et se confondraient l'une avec l'autre.

3° *La ténacité*. — Quand une affection cutanée est de cause locale, ou externe, sa durée n'est jamais longue; le plus souvent, elle s'éteint, elle cesse, avec la suppression de la cause qui l'avait produite « *sublatâ causâ tollitur effectus;* » elle cède facilement et promptement à un traitement convenable; c'est-à-dire que les affections idiopathiques et parasitaires, ne survivent que peu de jours à la destruction des parasites, ou des autres causes malfaisantes venant du dehors; quand une affection cutanée est sous l'influence d'une fièvre exanthématique, pseudo-exantémathique, ou d'un trouble des fonctions digestives, elle n'a pas, non plus, une longue durée, elle accomplit les diverses phases de son évolution, dans un laps de temps qui n'est jamais long, et même que l'on peut souvent préciser par avance. Les affections de nature herpétique, au contraire, résistent au traitement le plus rationnel, le mieux dirigé, elles sont toujours longues, leur durée est indéterminée, indéfinie; elles se sont développées en vertu d'un principe diathésique, que nous appelons le principe herpétique, ou dartreux, elles subsistent aussi longtemps que ce principe vicieux reste suffisamment en éveil et développé pour les entretenir, et cela, pendant des mois, des années, et quelquefois pendant toute la vie, en dépit des efforts de la thérapeutique la mieux comprise, et la plus savante.

4° *La récidivité*. — Quand une affection cutanée est de cause locale, professionnelle, parasitaire, traumatique ou autre, elle ne se reproduit pas, après la guérison, à moins que la cause morbide ne se reproduise elle-même; les affections herpétiques, au contraire, sont essentiellement *récidivistes;* elles réapparaissent après des inter-

valles variables, et cela presque fatalement, à moins que
le principe diathésique ait été complètement détruit, ce
qui est rare, par un traitement dépuratif, altérant, suffisamment complet et prolongé. Leur récidive s'opère,
tantôt spontanément, sans aucune cause appréciable, et
d'une manière tout à fait inopinée ; tantôt sous l'influence
du renouvellement des saisons, au commencement de
l'hiver, mais surtout au printemps ; d'autres fois, sous
l'influence de fatigues, d'écarts de régime, d'un excès
quelconque, d'un malaise, d'une maladie, d'une secousse
morale. Ces récidives sont habituellement signalées par
une intensité progressivement croissante dans le développement de l'éruption, et dans sa généralisation de
plus en plus considérable, en même temps qu'elles se
reproduisent à des intervalles de plus en plus rapprochés,
acheminement naturel et progressif à un état permanent,
à une durée fixe, constante, définitive, et sans interruption.

5° *La douleur*. — Tandis que les lésions cutanées de
la syphilis et de la scrofule, sont exemptes de douleur,
et jouissent, à cet égard, d'une immunité si complète
qu'elles peuvent passer inaperçues, et que cette immunité même devient un de leurs caractères pathognomoniques les plus importants, les lésions cutanées de
l'herpétis au contraire, se distinguent, presque constamment, par la douleur dont elles sont le siège. Cette douleur varie de type, de modalité et d'intensité ; mais elle
ne manque presque jamais. Tantôt c'est une tension,
une cuisson, une chaleur, une brûlure, comme dans les
deux premières périodes de l'eczéma, de l'impétigo et
de l'herpès ; tantôt, c'est une démangeaison, un prurit,

comme dans la 4e période de l'eczéma, et dans le prurigo ;
tantôt ce sont des picotements semblables à la sensation
que donneraient des milliers de pointes d'aiguilles s'en-
fonçant dans la peau. La présence ou l'absence du phénomène douleur, dans une affection de la peau, dans un
lichen, par exemple, ou dans une éruption papuleuse
quelconque, est un fait assez important, pour établir à
lui seul, la nature de cette éruption. Y a-t-il douleur,
prurit, démangeaison? — c'est un prurigo, un lichen
herpétiques; la douleur fait-elle défaut? — c'est un
lichen syphilitique, une syphilide papuleuse, à petites,
ou à larges papules.

6° *La fixité, l'unicité de forme; la diversité de siège.*
— La diathèse herpétique, quand elle a choisi une certaine forme déterminée pour se manifester une 1re fois,
reste fidèle à cette forme, elle l'adopte définitivement,
elle n'en change pas; c'est toujours sous cette même
forme qu'elle réapparaît, dans toutes ces récidives, ou
qu'elle persiste dans sa durée continue; et, de plus, elle
n'allie jamais une forme à une autre, elle ne se présente jamais sous deux formes différentes à la fois,
c'est-à-dire sous la forme de deux lésions cutanées
d'espèce différente; c'est là ce que nous appelons
fixité et unicité de forme. Ainsi, par exemple, la diathèse
herpétique se sera une premières foi manifestée sous la
forme d'un psoriasis; elle se réveillera dans toutes ses
récidives ultérieures, toujours sous la même forme
psoriasique; elle persistera dans toute sa durée toujours
sous la forme d'un psoriasis; et, de plus, elle n'admettra
pas qu'une autre affection cutanée, d'espèce différente,
un eczéma, un lichen, un prurigo, par exemple, ayant

la même signification herpétique, s'adjoigne à ce psoriasis, existe côte à côte avec lui.

Mais si la diathèse herpétique n'admet, dans ses manifestations, et dans sa manière d'être, ni *changement*
ni *mélange* de forme, en revanche ses diverses manifestations se font dans des sièges différents; si elle
adopte, si elle prend, pour un de ses caractères les plus
importants, la fixité et l'unité de forme, elle adopte
aussi, et d'une manière aussi tranchée, aussi constante,
la *variabilité, la diversité de siège.* Essentiellement nomade, elle se promène en quelque sorte, sur toute l'étendue
du corps; elle peut l'envahir, le couvrir tout entier, comme
dans l'eczéma aigu, généralisé, l'herpétide exfoliatrice,
le psoriasis inveterata; elle peut n'occuper que certaines
régions, et ce ne seront pas toujours les mêmes, elles
pourront varier à chacune de ses récidives; ces régions
pourront être aussi différentes, aussi éloignées que possible, les unes des autres; ce sera, aujourd'hui la tête, le
cuir chevelu; à une manifestation ultérieure, ce seront
les membres inférieurs; et plus tard, ce sera le tronc.
C'est là, c'est cette mobilité, cette ubiquité que nous appelons *la variabilité, la diversité de siège.*

Ce triple caractère *de fixité, d'unité de forme* et de
variabilité de siège, est de la plus haute importance; à
lui seul, il suffit à caractériser les *herpétides;* c'est-à-dire
les lésions cutanées de la diathèse herpétique, car les
herpétides *seules* possèdent ces trois caractères réunis.

Les scrofulides ont à la fois *la fixité et l'unité de
forme,* mais en même temps, elles ont la *fixité de siège.*
Quand la scrofule s'est établie sur la peau, et qu'elle s'y
est manifestée par une lésion, cette lésion reste *seule;*
elle fait des progrès, elle s'aggrave, elle parcourt les

différentes phases de son évolution, mais c'est toujours la même lésion cutanée, unique et primitive. De plus, cette lésion ne change pas de place ; elle reste fixe, immobile, à son siège primitif ; elle y opère tous ses ravages, et cela pendant 10, 20, 30 ans, sans quitter son siège d'invasion. Cette fixité de siège, invariable pendant un temps qui peut être très long, indéfini, n'appartient qu'à la scrofule, et suffit pour la faire reconnaître ; c'est un de ses cachets, c'est une de ses marques distinctives et pathognomoniques.

La syphilis n'a pas *la fixité de lésions ;* les lésions cutanées de la syphilis changent avec les différents âges, avec les différentes périodes de la diathèse ; c'est d'abord une simple tache rubéolique ; ce sont ensuite des papules, puis des tubercules, avec ou sans squames ; plus tard des ulcérations. La syphilis n'a pas non plus *l'unité de lésion ;* plusieurs lésions cutanées, d'espèces différentes la représentent à la fois, et se développent simultanément, et côte à côte dans la même région ; ainsi, aux commissures buccales, on trouve des granulations verruqueuses, et tout à côté sur la face interne des lèvres, des tubercules muqueux ulcérés ; dans la zone génitale, on trouve à la fois des tubercules muqueux isolés, ou en plaques, et de simples papules cuivrées.

La syphilis n'a pas davantage l'unité ou la fixité de siège. Ses lésions cutanées sont essentiellement ambulantes, erratiques et nomades ; ses différentes poussées sont, tantôt généralisées, éparpillées sur tout le corps, tantôt limitées à un petit nombre de régions successives ; elles se produisent ici et là, sur le cuir chevelu, sur le front, sur le visage, sur le tronc, sur les membres.

En résumé, si nous ne considérons que le mode de

production et de développement des lésions cutanées
de ces trois diathèses, nous constatons que, sous ce seul
rapport, elles ont des caractères nettement tranchés,
qui, d'abord établissent l'existence de chacune d'elles,
comme individualité morbide, et ensuite qui les distinguent les unes des autres.

Pour l'herpétis, nous avons *la fixité et l'unité de
forme*, en même temps que *la diversité de siège*.

Pour la scrofule, *la fixité et l'unité de forme*, mais
en même temps *la fixité de siège*.

Pour la syphilis, la variété, la multiplicité de formes,
et en même temps la variété de sièges. Dans la syphilis,
qui est un Protée, tout est changeant, et la forme et les
lésions, et les sièges que ces lésions occupent. Dans la
scrofule, tout est stable, fixe, immuable, et la lésion et
le siège qu'elle s'est choisi. Dans l'herpétis, le siège
change ; la lésion seule est toujours la même, elle ne
change pas.

7° *L'hérédité.* — La diathèse herpétique se transmet
par hérédité, tout comme les diathèses scrofuleuse,
syphilitique, tuberculeuse, cancéreuse. L'hérédité, dans
l'herpétis est indéniable, et ce fait, à lui seul, suffirait
encore à démontrer, de la manière la plus probante,
l'indiscutable réalité de cette diathèse. L'hérédité de
l'herpétis est tantôt directe, passant du père ou de la mère
aux enfants. Il y a des familles, dans lesquelles deux,
trois enfants sont herpétiques ; le père ou la mère, le
grand-père ou la grand-mère, étant actuellement encore,
ou ayant été herpétiques ; peut-on dire qu'il y a là une
simple coïncidence toute fortuite ? n'est-il pas au contraire évident qu'il existe, dans cette famille un même

vice constitutionnel, spécial, qui s'exprime sur la peau, par des caractères spéciaux, toujours les mêmes, et qui se transmet de génération en génération ? Et ce vice, quel est-il, sinon le vice herpétique, ou dartreux? D'autres fois l'hérédité saute par dessus une génération, pour atteindre la génération suivante. Le père est herpétique, ses enfants sont respectés, mais les petits enfants sont atteints par la diathèse, et on retrouve chez eux le même sang vicié, qu'on avait constaté chez leur grand-père ; nous avons observé et nous observons fréquemment des exemples semblables ; or cette transmission directe, ou indirecte de la même maladie, affectant ainsi, de génération en génération, plusieurs membres, plusieurs descendants de la même famille, quand les ascendants en sont eux-mêmes atteints, ne prouve-t-elle pas la réalité de cette maladie ?

L'hérédité, dans l'herpétis, comprend la maladie constitutionnelle elle-même, avec sa forme primitive, ou sous une autre forme. Le principe morbide se transmet aux enfants, tantôt sous la même forme qu'il affecte chez le père, et tantôt sous une forme différente ; la forme n'est pas toujours héréditaire, elle peut varier. Ainsi un père atteint d'un psoriasis pourra voir la diathèse herpétique passer à ses enfants, soit sous la même forme psoriasique, soit sous une autre forme, sous la forme d'un eczéma, d'un lichen, ou d'un prurigo par exemple. Le principe morbide, diathésique, héréditaire restera le même, en passant à une autre génération, seulement ses manifestations pourront changer ; mais quand elles se seront une fois présentées sous une forme nouvelle, elles garderont cette même forme, pendant toute leur durée, et à toutes leurs récidives ; on retrouvera chez

les descendants la même fixité et la même unité de
forme qu'on avait observées chez les ascendants.

Il y a donc, en dermatologie, une maladie caractérisée par des affections cutanées, de noms différents,
représentées par des lésions anatomiques différentes, ac-
complissant leur évolution d'une manière différente,
mais ayant toutes cependant un air de famille, des traits
communs, qut les rapprochent les unes des autres, et
nous les montrent comme appartenant à un même groupe,
et manifestant extérieurement le même principe morbide
interne. Ce principe morbide n'est localisé dans aucun
organe, dans aucun viscère ; il appartient par conséquent à l'économie tout entière ; il constitue la diathèse
que nous appelons la diathèse herpétique, ou dartreuse.
On reconnaîtra toujours cette diathèse dans les affections cutanées qui la représentent, par la tendance de
ces affections à se généraliser, par la disposition symétrique qu'elles adoptent, par leur ténacité, par leur récidivité, par leur fixité et leur unité de lésion, jointes à
leur diversité de siège, par la douleur qu'elles occasionnent, et enfin par leur transmissibilité héréditaire.

Messieurs, prenons un exemple qui vous montrera
la diathèse herpétique, qui vous la fera toucher du doigt,
qui la fera jaillir sous vos yeux, en caractères saisissants
et indéniables.

Voici deux malades, atteints l'un et l'autre de la même
maladie, affectant la même forme, ayant la même étendue, le même siège, les mêmes caractères anatomo-
pathologiques, ce sont deux eczémas, de forme aiguë,
fluente, à la troisième période de leur évolution, occupant la face palmaire et dorsale des mains, ainsi que
les poignets.

L'un de ces malades est un laveur de vaisselle; il vous dira que son eczéma a commencé depuis seulement que, par les exigences de sa profession, ses mains se trouvent en contact habituel avec de l'eau, tantôt chaude, tantôt froide, tenant en suspension des détritus alimentaires, des matières grasses, irritantes, acides; que sa peau jusque-là avait toujours été saine, et que ses parents ont toujours été indemnes de toute atteinte morbide sur la peau.

Vous prescrivez à ce malade la cessation immédiate de son travail; vous lui tenez les surfaces eczémateuses enveloppées, nuit et jour, de larges cataplasmes de fécule de pommes de terre, bien cuits, bien humides, appliqués presque froids, renouvelés 3 fois par jour; vous prescrivez 3 ou 4 bains tièdes, locaux ou généraux, de son, de guimauve, ou d'amidon; et, en dix ou quinze jours, tout est fini, la guérison est complète; et si le malade change de profession, cette guérison sera définitive et sans récidive aucune... Voilà un eczéma professionnel, de cause locale, n'affectant en rien l'économie, c'est-à-dire la constitution même du malade.

L'autre malade est un homme du monde; c'est un rentier; il ne se livre à aucun travail manuel, irritant pour la peau de ses mains, dont il a le plus grand soin, et qu'il tient scrupuleusement éloignées de tout ce qui pourrait lui nuire, il nous dit que cette maladie n'est pas nouvelle pour lui, que ce n'est pas la 1re fois qu'il en est atteint; qu'il a eu la même chose déjà plusieurs fois, soit aux mains, soit sur les jambes, soit sur le corps; qu'il a un frère et une sœur, affectés de la même maladie, que leur père et leur grand-père avaient quelque chose de semblable, sans qu'on ait pu s'en expliquer la cause... Vous mettez ce malade en traitement, vous le soignez exactement comme l'autre malade, et son eczéma résiste à tout; il persiste pendant deux, trois, quatre mois; ce n'est qu'au bout d'un temps très long qu'il s'efface. Souvent, il arrive, qu'après sa disparition, la santé générale devient mauvaise, que des troubles fonctionnels digestifs, nerveux, respiratoires se produisent, et ne cessent qu'après la réapparition ultérieure du même eczéma, soit dans les mains, soit dans toute autre région... Voilà un eczéma herpétique; voyez combien il est différent du premier.

L'herpétis, ou diathèse herpétique est donc une maladie bien réelle, et démontrée par les faits, par une observation saine et dégagée de tout parti pris. Ses symptômes, nous venons de les exposer; ils sont irrécusables, pathognomoniques, n'appartenant qu'à elle.

Sa forme peut être *aiguë*, lorsqu'elle est représentée par une affection à type exclusivement aigu, telle qu'un herpès, telle qu'un eczéma aigu, fluent, qui s'éteint sans passer par l'état chronique. Sa forme peut être *mixte*. c'est-à-dire commencer par être aiguë, et finir par être chronique, lorsque l'affection qui la représente, après avoir été aiguë devient chronique, dans une seconde phase de son évolution; tels sont, par exemple, un lichen, un pityriasis, un eczéma, aigus d'abord, et passant ensuite à l'état chronique; enfin, la forme de l'herpétis peut être chronique, lorsqu'elle a pour symptôme une affection à type chronique, comme le psoriasis et le prurigo,

L'herpétis présente dans son évolution trois périodes : dans une première période, elle est intermittente; ses manifestations ne se produisent que de loin en loin, à certains intervalles, au changement de saison, et surtout.

au printemps; après un excès, une fatigue, une impression nerveuse, vive et saisissante. Ses différentes
réapparitions se font, à mesure qu'elles se répètent, à
des intervalles habituellement de plus en plus rapprochés,
et avec une intensité, une gravité progresivement crois-
santes. Dans une seconde période, l'herpétis est
continue; ses manifestations ne quittent plus la peau,
rien ne peut plus les en déloger, elles sont et restent
permanentes. La troisième période est une période de
cachexie que l'on peut appeler aussi période *viscérale.*

Cette période *cachectique*, ou *viscérale* se présente
sous deux formes complètement différentes : dans une
1re forme, la peau reste défigurée, altérée, désorganisée
par l'affection herpétique qui ne la quitte plus; ses
fonctions physiologiques sont plus ou moins abolies; et
comme l'exercice de ces fonctions est indispensable à
la santé, alors celle-ci est profondément troublée; l'é-
quilibre est rompu; la balance n'existe plus entre les
fonctions cutanées, et les fonctions des membranes internes. Ces dernières s'altèrent, à leur tour, par sym-
pathie; ou bien elles deviennent le siège de congestions
supplémentaires, d'une suractivité vitale morbide,
d'hypersécrétions, d'autant plus abondantes que les sécrétions cutanées sont plus complètement supprimées;
c'est alors que des catarrhes pulmonaires, que des toux
incoërcibles, que des catarrhes, que des flux intestinaux,
que des diarrhées colliquatives, que l'anéantissement de
l'appétit, et des fonctions digestives, ne tardent pas à
conduire le malade à l'épuisement de ses forces, à l'é-
maciation, à la fièvre hectique et à la mort.

Dans une autre forme de cette période ultime,
cachectique, ou viscérale de l'herpétis, la peau ne pré-

sente plus aucune lésion ; il y a eu métastase ; le principe herpétique qui s'était porté sur notre tégument externe, s'est dirigé ailleurs ; le courant morbide qui avait envahi la peau, en montant des profondeurs de l'organisme à la surface a rétrocédé, pour suivre une direction opposée, la peau est débarrassée de toute manifestation herpétique, elle est redevenue nette, non pas tout à fait dans son état normal, car elle reste aride, desséchée, parcheminée, amincie, elle a perdu son velouté, son élasticité, sa vitalité, mais elle est lisse et sans aucune trace des anciennes lésions psoriasiques, ou eczémateuses, dont elle avait été si longtemps couverte et dénaturée. Ce sont les organes intérieurs qui sont devenus malades à sa place. Les poumons deviennent tuberculeux ; ou bien c'est l'estomac qui devient le siège d'une dégénérescence cancéreuse ; en sorte que, dans ces cas, les diathèses tuberculeuse ou cancéreuse sont l'aboutissant et la terminaison de la diathèse herpétique.

La syphilis, quand elle est entée sur la constitution scrofuleuse, y engendre souvent la tuberculose ; après avoir profondément altéré, affaibli et dégradé une constitution déjà vicieuse, elle la laisse, pour achever, pour compléter sa ruine, et précipiter le dénouement fatal, en proie à une diathèse nouvelle, la diathèse tuberculeuse, dont elle a favorisé le développement par les graves atteintes qu'elle a portées au principe vital, à l'état général des forces, à l'exercice des fonctions physiologiques ; de même la diathèse herpétique, après avoir pendant sa longue évolution, appauvri, altéré la constitution, y a préparé, par cela même, le terrain pour les dégénérescences de la tuberculose, ou du cancer, qui peuvent être considérées comme sa période ultime, comme sa transformation extrême, comme son dernier terme, et son aboutissant final.

Telle est, messieurs, la diathèse herpétique ; je viens de vous en tracer la nosographie, en vous la montrant, avec ses manifestations les plus sérieuses, et si je puis ainsi dire, à son maximum d'intensité, afin de vous mieux faire saisir ses caractères, en vous les faisant voir sous leur forme la plus accentuée, et la plus maligne. L'herpétis, heureusement, n'a pas toujours ni cette gravité, ni cette terminaison fatale. Elle n'est souvent qu'un ennemi gênant, douloureux, mais non mortel ; ses lésions restent souvent restreintes, limitées à certaines régions, circonscrites dans certaines limites ; elles y déterminent certains accidents, du suintement, des sécrétions humides, ou épidermiques, du prurit, des démangeaisons rarement continues, le plus habituellement intermittentes, avec des exacerbations et des poussées douloureuses, qui se produisent ordinairement le soir, quand le malade se déshabille, la nuit, à la chaleur du lit, et sous l'influence d'un changement de température ; il en résulte pour la peau, une sorte d'excitation qui réveille le caractère prurigineux de l'affection, et lui donne comme une impulsion nouvelle.

Il y a donc, pour la diathèse herpétique, une forme grave, par l'intensité de ses manifestations, par leur généralisation, par les accidents qu'elles déterminent, et par les complications internes qu'elles occasionnent, par les troubles profonds qu'elles produisent, par la cachexie et par les dégénérescences organiques, qui sont trop souvent sa terminaison fatale.

Il y a aussi une forme légère, compatible avec la santé, qu'elle est impuissante à troubler d'une manière

sérieuse. Dans sa forme légère, les manifestations cutanées de l'herpétis sont même, très souvent, une condition
nécessaire à la santé. Quand elles se sont produites,
certains troubles fonctionnels, congestifs, respiratoires,
nerveux, ou digestifs cessent par cela même ; les malades ne sont jamais mieux portants que pendant la durée
de certaines éruptions, et quand ces éruptions se sont
faites dans tout leur développement. Ces éruptions
constituent une crise salutaire, une sorte d'émonctoire
naturel, qui débarrasse l'économie de principes malfaisants, dont l'existence était un trouble pour l'organisme,
et un obstacle au libre fonctionnement de ses appareils
physiologiques.

Si la diathèse herpétique revêt deux formes bien distinctes, une forme grave, et une forme légère, quand
elle est abandonnée à elle-même, en l'absence de toute
influence thérapeutique, un traitement rationnel, bien
dirigé, tenant compte, à la fois, et de la diathèse elle-
même, et de la constitution du malade, peut modérer
l'intensité des manifestations diathésiques, diminuer
leur gravité, restreindre leurs développements, éloigner
leurs récidives, en un mot empêcher la diathèse de
prendre sa forme grave, et la maintenir dans les limites
de sa forme légère ou bénigne. Bien plus, un traitement
dirigé, comme il doit l'être, remplissant toutes les indications qu'il doit remplir, et continué pendant un temps
suffisamment prolongé, peut, sinon dans tous les cas,
du moins dans un nombre de cas encore assez considérable, détruire le principe herpétique, en purger l'économie, de manière à en arrêter complètement les manifestations, à les empêcher de se reproduire, à en effacer
toute trace ; en d'autres termes, la diathèse herpétique,

comme la diathèse scrofuleuse, comme la diathèse tuberculeuse, comme la diathèse syphilitique, peut être
atténuée, mitigée, arrêtée dans son évolution, et même
guérie par un traitement convenable. Quel doit être ce
traitement? — Nous le dirons plus loin, dans des leçons
qui lui seront spécialement consacrées.

DIXIÈME LEÇON

Traitement des maladies de la peau par les eaux minérales.

Messieurs,

Vous possédez, maintenant, des notions assez complètes sur les affections cutanées. Vous savez comment, et par quelles lésions anatomiques elles sont constituées; vous savez ce que deviennent ces lésions, une fois formées, et quels sont les phénomènes de sécrétion, sèche ou humide, qui se produisent au sein du plus grand nombre d'entre elles : vous savez comment, indépendamment de leur nature, elles peuvent se diviser en lésions toujours bénignes, en lésions toujours malignes, et en lésions mixtes, c'est-à-dire tantôt bénignes et tantôt malignes. Considérées au point de vue de leur étiologie, je vous ai dit quelle idée vous devez vous faire de ces lésions, qui sont : tantôt des affections purement locales; tantôt des affections parasitaires, sans racine dans l'économie; d'autres fois, de véritables et salutaires émonctoires; d'autres fois encore, et c'est le cas le plus ordinaire, des symptômes, des manifestations de nos états pathologiques les plus divers. Nous avons dû, à ce propos, discuter les doctrines des scrofulides bénignes et primitives de M. Bazin, de l'arthritis, et de l'herpétis. Je vous ai démontré physiologiquement et cliniquement que les éruptions de la première enfance ne sont pas, comme le prétend M. Bazin, des *scrofulides*, mais des affections inflammatoires, simples et purement locales, tenant, d'une part, à la finesse, à l'exquise impressionnabilité de la peau de l'enfant, et, d'autre part, à une disposition générale phlegmasique, qui est en lui et qui résulte de sa constitution physiologique. Je vous ai démontré que la théorie de l'arthritis est une théorie fausse en tout point, aussi bien au point de vue de sa base, que de ses prétendus symptômes, qui n'ont aucun caractère constant, sérieux et idiosyncrasique, que les prétendues arthritides ne sont, les unes que des affections idiopathiques et locales, et les autres que des herpétides modifiées par la constitution des malades, que, par conséquent, vous devez rayer l'arthritis et la diathèse arthritique du vocabulaire dermatologique. Je vous ai démontré, au contraire, que l'herpétis est une véritable maladie, et que la diathèse herpétique est vraiment et incontestablement une diathèse, aussi vraie, aussi réelle dans son existence que les diathèses syphilitique et scrofuleuse. Nous avons vu que cette diathèse s'impose à nous par des faits cliniques indéniables, et par un ensemble de caractères anatomiques et pathologiques, constants, toujours les mêmes, parfaitement tranchés, et qui, n'appartenant qu'à elle, lui constituent, par conséquent, une individualité pathologique véritable.

Nous en sommes là, messieurs, et toutes ces données nous amènent logiquement à vous parler, d'une manière générale, du traitement des maladies de la peau. Cette question est vaste et très complexe ; nous

pouvons la diviser en deux parties distinctes : dans
l'une, je vous dirai comment vous devez comprendre ce
traitement ; quelle idée vous devez vous en faire ; sur
quelles bases il repose ; comment vous devez le diriger ; quel emploi vous devez faire des médicaments
spécifiques, altérants, dépuratifs ; et dans quels cas, vous
devez instituer une médication, à la fois externe ou
locale, et interne ou générale ; dans l'autre, je vous parlerai des eaux minérales, de leur valeur thérapeutique,
du choix que vous devez en faire, de leurs indications,
et de leurs contre-indications. Commençons par cette
dernière partie, en raison de son actualité. Nous
sommes, en effet, dans la saison, où toutes les stations
d'eaux appellent les malades, et comme cette saison ne
comprend, pour la plupart d'entre elles, que 4 mois,
c'est-à-dire les mois de juin, juillet, août et septembre,
c'est précisément le moment de vous en parler.

Les eaux minérales sont de plus en plus en faveur ;
et, d'année en année, nous les voyons plus fréquentées.
Cette vogue incessamment croissante tient à plusieurs
causes : d'abord, à leur incontestable efficacité ; tantôt,
comme aux Eaux-Bonnes, comme à Cauterets, comme
à Allevard, comme à Saint-Gervais, leur principe sulfureux modifie avantageusement l'innervation, la sécrétion maladive et l'état congestionnel, ou tuberculeux
des organes respiratoires ; tantôt, comme à Amphion,
comme à Spa, comme à Saint-Moritz, comme à Luxeuil,
comme à Royat, leurs principes ferrugineux réparen
les forces et reconstituent le sang appauvri ; d'autrefois,
quand il y a pléthore sanguine, quand les principes
azotés existent en excès dans l'économie, et qu'ils y traduisent leur présence par de la dyspepsie, par de la gra-

velle, par des urines chargées d'acide urique, par des
accidents goutteux, bilieux, ou apoplectiques, les eaux
de Vichy, de Vittel, de Contrexeville, de Pougues, de
Ragatz, de Plombières, de Chatel-Guyon, d'Evian, les
décomposent, les éliminent, les expulsent, et en débarrassent l'organisme, au milieu duquel elles s'infiltrent,
pour le purger et le lessiver en quelque sorte.

Une autre cause de la vogue toujours croissante des
eaux minérales, c'est, d'une part, le besoin de locomo-
tion qui s'est emparé de notre époque, et c'est d'autre
part l'attrait qu'elles exercent, au point de vue du pittoresque et du charme du voyage; presque toutes, en
effet, sont situées dans les montagnes, dans les Pyrénées, dans les Alpes, dans les Vosges, c'est-à-dire au
milieu des beautés naturelles les plus séduisantes. Ajou-
tons que les médecins, de plus en plus nombreux,
qui se sont donné la mission de présider à l'emploi de
ces eaux, éprouvent pour elles, un amour tout paternel
et tout maternel, et qu'ils en célèbrent les bienfaits et les
vertus, par des écrits, par des publications, où s'étalent
tout au long les récits des cures les plus merveilleuses.

Aussi les malades, possédés, pour ces bienfaisantes
naïades, d'un attrait irrésistible, réclament-ils tous les
ans, au printemps, une ordonnance de leur médecin, qui
les dirige dans le choix d'une station d'eau minérale.
La connaissance exacte et sérieuse des eaux, de leur
composition chimique, de leur température, de leur
abondance, de la manière dont elles sont administrées,
et même du pays où elles se trouvent, des ressources et
des agréments que ce pays présente est donc, aujour-
d'hui, plus que jamais, nécessaire au médecin. Je n'ai
pas, vous le comprenez, messieurs, l'intention de vous

faire l'histoire de toutes les eaux en général, et de leur application à toutes les maladies, non, je ne vous parlerai des eaux qu'au point de vue seulement des maladies de la peau.

Quelle est donc la valeur des eaux minérales, dans le traitement des affections cutanées? quelles sont leurs indications et leurs contre-indications? — Voilà ce que nous allons examiner.

Je vais tout de suite formuler les trois propositions suivantes, qui vont, sans doute, vous causer un grand étonnement, car elles sont dans le plus complet désaccord avec les croyances les plus généralement admises :

1° Un très petit nombre d'eaux minérales, et dans des cas très peu nombreux, conviennent au traitement des maladies de la peau.

2° Le plus grand nombre des eaux minérales, y compris les bains de mer, sont nuisibles, dans le traitement de ces maladies.

3° Les eaux minérales, les plus riches en principes minéralisateurs, sont précisément les plus contre-indiquées et les plus dangereuses, dans le plus grand nombre des cas.

Ces trois propositions, messieurs, que je n'hésite pas à poser en principes, vont, sans doute, profondément indigner nos honorables confrères, les médecins hydropathes, je le regrette, mais la vérité avant tout : *amicus Plato, sed magis amica veritas.*

Voyons donc comment nous allons pouvoir vous démontrer que, dans le traitement des maladies de la peau, vous ne devez que très rarement recourir aux eaux minérales, et choisir, de préférence, les plus faiblement minéralisées.

Rappelez-vous, messieurs, les principes d'une saine clinique; rappelez-vous, en particulier, ce que je vous ai dit, à propos du diagnostic des maladies de la peau : avant de songer à formuler un traitement, il faut déjà, et avant tout, établir quelle est la nature de cette maladie, quelle est la lésion anatomique qui la constitue, quel nom vous avez à lui donner, à quelle période de son évolution elle est arrivée, et sous quelle forme, aiguë, ou chronique, elle se présente. Appliquons donc ces données fondamentales :

Voici un malade, atteint d'une maladie de peau, idiopathique, de cause locale, professionnelle : l'enverrez-vous à une eau minérale quelconque? Évidemment non, car vous le guérirez en huit jours, en l'éloignant de la cause morbide, et par de simples topiques émollients, ou altérants, suivant la forme aiguë, ou chronique que revêt son éruption.

En voici un autre : c'est un *parasitaire;* des lésions polymorphes se sont produites dans les régions habitées par les parasites, végétaux ou animaux; — eh! bien, lui prescrirez-vous les eaux? — Non, ce serait bien inutile, car quelques bains généraux ou locaux, et des applications émollientes, auront, en quelques jours, effacé l'éruption concomitante et symptomatique de l'existence des parasites, et vous pourrez alors détruire les parasites par un traitement convenable. Or, il n'y a pas une seule eau minérale qui puisse remplacer avantageusement ce traitement si simple, si rationnel et si efficace, qui consiste à mettre le parasite dans un rapport direct et immédiat avec l'agent parasiticide.

Nous voici maintenant en présence d'une affection cutanée que nous pouvons appeler une affection *cri-*

tique; c'est une crise salutaire, une révulsion spontanée qui s'est produite sur la peau ; c'est un courant morbide, qui, primitivement, s'était fixé sur des organes viscéraux, et qui, changeant de direction, a abandonné ces organes, pour se porter sur la peau. — Prescrirons-nous des eaux minérales? — Non, car elles seraient absolument inutiles ; elles pourraient même être dangereuses, soit en répercutant l'éruption cutanée, en la renvoyant aux organes intérieurs qu'elle avait quittés, soit, au contraire, en l'exagérant, et en lui donnant une intensité, et une extension qui pourraient devenir inquiétantes.

Mais, maintenant, supposons le cas contraire, d'un trouble fonctionnel, ou organique qui se serait produit à la suite de la disparition d'une dermatose; nous voulons rappeler cette **dermatose,** avec l'espoir que sa réapparition mettrait fin à ce trouble fonctionnel, ou organique redoutable. **Dans ce cas, nous pouvons** envoyer le malade aux eaux; il s'agit de produire sur sa peau une action irritante, qui devienne la cause et l'appel d'un molimen morbide; prescrivons-lui donc des eaux excitantes, soit par leur haute température, soit par leur haut degré de minéralisation : prescrivons-lui Louèche, avec ses eaux très chaudes et très chargées de sulfate de chaux, de magnésie et de potasse, avec ses piscines, dans lesquelles on passe des journées presque entières; prescrivons-lui les étuves de Plombières, ou les eaux sulfureuses de Cauterets, de Bagnères de Luchon, de Barèges ou d'Aix-les-Bains. **Remarquez** bien que, dans ce cas, il s'agit de *produire,* et non pas de *guérir* une maladie de la peau.

Abordons enfin les maladies de la peau que nous

avons appelées *symptomatiques*, parce qu'elles ne sont rien autre chose que les manifestations extérieures de nos états pathologiques les plus divers.

Il est évident que nous n'enverrons point, à des eaux minérales quelconques, un malade atteint d'érythème papuleux, ou d'urticaire aiguë, l'une et l'autre affection traduisant un trouble gastrique passager, et dont quelques jours de diète, avec un vomitif et une purgation, feront justice. Mais il y a une forme d'urticaire chronique, *l'urticaria evanida*, forme très rebelle, très douloureuse, à manifestations intermittentes, se produisant le plus souvent la nuit, empêchant tout sommeil, et, par conséquent, portant une atteinte sérieuse à la santé générale; elle est liée le plus habituellement à une dyspepsie chronique. — Nous pourrons, dans ce cas, envoyer le malade aux eaux, mais nous l'y enverrons, non pas pour la peau, que l'action des eaux ne ferait qu'irriter encore davantage. Nous l'enverrons à des eaux ayant une action spéciale sur le tube digestif, telles que Plombières, Brides-les-Bains, Royat, Vichy, Salins de Moûtiers, Salins du Jura. Nous aurons bien soin de lui recommander de ne faire usage de ces eaux qu'en boisson seulement, car, prises en bains, elles ne feraient qu'augmenter l'irritabilité de la peau.

Il y a, vous le savez, messieurs, une classe de maladies de la peau, que nous avons appelées *cachectiques*, parce qu'elles sont l'expression d'un état d'affaiblissement général, plus ou moins prononcé, d'un appauvrissement du sang, d'une dégradation plus ou moins complète de la constitution. Ces maladies sont le *purpura*, le *rupia*, le *pemphigus*, l'*ecthyma*, dans une de ses formes *ecthyma cachecticum*.

Enverrons-nous ces malades-là à des eaux minérales pour s'y baigner? — Gardons-nous-en bien : toutes
les eaux, et surtout les plus fortement minéralisées,
telles que les eaux sulfureuses de toute la chaîne pyré-
néenne, telles que les eaux sulfatées d'Uriage et de
Louèche, telles que les bains de mer, en irritant la peau
ne feraient que donner une impulsion de plus aux
lésions ulcératives qui la détruisent et la désorganisent,
et par conséquent ne feraient que précipiter le malade
vers une catastrophe finale et rapide. Prescrivons, à
tous les cachectiques, l'air vivifiant de la mer et des
montagnes, dont l'action peut contribuer puissamment
au rétablissement de leurs fonctions physiologiques,
et favoriser, par conséquent, la disparition des manifestations cutanées de leur état cachectique, mais défen-
dons-leur de prendre des bains, dont la composition
chimique, ou la température irritante ne ferait qu'augmenter l'intensité de ces manifestations.

Quelle conduite tiendrons-nous relativement aux
dermatoses syphilitiques, aux syphilides secondaires,
précoces et tardives, et aux syphilides ulcéreuses, ou
tertiaires? Allons-nous, dans ces différents cas, prescrire l'usage des eaux minérales? — Non, mille fois
non. D'abord les syphilides, n'étant que l'expression de
la présence, dans l'économie, du virus syphilitique, ne
peuvent guérir que par le fait de la destruction de ce
virus; or, le mercure et l'iodure de potassium, seuls,
ont la vertu de détruire ce virus; aucune eau minérale
ne possède ce pouvoir. Il est de précepte, ne l'oublions
pas, dans le traitement des syphilides, d'éloigner de la
peau et des muqueuses, toute irritation, car cette irritation ne ferait que développer davantage les lésions

qui s'y sont produites. Or, toutes les eaux minérales, aussi bien les eaux sulfureuses des Pyrénées que les eaux salines chargées de sulfate de chaux, de magnésie, de potasse, de chlorure de sodium, de Louèche et d'Uriage, ou d'arsenic, telles que les eaux de la Bourboule, toutes ces eaux-là sont irritantes pour la peau. Incapables, par elle-mêmes, de détruire le virus syphilitique, elles ne feraient qu'en augmenter, sur la peau, les désastreux effets ; elles augmenteraient l'intensité de la poussée syphilitique, elles transformeraient des syphilides, *bénignes* par elle-mêmes, en syphilides *malignes*, ou ulcéreuses, et elles pourraient y développer le phagédénisme, c'est-à-dire le plus redoutable de tous les accidents vénériens et syphilitiques. C'est ainsi, qu'il y a quelques années, un de nos clients, atteint d'une syphilide papulo-squameuse, étant allé, malgré notre défense, aux eaux de Barèges, en revint avec un rupia syphilitique, qui mit sa vie dans le plus grand danger. Vous pourrez sans doute, à la période des accidents osseux et viscéraux, envoyer des syphilitiques aux bains de mer, aux Pyrénées, à Uriage, mais ce ne sera que quand toute lésion cutanée aura disparu, que quand la peau sera tout à fait intacte ; ce ne sera qu'alors qu'elle pourra supporter impunément l'action des eaux.

Ce que nous venons de dire, relativement à la syphilis et aux syphilides, s'applique parfaitement à la scrofule et aux scrofulides. Les eaux sulfureuses, chlorurées et sulfatées d'Uriage ; les bains de mer ; les eaux fortement sulfureuses de Cauterets, de Bagnères de Luchon, de Barèges, d'Aix-les-Bains, modifient avantageusement le tempérament scrofuleux ; elles amènent la résolution

des engorgements ganglionnaires, de l'empâtement
scrofuleux, des exostoses, des arthrites. Mais si la peau
est entamée, si elle est labourée par des ulcérations, ou
seulement mouchetée de tubercules, ou même simplement maculée de ces plaques d'un rouge vineux, recouvertes, ou non, de squames, qui constituent la scrofulide
érythémateuse, ou érythémato-squameuse, alors n'en-
voyez pas le malade à ces eaux; elles sont trop excitantes, elles pourraient donner une impulsion plus
forte aux lésions scrofuleuses, qui, bien que torpides
dans leur évolution, peuvent cependant subir une véritable poussée, et même devenir le siège d'un redoutable phagédénisme; prescrivez alors les eaux plus
douces, moins sulfureuses et iodées d'Allevard; les
eaux iodurées et bromurées de Saxon, et les eaux sulfureuses calciques, sulfatées et carbonatées, sulfate et
carbonate de chaux, de Saint-Gervais; ces eaux, peu
excitantes, seront bien supportées par la peau; les
malades auront l'avantage de respirer l'air vif des montagnes, plus utile, peut-être encore, que les eaux elles-
mêmes. Celles-ci, du reste, ne sauraient jamais remplacer le traitement méthodique des scrofulides, c'est-
à-dire, les cautérisations pratiquées avec le thermo-
cautère; l'emploi de topiques, tels que la pommade
au bi-iodure de mercure, destinés à leur faire subir une
transformation locale, par le fait d'une inflammation
substitutive qu'ils y déterminent, les scarifications répétées, et pratiquées, conjointement avec une médication
interne iodée, amère et ferrugineuse.

Vous le voyez, messieurs, les eaux minérales, en
elles-mêmes, et par elles-mêmes, ne sont que d'un faible
secours dans le traitement des maladies de la peau.

Très souvent dangereuses, elles ne sont utiles que dans certains cas, lorsque la peau n'a rien à craindre de leur action irritante ; lorsqu'une phlegmasie cutanée est assez éteinte, pour que vous n'ayiez pas à redouter de la voir ravivée, comme dans l'évolution de l'eczéma, par exemple ; lorsqu'en un mot elles ne peuvent déterminer aucune excitation inflammatoire, végétante, secrétante, ou ulcérative.

Ce sera donc avec une grande circonspection que vous y enverrez les malades. Vous n'oublierez pas que si, dans certains cas, elles sont d'une incontestable efficacité, dans d'autres cas, elles sont absolument inutiles, et quelquefois même très dangereuses ; nous en avons, tous les ans, de nombreux et malheureux exemples.

Ainsi nous voyons des eczémas qui étaient à leur période de déclin, être ramenés à leur période inflammatoire et fluente, par les eaux de Louëche, d'Uriage, des Pyrénées et de Royat. Les eaux de Saint-Gervais, au contraire, plus douces, moins fortement minéralisées, sont utiles dans la période ultime, et dans la forme chronique de l'eczéma ; nous ne saurions trop les recommander.

Les eaux minérales très actives, telle que celles de Louëche, de la Bourboule, de Royat, des Pyrénées, sont indiquées dans les cas d'épaississement pachydermique de la peau, lorsque, pour arriver à la guérison, il faut ranimer la vitalité de la peau, en y déterminant une poussée inflammatoire.

Les affections cutanées, à forme toujours chronique, et sans caractère inflammatoire, telle que le psoriasis et le prurigo, résistent à toutes les eaux minérales.

ONZIÈME LEÇON

De la douleur dans les maladiés de la peau.

Messieurs,

Une raison d'actualité nous a engagé à vous parler, samedi dernier, du traitement des maladies de la peau, par les eaux minérales. Nous vous avons dit et démontré cliniquement que les eaux minérales, si utiles, si efficaces, souvent dans un grand nombre d'états pathologiques, le sont au contraire très peu et très rarement, lorsqu'il s'agit des lésions, des affections cutanées elles-mêmes ; et nous vous avons développé ce principe de thérapeutique dermátologique, que nous résumons ici, dans les trois propositions suivantes :

1° Un très petit nombre d'eaux minérales sont utiles dans le traitement des maladies de la peau.

2° Le plus grand nombre des eaux minérales sont nuisibles dans le traitement de ces maladies.

3° Les plus dangereuses, et celles qu'il faut prescrire le plus rarement, et avec le plus de circonspection, sont les eaux les plus actives, les plus fortes et les plus riches en substances minérales.

Avant d'aller plus loin dans l'exposé du traitement des maladies de la peau, par les moyens ordinaires, avant de vous dire ce que doit être ce traitement, comment vous devez le comprendre, le prescrire, et le diriger, dans votre pratique habituelle, il m'a paru convenable d'étudier avec vous ces maladies, sous certains côtés que nous n'avons pas encore abordés. Nous y puiserons les documents cliniques les plus importants.

Nous avons vu, messieurs, que parmi les lésions anatomiques constitutives des maladies de la peau, les unes restent toujours les mêmes, immuables, immobiles, fixes et sans aucun changement; que les autres, au contraire, subissent des modifications dans leur manière d'être, parce qu'elles sont le siège d'un travail de sécrétion, sèche ou humide. Nous avons vu que, envisagées seulement au point de vue de leurs lésions anatomiques, les unes sont toujours bénignes, les autres toujours malignes, et quelques-unes, tantôt bénignes et tantôt malignes, suivant des conditions spéciales que nous avons déterminées. Je voudrais aujourd'hui vous parler d'un autre fait pathologique inhérent à un certain nombre de ces lésions, et qui mérite bien de fixer votre attention : ce fait, c'est la douleur.

Il y a des maladies de la peau qui sont douloureuses, il y en a d'autres qui ne le sont pas; ainsi l'urticaire, le prurigo, le lichen se distinguent par l'intensité de la douleur qui est un de leurs symptômes pathognomoniques et constants; le psoriasis, l'ichthyose, le lentigo, le vitiligo, la roséole ne donnent lieu à aucune douleur.

Le phénomène douleur se présente avec de nombreuses variétés de formes, de manières d'être, de manifestations. Tantôt c'est une sensation de tension, de chaleur, de brûlure, de cuisson, comme dans l'érythème, l'érysipèle, l'impétigo, l'eczéma ; sensations, dont l'intensité devient excessive et insupportable lorsque les parties malades sont en contact, en frottement les unes avec les autres, ou avec des corps étrangers ; ainsi en est-il dans l'érythème interlrigineux.

Tantôt la douleur consiste en picotements ; il semble au malade que des pointes d'aiguilles, ou d'épingles s'enfoncent dans sa peau ; il en est ainsi dans le lichen. D'autres fois, et c'est le cas le plus fréquent, la douleur est un prurit, une démangeaison, c'est-à-dire une sensation agaçante, irritante, toute spéciale, qui porte les malades à se gratter, et cela d'une manière irrésistible.

Ces variétés dans la modalité, dans la manifestation de la douleur se produisent, non pas seulement dans des affections cutanées différentes, mais dans la même affection, suivant les différentes périodes de son évolution. Ainsi, dans la première et la deuxième période de l'évolution de l'eczéma, il y a sensation de tension, de chaleur, de cuisson et de brûlure ; dans la quatrième, la tension, la chaleur, la cuisson et la brûlure ont disparu, elles ont fait place à la démangeaison. Quelquefois la même maladie, douloureuse dans une ou plusieurs de ses périodes, cesse de l'être dans une autre période. Ainsi l'eczéma chaud, cuisant et brûlant dans ses deux premières périodes, et prurigineux dans sa quatrième période, n'est pas douloureux dans sa troisième période, c'est-à-dire dans sa période de sécrétion et de croûtes. L'impétigo, l'herpès, l'ecthyma, chauds et brûlants dans leurs deux premières périodes, deviennent tout à fait insensibles dans leur période de dessiccation et de croûtes.

Variable dans ses diverses modalités, la douleur ne l'est pas moins dans les divers degrés de son intensité. Légère et peu prononcée dans l'érythème, dans l'ecthyma, dans la varicelle, dans le rupia, dans la miliaire, dans le pemphigus, elle devient insupportable dans l'urticaire, dans l'eczéma rubrum, dans le lichen aigu ; et, dans certaines formes du prurigo herpétique, dans les formes dites : *prurigo formicans, prurigo ferox,* elle prend une telle violence, une telle intensité qu'il n'y a plus, pour les malades, ni appétit, ni repos, ni sommeil possibles ; ils endurent de telles tortures que leur santé en est détruite, et que le désespoir, dans certains cas, les a menés au suicide.

Variable dans ses modalités et dans son intensité, la douleur, dans les maladies de la peau, varie encore dans ses modes de manifestation. Quelquefois elle est continue, permanente, uniforme comme dans l'eczéma, l'impétigo, l'herpès ; d'autres fois, au milieu de sa continuité, se produisent, sous certaines influences, les plus remarquables exacerbations : ainsi le prurit de la gale devient intolérable, à la chaleur du foyer, et à la chaleur du lit ; les démangeaisons du lichen et du prurigo redoublent d'intensité, le soir, quand le malade se déshabille, et quand il est au lit. Quelquefois même la douleur revêt, dans ses manifestations, le type absolument intermittent, et souvent régulièrement périodique ; elle cesse d'elle-même, spontanément, sans raison apparente, pour revenir spontanément aussi, à certains intervalles, le soir, la nuit, au moment de certaines émotions ; ce sont des ondées, des poussées, des crises, des accès de douleur, qui surgissent tout à coup, et dont l'intensité souvent excessive, atroce, cause aux malades une souffrance qu'ils ne peuvent pas dissimuler, et les jette dans une surexcitation qn'ils sont impuissants à maîtriser. Il en est ainsi dans la forme chronique de l'urticaire, dite *urticaria evanida nocturna ;* il en est ainsi encore dans les affections prurigineuses des parties génitales, dans les deux sexes, chez la femme surtout, plus impressionnable, plus nerveuse, et chez laquelle, par conséquent, les sensations douloureuses sont plus vives que chez l'homme.

Tels sont, messieurs, les différents caractères que prend la douleur, dans les maladies de la peau, et telles sont ses diverses manifestations : cuisson, tension, picotements, chaleur, brûlure, élancements, prurit, ou démangeaisons, continuité, exacerbation, intermittence, périodicité. Mais nous n'en avons pas fini avec l'étude de cet important phénomène, nous avons encore à l'envisager à d'autres points de vue.

Nous avons constaté que toutes les maladies de la peau, étudiées relativement aux différentes manières dont s'opère leur évolution, peuvent se diviser en deux grandes classes : maladies *non sécrétantes,* et maladies *sécrétantes ;* lesquelles, à leur tour, se subdivisent en maladies *sécrétantes sèches,* et maladies *sécrétantes humides.* L'activité, la vitalité morbides des lésions cutanées s'affirme par la sécrétion qui s'opère en elles, et dont elles sont le siège. Or, chose remarquable, le phénomène *sécrétion,* et le phénomène *douleur,* s'excluent réciproquement, et ne se trouvent pas réunis simultanément, et dans la même affection, les affections essentiellement douloureuses sont des affections non sécrétantes telles que l'urticaire, telles que le lichen, telles que le prurigo. C'est dans ces affections-là, que la dou-

leur atteint son paroxysme, son maximum d'intensité.
qu'elle devient excessive et dangereuse pour la santé, et
même pour la vie des malades.

Les affections sécrétantes, au contraire, ne connaissent pas, ou du moins ne connaissent, qu'à un très faible
degré, la douleur. Ainsi en est-il du pemphigus, du
rupia, de l'ecthyma, du psoriasis, de l'herpétide exfoliatrice, de l'icthyose; toutes ces affections ne sont que
peu, ou point douloureuses.

Il y a, vous le savez, des affections qui sont, tantôt
bénignes et tantôt malignes, suivant certaines conditions de leur siège et de leur développement; je vous ai
fait connaître ces conditions; or, il y en a aussi qui
sont tantôt douloureuses et tantôt exemptes de douleur,
suivant que, dans les diverses phases de leur évolution,
elles sont sécrétantes, ou non sécrétantes. Ainsi, par
exemple, dans ses deux premières périodes, l'eczéma
aigu donne lieu à une sensation de chaleur, de brûlure,
de tension; c'est qu'alors il ne sécrète pas, ou du moins
qu'il sécrète seulement les gouttelettes, à peine visibles,
de sérosité, contenues dans des vésicules infiniment
petites. Mais arrive la troisième période, les vésicules
se rompent, les surfaces du derme exulcérées sont à nu
et produisent en abondance la sécrétion séro-gommeuse
pathognomonique de l'affection. L'eczéma est fluent, et
alors, et par cela même, il cesse d'être douloureux.
Quand la quatrième période s'est constituée par la cicatrisation et le desséchement des parties exulcérées, qui
ne sécrètent plus rien que quelques squames foliacées,
alors l'eczéma redevient douloureux, la sécrétion a disparu, la douleur reparaît; ce n'est plus une chaleur,
une cuisson et une brûlure, comme dans les deux pre-

mières périodes, c'est un prurit, c'est une démangeaison souvent intolérables, qui forcent le malade à se gratter, comme s'il était atteint d'un lichen, d'une urticaire, ou d'un prurigo. Et, puisque nous parlons de l'eczéma, quand est-ce qu'il est le plus intolérable, le plus énervant par les démangeaisons atroces, irrésistibles, qu'il occasionne? N'est-ce pas quand il se présente sous sa forme dite : *eczéma rubrum*, c'est-à-dire sous une forme, où la sécrétion est à peu près nulle?

Ainsi donc la sécrétion et la douleur sont deux phénomènes morbides qui ne vont pas ensemble, qui s'excluent réciproquement.

Je dois vous faire remarquer encore, messieurs, que la douleur n'est nullement en rapport avec la gravité des lésions; au contraire, on peut établir en principe, que l'intensité de la douleur est en raison inverse de l'importance, ou de la gravité des lésions cutanées.

Voyez ces énormes et hideuses croûtes de rupia, qui recouvrent des ulcérations larges et profondes, desquelles s'écoule une sanie purulente infecte... pas de douleur! voyez ces ulcères des jambes qui ont détruit toute l'épaisseur du derme, et de l'hypoderme, dénudé et disséqué les muscles... pas de douleur! voyez ces larges surfaces exulcérées de l'eczéma aigu et fluent... peu ou pas de douleur! voyez ces épaisses carapaces écailleuses du psoriasis, qui ont transformé la peau en une véritable cuirasse dure, sèche, inextensible... peu ou pas de douleur! voyez ces masses croûteuses de l'impétigo, que l'on a pu comparer à des rochers, à cause de leurs saillies proéminentes, considérables au-dessus de la peau, qu'elles recouvrent comme d'un masque (impétigo larvalis)... peu ou pas de douleur!

Pour trouver la douleur, il faut la chercher dans des lésions cutanées bien peu importantes en elles-mêmes, sans aucune gravité apparente, quelquefois même si peu prononcées qu'elles sont imperceptibles, insaisissables.

Ne sont-ce pas en effet les petites papules isolées et aplaties du prurigo, les élevures fugaces de l'urticaire, qui donnent lieu aux picotements les plus aigus, aux élancements les plus violents, aux démangeaisons les plus insupportables? et quant aux accès du prurit anal, scrotal et vulvaire, accès si douloureux que les malades ne s'appartiennent plus, qu'ils ne sont plus maîtres d'eux-mêmes, et qu'on les dirait en proie à une véritable rage, à une véritable frénésie, quelle est la lésion anatomique qui les produit? est-ce un prurigo? est-ce un lichen? c'est ce que l'on ne peut pas déterminer d'une manière précise, tant cette lésion est insaisissable, peut-être même y a-t-il absence complète de toute lésion, et n'a-t-on affaire qu'à une simple hyperesthésie nerveuse?

Ainsi donc l'intensité de la douleur, dans les maladies de la peau, ne dépend nullement de la gravité des lésions anatomiques; elle est, au contraire, en raison inverse de la gravité de ces lésions, puisque ce sont les lésions les plus bénignes, les plus simples, les moins apparentes, qui sont le siège des douleurs les plus vives.

Un autre fait important à considérer, c'est l'influence du tempérament, de la constitution du malade, sur la douleur, dans les affections cutanées. Les tempéraments secs, nerveux, irritables sont ceux, chez lesquels, le phénomène douleur se manifeste avec la plus grande intensité ; chez les constitutions molles, lymphatiques, adipeuses, au contraire, les sensations étant plus obtuses, le système nerveux étant moins développé, et l'impressionnabilité moins grande, la douleur a une intensité, en général, beaucoup moindre. Ainsi les affections douloureuses, c'est-à-dire les affections non sécrétantes, existent, de préférence, chez les individus maigres, à constitution sèche et nerveuse; c'est là surtout qu'on voit se développer les formes les plus graves du prurigo, le *prurigo formicans*, le *prurigo ferox*. Le lymphatisme, au contraire, est le terrain de prédilection des affections sécrétantes, et surtout des affections à sécrétion humide et abondante, telles que l'impétigo, l'eczéma fluent, *l'érythème purifluens*, l'acné sébacée fluente, toutes affections qui ne sont que peu, ou pas douloureuses.

Après avoir étudié le phénomène douleur, en lui-même, relativement aux différentes formes, sous lesquelles il se présente, à ses divers modes de manifestations, à ses divers degrés d'intensité, dans ses rapports avec le phénomène de la sécrétion, avec la gravité des lésions anatomiques, et la constitution des malades, voyons maintenant ce qu'il devient dans les dermatoses, considérées au point de vue de leur nature; envisageons-le, par conséquent, par rapport au diagnostic, au pronostic et au traitement.

La douleur n'existe, en général, qu'à un très faible degré dans les affections idiopathiques, de cause locale et professionnelle. Ces affections ne donnent lieu qu'à une vague sensation de tension, de gêne, et quelquefois de chaleur, elles ne deviennent réellement douloureuses qu'à la suite et par le fait de contacts, de frottements, de pressions : il en est ainsi des engelures (érythème pernio) dans lesquelles la douleur n'est développée que par la pression du poids du corps, des chaussures, des

gants, où des corps étrangers. Il en est ainsi de l'érythème intertrigineux, qui, lui aussi, ne donne lieu à de
vives douleurs, de cuisson et de brûlure, que par le contact et le frottement des parties malades les unes sur
les autres.

Dans les affections symptomatiques et concomitantes
des maladies parasitaires, dans la gale par exemple,
dans la phthiriase pédiculaire de la tête, du corps et du
pubis, si l'on fait abstraction de la douleur causée par
le parasite lui-même, on constate que les lésions concomitantes polymorphes sont peu douloureuses; le prurigo, lui-même de la partie supérieure du dos, en vertu
de sa nature parasitaire, n'est que peu prurigineux; il
est aussi remarquable par la rapidité avec laquelle il
disparaît, que par le peu de démangeaisons qu'il occasionne. Or, indépendamment des considérations de son
siège, à la base du cou, entre les épaules, cette immunité de douleur est précieuse pour le diagnostic, car elle
suffit pour distinguer le prurigo parasitaire du prurigo
herpétique, qui est toujours le siège de très vives démangeaisons.

Toutes les lésions cutanées et muqueuses de la syphilis, par cela seul qu'elles sont syphilitiques, jouissent
d'une complète immunité au point de vue de la douleur.
Que ces lésions soient précoces, qu'elles consistent en
simples macules, en papules squameuses, ou non squameuses; ou bien qu'elles soient tardives, tertiaires et
ulcéreuses, qu'elles soient malignes, qu'elles détruisent
les téguments, soit en surface, soit en profondeur; que
ce soit un simple chancre primitif mou, induré, phagédé-
nique, ou bien que ce soient de vastes et profondes
ulcérations, il n'y a pas de douleur, à moins que les

lésions syphilitiques n'aient déterminé, autour d'elles, une inflammation réactionnelle. Mais, dans ce cas, la douleur est le fait de l'inflammation des parties circonférentielles, et non de la lésion syphilitique, qui est indolore par nature. Voyez ce qui se passe à l'isthme du gosier, l'un des sièges habituels des lésions syphilitiques. Tandis qu'une simple rougeur, un simple gonflement cause, dans l'angine catarrhale, des douleurs si vives et que la déglutition exaspère et rend insupportables, les ulcérations syphilitiques les plus profoudes, qui labourent les amygdales du haut en bas, et dans toute leur épaisseur, existent souvent, à l'insu des malades qui n'en ont pas conscience, parce qu'elles ne sont que peu, ou pas douloureuses, parce qu'elles n'apportent que peu, ou pas du tout de gêne à la déglutition. Voyez maintenant ces petites papules acuminées et agglomérées ; c'est un lichen ; il ne donne lieu à aucun picotement, il est indolore, il n'en faut pas davantage pour que vous le diagnostiquiez syphilitique. Ainsi donc le fait de l'immunité de la douleur, pour les lésions cutanées et muqueuses de la syphilis, vous sera très important à considérer, pour éclairer votre diagnostic, votre pronostic et vous guider dans le traitement.

Les lésions de la scrofule, sur la peau et sur les muqueuses jouissent, au point de vue de la douleur, de la même immunité que les lésions syphilitiques, et peut-être d'une immunité plus complète encore. Les ulcérations scrofuleuses les plus vastes et les plus profondes, *le lupus vorax* en profondeur, ou en superficie, ne donnent lieu habituellement à aucune douleur locale, et à aucun trouble général. La scrofule désorganise, détruit les muqueuses et la peau ; elle les anesthésie, en quel-

que sorte, et son œuvre de destruction s'opère paisible-
ment, sans trouble local, et sans trouble général entre
l'insensibilité, l'impassibilité des parties lésées, et le
calme général qui ne subit aucune secousse, aucune
perturbation de la part du désordre local.

Ce sont les lésions cutanées de la dartre, ou herpétis, qui ont le privilège d'être douloureuses, et la con-
station du phénomène douleur va devenir un de leurs
caractères pathognomoniques, un des flambeaux qui
éclairera votre diagnostic. Voici, nous le répétons, un
lichen avec ses papules pointues, effilées, agglomérées
en groupe sur une même surface ; ce lichen n'est pas
douloureux, il ne donne lieu à aucune démangeaison,
c'est un lichen syphilitique. En voici un autre présentant les mêmes caractères extérieurs ; mais celui-là est
prurigineux ; il semble au malade que des pointes d'aiguilles pénètrent dans sa peau ; or, en vertu même, et
par le fait de cette douleur, ce lichen est herpétique, ou
ce qui est la même chose, de nature dartreuse.

Voici maintenant des papules larges, arrondies,
isolées, de couleur rouge foncé, elles ne sont le siège
d'aucune démangeaison, elles sont absolument indolores.
C'est de la syphilis, c'est une syphilide papuleuse. Voici
d'autres papules semblables, ayant à peu près les mêmes
caractères extérieurs, disséminées, comme les premières,
sur le tronc et sur les membres ; elles sont le siège d'un
prurit constant, plus prononcé la nuit, à la chaleur du
lit... c'est un prurigo de nature herpétique.

Ne l'oubliez pas, messieurs, le phénomène douleur
est un des caractères des lésions cutanées de l'herpétis.
Les lésions herpétiques nous présentent la douleur sous
toutes ses formes, avec toutes ses modalités... On la

trouve chaude, brûlante, tensive, cuisante et prurigineuse dans l'eczéma; en dehors de sa période sécrétante, chaude et brûlante aussi dans les deux premières périodes de l'impétigo, de l'herpès; piquante, lancinante, prurigineuse dans le lichen et le prurigo, dans toute la durée de ces deux affections, non sécrétantes, et qui sont les affections douloureuses par excellence.

Le psoriasis, *dartre morte*, torpide, sans puissance réactionnelle, n'éveillant ni troubles locaux, ni troubles généraux, existant quelquefois, à l'insu même des malades qui en sont atteints, n'est, le plus souvent, pas douloureux; il y a cependant quelques cas, où, avant la sécrétion et la formation des squames qui doivent recouvrir les élevures hypertrophiques, il est le siège, lui aussi, en vertu de sa nature herpétique, de démangeaisons assez intenses. Dans l'eczéma, au contraire, la dartre *chaude et vive* par excellence, la vitalité morbide se manifeste, et par une sécrétion humide, abondante, et par la douleur, sous presque toutes ses formes, mais ces deux phénomènes *sécrétion* et *douleur*, ne l'oublions pas, n'existent pas simultanément, ils sont successifs; il y a entre eux, comme nous vous l'avons fait observer, une remarquable alternance.

La douleur n'existe pas que dans les affections cutanées de nature herpétique; on la trouve aussi sous la forme de tension, de chaleur et de brûlure, dans l'érysipèle. On la trouve encore, et de la manière la plus constante, la plus vive et la plus prononcée sous la forme d'élancements, de cuissons, de brûlure et de prurit, dans l'urticaire, aussi bien dans l'urticaire aiguë *(urticaria febrilis)*, dans l'urticaire spasmodique, fugace et nerveuse, que dans l'urticaire chronique, à retours réguliers *(urticaria evanida)*. C'est dans cette dernière forme de l'urticaire, si remarquable par ses réapparitions intermittentes, périodiques et nocturnes (urticaria evanida nocturna), et si redoutable par sa ténacité, et par les troubles qu'elle occasionne, que la douleur se manifeste avec la plus excessive intensité; elle éclate par bouffées, par accès, dont l'acuité dépasse toute description. Il n'y a plus, pour le malade, ni sommeil, ni calme, ni repos; l'appétit se perd, l'amaigrissement fait de rapides progrès, et la santé générale, profondément ébranlée, subit les plus dangereuses atteintes, d'autant plus que cette forme, toujours grave, de l'urticaire est habituellement un des symptômes de troubles sérieux et chroniques, dans les fonctions gastro-intestinales.

Telles sont, messieurs, les principales données que la constatation du phénomène douleur pourra vous fournir dans le diagnostic des affections cutanées.

Vous devrez, quand il s'agira du pronostic, tenir le plus grand compte de ce même phénomène.

Ainsi, le prurit qui signale la quatrième période de l'eczéma, par sa vivacité, par les grattages irrésistibles qu'il occasionne, peut devenir la cause d'une nouvelle poussée aiguë de l'eczéma, dont la durée peut ainsi se perpétuer indéfiniment.

La douleur si violente et si tenace du lichen, du prurigo, de l'urticaire dans leurs formes graves, du prurit scrotal, anal et vulvaire, suffit pour enlever les malades à leur vie habituelle, à leurs travaux, à leurs relations sociales, et pour épuiser, par l'intensité même de la souffrance, leur système nerveux et leurs forces vitales. C'est le phénomène douleur seul, ne l'oubliez pas, qui donne de la gravité à ces formes si redoutables du prurigo, que l'on appelle *prurigo formicans, prurigo ferox;* la lésion anatomique, par elle-même, est sans importance ; mais la douleur a une telle violence, que toutes les fonctions physiologiques en sont profondément troublées, qu'il n'y a plus ni appétit, ni sommeil, ni calme, ni repos possibles, et que le malade, épuisé par d'intolérables souffrances, peut tomber dans le marasme et la fièvre hectique. Dans le prurit de la zone génitale, chez la femme surtout, la douleur a de tels paroxysmes, elle cause une telle agitation, que les malades ne s'appartiennent plus, que leur raison peut être troublée, qu'ils sont en proie à de véritables et irrésistibles mouvements convulsifs, et que leur santé, comme leur caractère, peut en subir les plus désastreuses atteintes.

Telle est, messieurs, l'importance du phénomène douleur dans les maladies de la peau; nous verrons dans une autre leçon spécialement consacrée au traitement, quels sont les moyens thérapeutiques que nous avons à lui opposer.

DOUZIÈME LEÇON

Des complications locales et superficielles dans les maladies de la peau.

Messieurs,

Les maladies de la peau, abstraction faite de leur nature, ne sont pas seulement graves par l'importance des lésions anatomiques qui les constituent, par les vastes surfaces que ces lésions peuvent occuper, par les douleurs qui les accompagnent, par les troubles qu'elles apportent dans la vie sociale; elles sont graves encore par les complications qu'elles entraînent, et par les métastases ou répercussions dont elles sont l'occasion.

En dermatologie nous donnons, le nom de *complication*, à des accidents, qui ne sont pas inhérents à une dermatose préexistante ou primitive, qui n'en font pas partie intégrante, qui peuvent ne pas se produire, mais qui se développent dans le cours de cette dermatose, en s'ajoutant à elle, soit sur la peau, elle-même, soit dans tout autre organe, superficiel, ou profond.

Nous appellerons *métastase*, *répercussion* ou *rétrocession*, le déplacement du mal, sa disparition, plus ou moins brusque de la peau, suivie d'accidents plus profonds, de lésions organiques ou viscérales, de troubles fonctionnels, locaux ou généraux.

Ainsi, la complication implique l'idée de la persistance de la dermatose primitive, au milieu d'un désordre consécutif, nouveau, plus complet et plus grand, dont cette dermatose est la cause. La métastase, au contraire, signifie que la dermatose primitive n'existe plus, qu'elle a disparu, et que sa disparition a été le signal d'accidents, dont le siège est ailleurs que sur la peau.

Cette double définition était nécessaire pour l'intelligence du sujet que nous allons traiter, et pour éviter toute confusion dans vos esprits.

I. COMPLICATIONS DANS LES DERMATOSES.

Les complications, dans les dermatoses, sont de deux ordres bien distincts : les unes sont des complications locales, superficielles ou prochaines ; c'est-à-dire existant dans la peau même, ou affectant des régions, des tissus, des organes voisins du siège de la dermatose. Les autres sont des complications éloignées et profondes ; ce sont comme des échos de la maladie externe, qui retentissent à l'intérieur, jusqu'au sein de nos viscères, pour y déterminer des troubles fonctionnels, et quelquefois de graves altérations organiques.

1° Complications locales superficielles et prochaines. — La peau est une membrane vivante, organisée largement, pourvue de nerfs et de vaisseaux, douée d'une sensibilité, qui la rend impressionnable à tous les contacts, à toutes les influences. Si des causes malfaisantes venant du dehors l'irritent, l'enflamment, altèrent sa constitution, elle ne supporte pas mieux l'action de semblables causes, qu'elle recèle en elle-même, qui se sont développées dans l'épaisseur de ses tissus. Sans doute, nous la voyons souvent tolérante, impassible, et sans changement dans sa manière d'être, aussi bien pour des agents extérieurs qui lui sont contraires, que pour des principes morbides et malsains qui ont pris droit de domicile dans sa propre substance. Mais souvent aussi, elle ne supporte pas, sans en être lésée, ce qui lui est nuisible, quelle qu'en soit la provenance; l'agent malfaisant peut être un parasite, implanté dans la trame de ses tissus, ou vivant à sa surface; il peut être encore une lésion organique, une altération de sa substance, altération dont la présence, au sein de parties vivantes, devient, pour ces parties mêmes, la cause et le point de départ d'une nouvelle lésion, lésion consécutive, secondaire, réactionnelle, conséquence et résultat de la lésion primitive, et qui constitue ce que nous appelons une *complication*.

Ces complications sont très fréquentes; on les rencontre si souvent qu'elles ne peuvent pas être passées sous silence; elles sont comme une annexe de la plupart des dermatoses; annexe indispensable à étudier, et à bien connaître, sous peine de ne rien comprendre à un très grand nombre d'affections cutanées.

Dans les affections parasitaires, on les trouve à chaque pas. Chaque parasite, végétal ou animal a sa lésion pathognomonique, son cachet individuel; et c'est à côté de cette lésion primordiale, idiosyncrasique, que se développent les complications de cette lésion.

Ainsi, par exemple, la gale se reconnaît à l'existence des vésicules, des papules et des sillons acariens, mais ces lésions caractéristiques seront souvent masquées et comme enfouies, sous une couche épaisse de lésions secondaires, qui sont leur accompagnement, et leur complication, et qui, plus plantureuses par nature, ont pris un développement tel, qu'elles dérobent à nos regards les lésions primitives, essentielles; il faut les deviner, par le flair de l'habitude, et du coup d'œil médical, sous peine de méconnaître l'affection principale, et de ne voir que l'affection secondaire, c'est-à-dire la complication, qui est la moins importante.

Comment donc se sont produites ces complications de la gale? comment se sont développées ces plaques croûteuses et suintantes, d'eczéma, d'impétigo, souvent entremêlées de pustules d'ecthyma, et de papules de lichen, complications polymorphes, dont le développement nous empêche, d'une part, de constater les lésions intrinsèques de la gale, et, d'autre part, d'instituer immédiatement, et sans un traitement préliminaire, le traitement spécialement parasiticide?

La raison de ce phénomène, la voici : la présence des acares, leurs mouvements, leurs cheminements, dans l'épaisseur de la peau, ont été, pour elle, une cause d'irritation, et d'inflammation; elle n'a pas supporté l'existence de ces êtres vivants, s'agitant et se reproduisant dans son épaisseur, sans en éprouver un trouble, sans que sa vitalité en ait reçu une atteinte, et ce trouble et cette atteinte ont été une inflammation de toutes les parties habitées par les parasites. Cette inflammation réactionnelle, cette perturbation dans l'état physiologique normal, se sont traduites par des efflorescences polymorphes, qui sont et deviennent ainsi une véritable complication pour la maladie primitive, c'est-à-dire pour la gale.

Ce que nous venons de dire, pour la gale, s'applique

à l'impétigo granulata du cuir chevelu, *au prurigo* de la base du cou et de la région dorsale, résultats et complications de la phthiriase pédiculaire.

Les affections parasitaires du règne végétal produisent, dans la peau, la même inflammation, et, par-conséquent, les mêmes complications locales. C'est ainsi que vous verrez les pustules et les godets du favus recouverts d'une couche épaisse de croûtes eczémateuses et impétigineuses, qui peuvent vous tromper, et vous faire croire à la seule existence d'un eczéma impétigineux du cuir chevelu, lorsque cet eczéma impétigineux n'est que la conséquence et la complication de l'affection principale, la teigne faveuse qui se cache par dessous. C'est ainsi, encore, que vous verrez la région inférieure du visage recouverte des mêmes croûtes eczémateuses et impétigineuses, affection secondaire, consécutive et toute de complication, qui dissimule l'affection primitive et principale, le sycosis parasitaire.

Ce ne sont pas seulement les parasites végétaux et animaux qui ont le privilège d'éveiller, dans la peau, une inflammation insidieuse, secondaire et de complication, les lésions cutanées elles-mêmes, quelle que soit leur nature, jouent, dans certains cas, le rôle de parasites, d'épines, de véritables corps étrangers, mal supportés, au sein d'un tissu vivant; leur présence détermine, quelquefois, dans la région qu'elles occupent, une inflammation circonférentielle, dont le développement considérable peut les faire complètement méconnaître, peut, même empêcher de soupçonner leur existence.

Nous avons reçu, il y a quelque temps, à la salle Saint-Charles, un malade qui présentait à la lèvre supérieure une épaisse et large plaque de croûte d'impétigo.

Nous avions annoncé que ce n'était là qu'une affection printanière, sans gravité, sans durée, et que dans huit jours, le malade sortirait guéri. Or quel n'a pas été notre étonnement, lorsque les croûtes impétigineuses se furent détachées, sous l'action émolliente des cataplasmes, de trouver par dessous un magnifique chancre induré qui occupait l'orifice de l'une des narines?

Nous avons, en ce moment encore, au n° 41 de la salle Henri IV, une femme affectée d'un chancre syphilitique à la grande lèvre droite; or, cette grande lèvre est recouverte d'une carapace de croûtes eczémateuses, masquant, dissimulant le chancre, dont elle est la complication inflammatoire.

Les scrofulides donnent souvent lieu à des érysipèles qui se développent autour d'elles, sous leur influence, elles donnent lieu encore à des poussées eczémateuses et impétigineuses qu'elles produisent aussi, et qui sont pour elles de véritables complications.

Il y a donc des eczémas, des impétigos, des ecthymas qui n'existent qu'à titre de complications d'autres maladies préexistantes.

Mais il y a aussi des eczémas, qui, à leur tour, engendrent des complications, et ces complications sont souvent plus graves que l'eczéma lui-même. Il y a trois affections qui compliquent très souvent l'eczéma, aigu ou chronique; ces trois affections sont l'érysipèle, l'angéio-leucite et le phlegmon suppuré.

Que l'inflammation caractéristique de l'eczéma aigu, dont le siège est seulement la couche la plus superficielle du derme, prenne un caractère plus intense, qu'elle pénètre plus profondément dans l'épaisseur du derme, qu'elle amène une turgescence, une tension plus fortes

des parties malades, et qu'en même temps s'éveillent
des désordres généraux réactionnels, l'érysipèle se trouvera constitué; il se sera déclaré comme complication
de l'eczéma, complication singulièrement aggravante et
plus sérieuse que la maladie primitive. Celle-ci pourra
être détruite, absorbée et enlevée par l'érysipèle; et
quand la durée cyclique de cet érysipèle sera accomplie,
rien de morbide ne restera plus sur la peau, ni eczéma,
ni érysipèle, tout aura disparu.

Mais les choses ne se passent pas toujours ainsi; et
quand l'érysipèle, né de l'eczéma, est terminé, on
retrouve, après comme avant, l'eczéma toujours tenace
et toujours long dans sa durée; l'érysipèle a été pour
lui comme une tempête, qui a été impuissante à
l'ébranler, et à la violence de laquelle il a su résister.

L'eczéma, à forme chronique, sans caractère inflammatoire, donne aussi lieu à l'érysipèle. Ce n'est plus,
dans ce cas, la phlegmasie de l'affection primitive, qui
prend une forme d'inflammation plus intense, j'allais
dire plus maligne, c'est la simple lésion eczémateuse,
qui agit, comme une sorte de corps étranger, ou comme
un traumatisme quelconque, pour déterminer et faire
naître, de toutes pièces, sur une membrane vivante, impressionnable et vivace, une phlegmasie érysipélateuse.

L'inflammation eczémateuse se communique assez
souvent aux vaisseaux lymphatiques; de là ces traînées,
ces arborisations rosées, qui partent de la région malade
et se dirigent vers les ganglions voisins, pour les enflammer; la lymphangite, avec tous ses accidents de douleur, de gonflement, d'abcès, de ganglions tuméfiés et
suppurés, est une des complications fréquentes de
l'eczéma.

Il en est de même du phlegmon suppuré du tissu cellulaire sous-cutané. Ce phlegmon se déclare par la propagation de l'inflammation, qui, des couches dermiques les plus superficielles, envahit les plus profondes, et pénètre jusqu'à l'hypoderme, jusqu'au panicule graisseux, qui double le derme et l'unit aux tissus sous-jacents. Cette union est plus ou moins étroite, il y a des régions, comme à la paume des mains, et à la plante des pieds, où elle est d'une adhérence intime, inséparable; mais il y en a d'autres, comme aux régions mammaires, axillaires, crurales, où le panicule graisseux, à mailles excessivement larges, infiltré d'une grande quantité de graisse, se laisse facilement décoller, et pénétrer par la congestion inflammatoire, prélude de la suppuration. Aussi, quand l'eczéma occupe ces régions, il est fréquent de voir s'y déclarer, sous son influence, des suppurations sous-cutanées, de vastes décollements, des phlegmons suppurés, quelquefois tubéreux, circonscrits, quelquefois diffus, et occupant de larges surfaces.

Les complications locales des maladies de la peau ne sont pas seulement des inflammations, affectant des manières d'être diverses, et des degrés différents d'intensité et de gravité. Parmi ces complications nous pouvons encore mentionner des troubles fonctionnels, résultant de la propagation de la lésion cutanée primitive, à des organes voisins; cette lésion, en envahissant ces organes, les rend plus ou moins impropres à leurs fonctions physiologiques, et leur laisse souvent des difformités irrémédiables.

Ainsi le psoriasis et l'eczéma des paupières empêchent leur clignement, gênent ou détruisent leur mobilité, opèrent leur retraction, et occasionnent souvent de hideux et incurables ectropions. Il en résulte, pour le globle oculaire, une atteinte réelle, une conjonctivite, quelquefois une kératite, de la photophobie, de l'épiphora, et, si le canal nasal est plus ou moins envahi, une tumeur lacrymale, suivie de la fistule consécutive.

Le psoriasis et l'eczéma, en pénétrant dans le conduit auditif externe, en le tuméfiant, ne déterminent pas seulement des douleurs intenses, ils peuvent encore détruire temporairement, et même définitivement le sens de l'ouïe.

Les mêmes affections, quand elles siègent sur les lèvres, autour de la bouche, et dans la bouche, y produisent une gêne si grande et souvent, aussi, une douleur si vive, que la phonation, que la préhension des aliments et leur mastication, ainsi que le jeu de la physionomie deviennent d'une telle difficulté, que la nutrition, et la santé générale en reçoivent souvent la plus sérieuse atteinte.

Le phénomène douleur, dans ses paroxysmes effrayants du *prurigo ferox*, du *prurigo farmicans*, du prurit vulvaire, de l'urticaire chronique, avec toutes ses conséquences, si redoutables, de surexcitation nerveuse, d'insomnie, d'épuisement des forces, peut encore être regardé comme une véritable et dangereuse complication.

Ainsi donc, messieurs, l'existence de parasites végétaux ou animaux, une affection cutanée, aiguë, ou chronique, syphilitique, scrofuleuse, herpétique, peuvent déterminer des accidents inflammatoires locaux secondaires, qui se traduisent par des lésions, par des affections, d'espèces différentes, par de la lymphangite, par des phlegmons suppurés, par des érysipèles. Une affection cutanée, aiguë ou chronique, en se propageant aux organes des sens, peut y produire des troubles fonctionnels, des douleurs et des difformités qui sont, encore autant de complications, dont la connaissance vous était nécessaire; mais ces complications *locales, prochaines et superficielles*, ne sont pas les seules qui se rattachent à l'histoire des maladies de la peau, il y en a d'autres qui sont *éloignées générales et profondes*, dont nous avons maintenant à vous parler.

TREIZIÈME LEÇON

Complications éloignées, profondes et générales. Métastases dans les maladies de la peau.

Nous avons défini une *complication,* en dermatologie, tout accident survenant, dans le cours d'une maladie de la peau, n'étant point inhérent à cette maladie, n'en faisant point partie intégrante, mais s'ajoutant à elle et se développant, soit sur la peau même, dans le siège même, ou dans le voisinage de l'affection préexistante, soit partout ailleurs.

Il ressort de cette définition qu'il y a deux sortes de complications : les unes locales, superficielles et prochaines ; les autres générales, éloignées et profondes.

Nous avons étudié, dans notre dernière conférence, les complications locales, superficielles et prochaines : nous avons vu qu'elles sont de deux espèces : les unes *inflammatoires,* et traduites par des poussées d'eczéma, d'impétigo, d'ecthyma, et aussi, ce qui est plus grave, par des érysipèles, par des lymphangites, par des phlegmons sous-cutanés circonscrits ou diffus ; les autres résultent de troubles fonctionnels, occasionnés par la propagation des lésions cutanées aux organes voisins.

Nous allons aujourd'hui étudier d'autres complications, dont le siège, dont le retentissement, et dont la

nature engendrent des accidents bien autrement importants et sérieux.

I. COMPLICATIONS ÉLOIGNÉES, PROFONDES ET GÉNÉRALES.

Il y a, messieurs, des rapports intimes, entre la
peau qui revêt *extérieurement* notre corps, et les membranes séreuses et muqueuses qui tapissent *intérieu-
rement* nos cavités splanchniques, et nos organes respiratoires, digestifs, urinaires et génitaux. La peau est
dans un contact direct, immédiat, avec l'air, avec le
monde extérieur, avec tout ce qui nous entoure ; elle en
subit les influences, bonnes et mauvaises ; elle en perçoit,
elle en transmet, à nos centres nerveux, les impressions ; elle en atténue, elle en modère la trop grande
vivacité ; et, en même temps, elle est le siège d'un travail incessant de respiration, de sécrétion, d'absorption
et d'élimination, qui s'opère, sur toute sa surface, dans
toute son étendue, et sans lequel l'équilibre physiologique
serait rompu.

Les muqueuses sont, à l'intérieur de nos cavités
ouvertes, la continuation de la peau. Celle-ci, en appro-
chant des orifices de ces cavités, s'est progressivement
amincie et modifiée, en sorte que, au moment où elle
pénètre dans ces orifices, elle s'est insensiblement transformée en membrane muqueuse.

Les muqueuses, comme la peau, sont donc aussi
en contact avec l'air extérieur, et la muqueuse des voies
digestives est, de plus, en rapport avec des corps étrangers venant du dehors, qu'elle élabore, qu'elle décom-
pose ; dont elle absorbe une partie, dont elle élimine,
dont elle rejette une autre partie. Elles sont comme la

peau des organes d'absorption, d'élimination, et de
sécrétion.

Or, ne voyez-vous pas que, en vertu même et par le
fait de ces analogies et de ces ressemblances, les fonctions physiologiques de la peau et des muqueuses sont
liées par les plus remarquables connexités? l'intégrité,
le libre et parfait exercice des unes, dépendent de l'intégrité et du parfait exercice des autres. Les muqueuses
et la peau me représentent les deux plateaux d'une
balance, qui se font réciproquement équilibre ; le trouble
de l'un des plateaux de la balance a son retentissement
sur l'autre plateau, car les deux plateaux sont solidaires
l'un de l'autre.

Il y a, sans doute, moins de rapprochements à faire
entre les séreuses et la peau, qu'entre la peau et les
muqueuses. Les séreuses sont des sacs sans ouverture,
qui n'ont aucun contact avec l'air extérieur, avec le
monde du dehors. Leur structure et leurs fonctions
physiologiques sont essentiellement différentes de la
structure et des fonctions physiologiques de la peau.
Cependant il y a aussi, entre elles et la peau, d'importants
rapports physiologiques et pathologiques.

Cette même solidarité que nous avons constatée
entre les muqueuses et la peau, nous la retrouvons entre
la peau et les séreuses. La réciproque intégrité de ces
trois membranes, le libre parfait et complet exercice de
leurs fonctions physiologiques, n'est-il pas une condition
de la santé ? et d'autre part, quand l'une de ces trois
membranes subit une atteinte malfaisante, cette atteinte
n'a-t-elle pas son retentissement sur l'une des deux
autres ? Ainsi qu'un refroidissement trop brusque se
produise sur la peau, l'écho, la conséquence en reten-

tiront indistinctement sur la muqueuse des fosses nasales, par un éternuement, par un coryza ; sur la muqueuse de l'isthme du gosier par une angine ; sur la muqueuse des voies respiratoires, par une bronchite ; sur la muqueuse intestinale par une diarrhée, par un flux muqueux ; ou bien ce même retentissement s'opérera sur les séreuses du cœur, du péricarde, des cavités thoraciques et abdominales, et vous verrez se développer, soit une endo-péricardite, soit une pleurésie, soit une péritonite.

Et, réciproquement, que l'une des muqueuses, ou que l'une des séreuses devienne primitivement malade, vous verrez, par cela même, la peau le devenir aussi ; son état physiologique sera plus ou moins troublé, et ce trouble sera d'autant plus accentué, et d'autant plus profond, que l'état pathologique de la séreuse ou de la muqueuse, sera lui-même plus grave. Ainsi la coloration de la peau sera changée ; vous la verrez rouge, pâle, jaune ou terreuse, sa température cessera d'être normale ; elle s'élèvera de plusieurs degrés, que le thermomètre déterminera mathématiquement ; elle sera chaude, brûlante au toucher ; sèche, aride et parcheminée, par le fait de la suppression de ses sécrétions habituelles ; et vous verrez ces sécrétions supprimées reparaître, à mesure que la muqueuse, ou la séreuse primitivement malade, reviendra à son état physiologique.

Ces lois d'équilibre, de balancement, de solidarité si remarquables qui existent entre la peau, les séreuses et les muqueuses, ont fourni à la thérapeutique les plus précieuses indications et les moyens les plus efficaces.

Que cet équilibre se trouve rompu, qu'un des plateaux de la balance soit devenu trop lourd, que la peau se soit

congestionnée, qu'elle soit devenue le siège d'un molimen inflammatoire, d'un érysipèle, d'un eczéma aigu,
fluent, par exemple, que faisons-nous alors ? ne tâchons-
nous pas d'alléger ce plateau trop chargé, trop pesant,
et de redonner à l'autre le poids nécessaire pour le rétablissement de l'équilibre ? Que font en effet les purgations et les diurétiques que nous prescrivons dans ce
cas, sinon de détourner au profit des muqueuses gastro-
intestinales et urinaires, et d'appeler à elles le courant
inflammatoire qui s'était porté vers la peau ? Nous faisons
subir à ces muqueuses une congestion artificielle et
temporaire, qui diminue d'autant la congestion cutanée,
et qui, en même temps, devient une source, une voie
d'élimination pour des principes vicieux et morbides,
dont l'économie avait à souffrir.

Et lorsque ce sont les muqueuses, ou les séreuses
qui sont malades, lorsqu'il existe une bronchite ou une
pleurésie, par exemple, lorsque c'est le plateau intérieur
de la balance qui est devenu trop pesant, que faisons-
nous par des applications réitérées de vésicatoires ?
N'allégeons-nous pas ce plateau intérieur, en attirant
sur le plateau extérieur, c'est-à-dire sur la peau, le molimen morbide inflammatoire, auquel nous ouvrons,
ainsi, une voie d'échappement et d'élimination ?

Ces grandes notions physiologiques et pathologiques
vous étaient nécessaires, messieurs, pour bien comprendre ce que j'ai à vous dire des complications éloignées, profondes et générales des affections cutanées.

Lorsque la peau est atteinte dans une étendue peu
considérable et même sur une large surface, cette lésion
circonscrite ou généralisée, peut n'éveiller aucune
complication, et n'occasionner aucun trouble local ou

général. C'est ainsi que vous voyez des eczémas aigus ou chroniques, des psoriasis, des prurigos généralisés, n'éveiller aucun désordre, prendre en quelque sorte droit de domicile dans l'économie, et laisser la santé parfaitement intacte, quelquefois même, comme nous le dirons plus loin, devenir une condition nécessaire de la santé.

Mais si, dans certains cas, l'existence permanente de ces affections, ou leur réapparition sur notre tégument externe, peut entretenir, ou maintenir un équilibre salutaire et nécessaire ; dans certains autres cas aussi, ces mêmes affections peuvent, non pas seulement avoir les plus fâcheuses influences de voisinage, mais encore exercer de graves et lointains retentissements.

Nous avons admis, ou plutôt établi, comme un principe incontestable, qu'il y a, entre les muqueuses, les séreuses et la peau, des rapports intimes, une synergie, une similitude, une communauté d'action et une véritable solidarité, démontrées par l'observation clinique. Or, cela étant vrai, il n'est pas possible que les muqueuses et les séreuses conservent toujours, et dans tous les cas, leur intégrité parfaite, lorsque la peau est sérieusement malade ; il n'est pas possible qu'un trouble profond, qu'une désorganisation, dans une vaste étendue, que l'abolition, sur une vaste surface, des fonctions physiologiques de la peau, ne déterminent pas un ébranlement général, et n'exercent pas, en particulier, un inévitable retentissement sur des membranes congénères et solidaires.

Voyez en effet ce qui se passe dans les maladies, toujours graves de la peau, dans celles à qui nous avons reconnu un caractère toujours malin, le pemphigus par exemple. La formation incessante des bulles, la sécrétion séreuse qui les remplit, les ulcérations qu'elles recouvrent et qui persistent après leur rupture, tout ce travail, en un mot, de désorganisation cutanée, n'est-il pas presque toujours compliqué d'accidents gastro-intestinaux, ou d'accidents des voies respiratoires? La muqueuse bronchique ne participe-t-elle pas à l'altération de la peau, par un état congestionnel et ulcéreux, qui se traduit par de la toux, par une abondante expectoration? La muqueuse gastro-intestinale, surtout, n'est-elle pas constamment atteinte? N'y a-t-il pas toujours, ou presque toujours, et vous en voyez encore actuellement un triste exemple au n° 51 de la salle Saint-Charles, n'y a-t-il pas toujours des troubles très sérieux, et d'une tenacité insurmontable, du côté des voies digestives? Perte de l'appétit, dégoût pour les aliments, vomissements, douleurs vagues dans l'abdomen; diarrhée incoërcible et colliquative, accidents qui sont la conséquence de lésions de la muqueuse stomacale et intestinale, lésions bulleuses et ulcéreuses, semblables aux lésions cutanées; ne sont-ce pas surtout ces complications internes et profondes, si graves et si rebelles, qui amènent, dans le pemphigus, les malades à l'amaigrissement, à la consomption, à la fièvre hectique et à la mort? Les malades meurent, surtout par des accidents de complications internes.

Considérez maintenant ce qui a lieu dans l'herpétide maligne exfoliatrice : l'épiderme étant détruit sur toute la surface du corps, se détachant et tombant incessamment, sous formes de squames foliacées ; le feuillet épidermique corné, *le stratum corneum*, ne recouvrant plus le derme, de manière à empêcher la déperdition du calorique normal, les malades souffrent d'un froid con-

tinuel, ils grelottent, et l'écho de ce refroidissement
général retentit sur les muqueuses respiratoires et digestives, ainsi que sur les séreuses. Ne voit-on pas se produire alors des épanchements séreux, dans les plèvres,
des bronchites catarrhales, des diarrhées colliquatives,
tous accidents de complications internes, qui, se joignant
à l'épuisement que cause la perte incessante de l'épiderme, contribuent, pour leur bonne part, à l'issue funeste
de la maladie ?

Lorsque le psoriasis se présente à vous, sous sa
forme la plus grave *(psoriasis inveterata)* ; lorsque toute
la peau du corps et des membres est transformée en une
carapace écailleuse, dure, sèche et comme métallique ;
lorsque toutes les fonctions de la peau se trouvent,
sinon abolies, du moins entravées et notablement diminuées ; quand il n'y a plus trace appréciable, ni de
sécrétion sudorale, ni de secrétion sébacée ; quand la
peau dénaturée est devenue impropre à ses fonctions
physiologiques de respiration, d'absorption, de sécrétion
et d'élimination, ne voyez-vous pas alors le malade
perdre ses forces et maigrir ? Ne voyez-vous pas, et nous
en avons actuellement même un remarquable exemple,
au n° 50 de la salle Saint-Charles, ne voyez-vous pas
des troubles fonctionnels sérieux, des altérations, des
dégénérescences organiques se produire à l'intérieur ?
Ne voyez-vous pas que la perte complète de la santé,
que la dégradation des forces, que la cachexie, en un
mot, sont surtout la conséquence des complications
internes et profondes du psoriasis ?

Je vous citais, dans ma dernière conférence, le phénomène *douleur,* comme étant une des complications
locales du prurigo ; mais ce même phénomène par sa

ténacité, par sa persistance, par son intensité excessive, n'éveille-t-il pas aussi les complications générales et profondes les plus sérieuses? Est-ce que ces démangeaisons atroces, intolérables, frénétiques, ne sont pas un supplice qui épuise le système nerveux, détruit l'appétit, chasse le sommeil, abat les forces, et mène les malades à la cachexie, à la consomption, et quelquefois à la mort? Là encore, ces accidents généraux, ces troubles fonctionnels si graves, ce dégoût insurmontable pour les aliments, cette prostration, cette émaciation, ne sont-ils pas les complications profondes du prurigo, et ne sont-ce pas ces complications qui préparent et amènent la catastrophe finale?

Ces mêmes désordres profonds, ces mêmes troubles intérieurs, en d'autres termes, ces mêmes complications internes et éloignées, ne les trouvons-nous pas encore dans le rupia et dans certains cas d'eczéma aigu généralisé et fluent?

Donc, messieurs, la peau n'est pas un organe isolé, indépendant et sans rapports dans l'économie. Lorsqu'elle est malade, lorsqu'elle est atteinte dans sa vitalité, lorsqu'elle est entravée dans l'exercice de ses fonctions physiologiques, et désorganisée dans sa constitution anatomique, alors l'équilibre est rompu; il en résulte, non pas seulement des troubles locaux et superficiels, c'est-à-dire des complications extérieures et prochaines; mais vous voyez encore se produire un ébranlement général, un retentissement morbide sur les muqueuses et les séreuses, une perturbation plus ou moins profonde, dans l'exercice des grandes fonctions physiologiques, quelquefois même la suppression, l'anéantissement complet de ces fonctions, résultat d'altérations

et de dégénérescences organiques irrémédiables. Ce
sont là les complications éloignées, profondes et générales des maladies de la peau, que j'avais à vous faire
connaître.

II. MÉTASTASES, RÉTROCESSIONS OU REPERCUSSIONS

La métastase, rétrocession, ou répercussion en dermatologie, signifie que le mal s'est déplacé, que la maladie
préexistante a disparu de la peau, pour se porter ailleurs.
Il y a deux sortes de *métastases* : l'une que nous pouvons appeler *terminale*, est en quelque sorte *normale* ;
c'est la terminaison naturelle de certaines maladies
cutanées. L'autre, *accidentelle*, est la conséquence d'un
fait anormal qui s'est produit dans le cours de la
maladie :

1° *Métastases terminales.* — M. Bazin admet que
plusieurs maladies de la peau, arrivées à la dernière
phase de leur évolution, abandonnent d'elles-mêmes,
tout naturellement, et sans causes appréciables, notre
tégument externe pour se porter ailleurs et se donner
un siège *viscéral ;* c'est ainsi que l'on voit des *psoriasis,*
de très ancienne date, abandonner la peau et disparaître
complètement. Mais ne croyez pas que cet abandon
spontané soit toujours la guérison ! Loin de là ; car
cette désertion de la peau par le psoriasis est souvent le
signal de l'apparition de troubles fonctionnels, de douleurs viscérales, inconnues jusque-là ; ainsi, vous verrez
alors survenir des douleurs dans la région gastrique, un
dégoût profond pour les aliments, des vomissements
répétés et incoërcibles ; le malade maigrira, il perdra

progressivement ses forces. Il vous sera difficile alors de méconnaître le développement d'un cancer de l'estomac, résultat de la *métastase*, du *psoriasis*, métastase qui sera sa période ultime et sa terminaison finale. D'autres fois, la terminaison spontanée du psoriasis sur la peau sera le commencement d'une tuberculose pulmonaire, nous en avons vu un cas très remarquable.

J'ai vu, il y a quelque temps, une *acné* boutonneuse et couperosique de la face, chez un monsieur d'une cinquantaine d'années, disparaître d'elle-même à la grande satisfaction du malade ; mais, cette satisfaction ne fut pas de longue durée, car la disparition des boutons et des colorations acnéiques, coïncida avec le développement d'une toux opiniâtre, d'une excessive fréquence, suivie d'une expectoration abondante ; cette toux, qui résista à tout ce que nous avons pu faire pour la combattre, n'était rien autre chose que le symptôme d'une *phthisie pulmonaire* succédant à l'*acné* de la face ; celle-ci avait abandonné la peau, son siège primitif, pour se porter ainsi sur les organes respiratoires ; et, quoi que nous ayons pu faire, le malade succomba à une tuberculose pulmonaire, résultant de la *métastase* ou *rétrocession* d'une *acné* boutonneuse de la face.

Voilà, messieurs, des exemples *de métastases* que nous avons pu appeler des métastases *terminales*, puisqu'elles ont été la fin naturelle et spontanée de dermatoses, qui, d'elles-mêmes, et tout en suivant leur évolution habituelle, ont abouti à cette terminaison ultime et fatale.

2° *Métastases accidentelles.* — Mais il y a d'autres *métastases* qui surviennent brusquement dans le cours d'une maladie, violemment interrompue dans son évolution, par une cause perturbatrice ; ainsi, il y a quelques années, un homme de la salle Saint-Charles, dont nous avons rapporté l'observation tout au long, dans le premier volume de nos *leçons cliniques*, qui était atteint d'un eczéma *fluent, aigu* de toute la région dorsale, fut pris, au sortir du bain, d'un refroidissement. Toutes les parties malades se desséchèrent instantanément, la sécrétion catarrhale de la peau eczémateuse se tarit tout d'un coup ; et, en même temps, les plus graves accidents de bronchite *capillaire généralisée*, se déclarèrent ; le malade fut pris de la dyspnée la plus intense, d'une toux incessante ; et, malgré tous les efforts du traitement révulsif le plus énergique, il succomba au bout de trois jours à un *catarrhe pulmonaire suffocant*. Voilà un exemple de *métastase accidentelle*. En voici un autre ; un malade, que nous avons vu en ville, était atteint d'un eczéma aigu et fluent des deux jambes ; il s'obstina, malgré notre défense formelle, à étendre, sur toutes les parties malades, une pommade siccative à l'acétate de plomb ; la sécrétion eczémateuse des jambes fut tarie, et sa brusque suppression fut suivie d'une apoplexie cérébrale, avec hémiplégie de tout un côté du corps, encéphalite aiguë et mort au bout de quelques jours.

Chose remarquable, les affections cutanées, à marche torpide, à forme chronique et sans caractère inflammatoire, donnent lieu par leur rétrocession, à des *métastases*, c'est-à-dire au développement de maladies internes, également à évolution lente et sans caractère inflammatoire ; c'est ainsi que nous avons vu *le psoriasis* engendrer, par sa disparition de la peau, le *cancer* de l'estomac, la tuberculose du poumon, et l'*acné* boutonneuse de la face être suivie d'une *phthisie* pulmonaire. Les affections cutanées au contraire, à type inflammatoire, telles que l'eczéma aigu fluent, en rétrocédant, donnent lieu au développement d'affections internes, à marche aiguë et à caractère inflammatoire ; de sorte que l'on retrouve dans la maladie nouvelle, viscérale et métastatique, le même caractère, la même forme et la même marche que dans la maladie cutanée primitive, dont elle procède.

Les métastases n'ont pas toujours un pareil degré de gravité. En général leur gravité est en rapport avec le degré de gravité, de généralisation et de développement en surface, que présentait la dermatose, dont la disparition leur a donné naissance. Il y a des métastases qui succèdent à la disparition de simples plaques limitées et circonscrites de lichen, d'eczéma, ou de psoriasis, et qui ne consistent qu'en simples troubles fonctionnels, souvent de peu d'importance, comme de la toux, comme de la céphalalgie, des étourdissements, de la dyspepsie, de la diarrhée.

Si la dermatologie nous offre des exemples de métastases qui s'opèrent de dehors en dedans, de la superficie vers la profondeur, du tégument externe vers nos organes intérieurs, elle nous en offre d'autres dans lesquels nous voyons le courant métastatique s'opérer en sens inverse, c'est-à-dire monter de nos organes intérieurs et profonds vers la peau.

L'étude de l'évolution des maladies de la peau nous révèle donc l'existence de deux courants morbides métastatiques, se dirigeant en sens inverse ; l'un partant de la surface du tégument externe, et plongeant dans les profondeurs de l'organisme ; l'autre, s'élevant de ces profondeurs, pour se répandre à la surface de la peau. Le premier est toujours malfaisant ; il remplace des troubles relativement légers, par des accidents plus sérieux, par des troubles qui impriment à la santé générale une atteinte beaucoup plus grave ; l'autre, au contraire, est toujours salutaire ; c'est l'heureux déplacement d'une maladie *mal placée ;* il apporte avec lui, le calme, le soulagement, la cessation de désordres souvent sérieux, aussi lui a-t-on donné le nom d'accident ou d'affection critique, c'est-à-dire d'accident n'ayant pas par lui-même de caractère sérieux, et déterminant une crise salutaire.

Ainsi donc, messieurs, dans le pronostic que vous aurez à porter sur les maladies de la peau, n'oubliez jamais que vous avez à tenir compte d'accidents possibles de complication, ou de métastase. Songez que l'affection la plus bénigne peut être compliquée d'accidents locaux très graves, tels que l'érysipèle, la lymphangite, le phlegmon suppuré, accidents de complication, c'est vrai, secondaires par conséquent, mais qui peuvent devenir, par leur gravité même, la maladie dominante. Songez que des maladies déjà graves, par elles-mêmes, peuvent le devenir bien davantage encore, par les complications internes et profondes qu'elles éveillent. Songez enfin qu'un grand nombre de dermatoses peuvent se terminer par des métastases, et que, parmi ces métastases, il y en a qui ne pardonnent pas. Aussi, en dermatologie, le pronostic est-il un point toujours délicat, difficile, et qui vous commande la plus grande réserve.

QUATORZIÈME LEÇON

Aspect général. — Formes diverses. — Évolution des maladies de la peau.

Messieurs,

Notre étude de la pathologie générale des maladies de la peau a été, jusqu'à présent, une étude de débris et d'analyse. Nous avons, en quelque sorte, disséqué ces maladies, de manière à les connaître sous toutes leurs faces, dans toutes leurs parties constitutives, et dans tous leurs caractères spéciaux et distinctifs. C'est ainsi, qu'après avoir étudié la peau, leur terrain de développement, nous les avons envisagées successivement, au point de vue de leurs lésions anatomiques, des diverses sécrétions qui se produisent au sein de ces lésions, de leur bénignité et de leur malignité, des différents modes de douleur, dont elles sont le siège, et des différentes expressions morbides qu'elles représentent. Nous vous avons dit comment vous devez comprendre leur diagnostic, quelles sont les difficultés de ce diagnostic, sur quels points il doit porter, pour être complet et valable; nous vous avons démontré l'inanité de la doctrine des scrofulides bénignes primitives, et de l'arthritis; la solidité, au contraire, de la doctrine de l'herpétis; nous vous avons dit encore quel peu de confiance, dans un grand nombre de cas, vous devez accorder aux eaux minérales, pour leur traitement, et enfin nous vous avons décrit leurs complications locales et générales.

Aujourd'hui, après vous avoir donné toutes ces notions indispensables et fondamentales; après avoir étudié une à une toutes les différentes parties de leur histoire, sortons des questions de détails et embrassons, d'un coup d'œil général, l'ensemble des maladies de la peau; voyons-les dans leur aspect extérieur, dans leur physionomie, dans les diverses formes qu'elles revêtent, et dans leurs différents modes d'évolution.

Aspect extérieur des maladies de la peau. — Rien, messieurs, ne présente plus de variétés que l'ensemble des maladies de la peau, réunies sous nos yeux, comme dans un panorama, comme dans un tableau synoptique. Toutes les couleurs s'y rencontrent. Le psoriasis s'y détache avec ses teintes blanches, tantôt ternes, mates et plâtreuses, tantôt miroitantes, nacrées et argentées; l'eczéma s'y fait reconnaître par la couleur rosée de ses deux 1res périodes, par ses croûtes lamelleuses et d'un gris jaunâtre de la 3e période, par l'éclat rougeâtre, comme vernissé et à reflets métalliques, de la 4e période. Vous distinguerez l'impétigo, à l'épaisseur de ses croûtes, humides d'un liquide, jaune comme le miel, qui s'écoule de sa ruche. De grosses et belles pustules grisâtres, entourées à leur base d'un cercle rose, et, plus tard, transformées en petites croûtes dures, noires et adhérentes, vous indiqueront l'ecthyma. D'énormes et hideuses croûtes noires et molles, en forme d'écailles d'huîtres, de pyramides, ou de bouclier antique, dénotent le rupia.

Des bulles affectant toutes les formes, toutes les dimensions, remplies d'un liquide citrin et semblable à la phlyctène du vésicatoire, ou de la brûlure au 3° degré, sont le caractère du pemphigus. Près de ces bulles, voyez ces festons, ces guirlandes, ces pavillons d'oreilles, ces fers à cheval de la syphilis tardive, serpigineuse et tertiaire ; voyez ces monstrueuses destructions du lupus scrofuleux, et, comme contraste, regardez ces macules rosées de l'érythème, ces taches, d'un rouge si riche, du purpura, et ces granulations vésiculeuses, semblables à des grains de millet, de la fièvre miliaire, semées sur ce fond érythémateux, dont elles se détachent, par leur blancheur cristalline, elles ont été poétiquement comparées par Hébra à des gouttes de rosée qui perlent sur des roses.

N'y a-t-il pas, messieurs, dans ce tableau, dans cette réunion, dans ce mélange de lésions de toutes les couleurs et de toutes les formes, n'y a-t-il pas quelque chose qui captive les regards, et excite au plus haut degré l'attention, l'intérêt, la curiosité, et mieux que cela, le désir de connaître une science si variée, j'allais dire si pittoresque, dans tout ce qu'elle offre à notre étude ?

FORMES AFFECTÉES PAR LES MALADIES DE LA PEAU.

Si les maladies de la peau se présentent à nous, avec une si grande variété de coloris, de lésions, de manières d'être, elles ne sont pas moins remarquables par toutes les formes qu'elles affectent dans leurs manifestations. Là encore, nous trouvons les variétés les plus singulières, les différences les plus tranchées.

Les unes adoptent la forme franchement aiguë et

inflammatoire. Parmi celles-là, il y en a qui sont toujours précédées et accompagnées d'accidents généraux, de fièvre, de troubles fonctionnels réguliers, parfaitement définis, toujours les mêmes et souvent d'une excessive intensité; il en est ainsi pour les exanthèmes vrais : la scarlatine, la rougeole, la variole, l'érysipèle. Il y en a d'autres, chez lesquelles les accidents généraux prodromiques, et d'accompagnemeut, manquent quelquefois complètement, et d'autres fois sont irréguliers, fugaces, et si peu tranchés, que c'est à peine si la santé en reçoit une atteinte appréciable. Il en est ainsi des pseudo-exanthèmes, des affections saisonnières, et des affections symptomatiques de troubles gastriques passagers, telles que le zona, l'herpès labialis, l'ecthyma aigu, l'eczéma rubrum, l'érythème papuleux, l'urticaire aiguë, l'impétigo.

D'autres affections ne vous présenteront jamais rien d'aigu ni d'inflammatoire : ce sont des *dartres froides*, des *dartres mortes*, torpides, impuissantes à éveiller aucune inflammation, soit locale, soit générale. Les lésions cutanées ont beau être graves en elles-mêmes, elles ont beau occuper de vastes surfaces et occasionner des douleurs, souvent très vives, elles ne déterminent aucune inflammation, ni réactionnelle, ni de voisinage; la température locale et générale reste la même, le pouls n'est nullement accéléré. Il en est ainsi de l'acné, dans ses différentes formes, du psoriasis, de l'ichthyose, du prurigo, du rupia. Lorsqu'à un degré très avancé, et dans les formes les plus graves de ces affections, vous constatez de la fièvre, ce n'est pas la fièvre de l'inflammation ni de la réaction générale, c'est la fièvre de la cachexie, de l'épuisement, du marasme et de la consomption.

Les manifestations cutanées de la scrofule sont également dénuées de tout caractère inflammatoire, local ou réactionnel. La scrofule accomplit sur la peau, ses plus épouvantables ravages; elle y opère ses plus profondes et ses plus larges destructions, sans qu'il y ait ni douleur, ni aucun signe d'inflammation locale, ou générale. Et, quand on voit survenir, autour des scrofulides, une turgescence phlegmasique et des accidents aigus, c'est qu'il s'y est développé une complication érysipélateuse ou phlegmoneuse. Dans ces cas assez fréquents, l'inflammation locale et l'état général réactionnel tiennent à des complications passagères, accidentelles, et non pas aux scrofules qui, par elles-mêmes, sont toujours exemptes de caractère aigu et phlegmasique.

Ce que nous venons de dire des scrofulides, de leur immunité absolue de caractère inflammatoire, ne s'applique pas complètement aux syphilides, car les manifestations cutanées précoces de la syphilis, la syphilide papuleuse lenticulaire, mais surtout l'érythème syphilitique, ou roséole syphilitique, la première de toutes les syphilides, dans son ordre d'apparition, sont souvent précédées et accompagnées d'une réaction générale, peu intense, d'un état fébrile qui a reçu le nom de fièvre syphilitique.

Mais à part cette fièvre syphilitique, compagne des premières manifestations syphilitiques sur la peau, fièvre qui n'est pas constante et qui n'a jamais beaucoup d'intensité, toutes les autres syphilides, même les plus graves, n'ont, par elles-mêmes, aucun caractère inflammatoire, et aucun pouvoir phlegmasique réactionnel.

Dans une quatrième catégorie d'affections cutanées,

se place l'eczéma. Nous avons vu précédemment que, relativement à sa gravité, il se présente avec des caractères, tantôt de bénignité et tantôt de malignité ; de même, si nous l'étudions maintenant au point de vue des diverses formes qu'il revêt, nous le trouverons, tantôt avec une forme franchement inflammatoire, tantôt avec une forme franchement chronique. Souvent aussi vous le verrez vous offrir, en même temps et sur le même siège, les caractères réunis de la forme aiguë et de la forme chronique.

Sa forme franchement aiguë vous offrira ceci de particulier, c'est que, malgré tous les caractères les plus tranchés de l'inflammation locale, couleur rouge, rosée, gonflement, tension, chaleur intense de la peau, malgré, dis-je, l'existence de tous ces caractères, auxquels se joindront la sensation de tension, de cuisson, de chaleur et de brûlure qui vous seront accusées par lo malade, vous ne constaterez aucun trouble inflammatoire général, aucune accélération du pouls. Vous aurez bien affaire à l'eczéma aigu, c'est-à-dire à la *dartre chaude, à la dartre vive,* mais à une dartre dont le caractère inflammatoire restera local, sans réaction générale, à moins que des complications ne surgissent, et n'excitent une réaction générale, que l'eczéma, le plus aigu, est impuissant à exciter, par lui-même, et à lui tout seul.

La forme chronique de l'eczéma est tantôt primitive et tantôt consécutive ou secondaire. Elle est primitive, lorsqu'elle est la manifestation première, ou initiale de l'eczéma ; elle est consécutive, ou secondaire, lorsqu'elle succède à la forme aiguë ; l'eczéma, dans ce cas, est continué par une manière d'être nouvelle, différente de la première, en ce qu'elle est dépourvue de tout caractère inflammatoire; c'est ce que nous appelons sa forme chronique.

Cette forme chronique se présente à notre observation sous un double aspect, avec deux modalités différentes. Tantôt elle reste constamment la même, sans changement aucun. Elle est représentée alors, le plus souvent, par une surface de peau épaissie, calleuse, couverte de croûtelles squameuses, d'un blanc jaunâtre, adhérentes, sans aucune trace d'inflammation, qui se reproduisent lentement, insensiblement, quand elles ont été détachées par le grattage, jusqu'à ce que l'épiderme étant redevenu sain, la peau reprenne progressivement sa physionomie habituelle et normale.

Tantôt, au contraire, sur un, ou plusieurs points de cette surface chroniquement eczémateuse, on voit poindre et sourdre des gouttelettes séro-purulentes, remplacées, bientôt, par de nouvelles petites croûtes, dont la couleur, d'un jaune clair, tranche sur la teinte grisâtre des parties environnantes. C'est l'eczéma que l'on croyait éteint, et qui se ranime et se rajeunit par une poussée nouvelle; celle-ci pouvant être suivie de plusieurs autres, la durée de l'eczéma peut se trouver ainsi indéfiniment prolongée; c'est le phénix qui renaît de ses cendres.

Ainsi donc les maladies de la peau, envisagées au point de vue de leurs formes, se présentent à notre observation, sous quatre aspects différents :

1° Forme inflammatoire aiguë, intense, avec accidents généraux, prodromiques et concomitants, constants, réguliers, toujours les mêmes, pathognomoniques et pouvant, à eux seuls, caractériser chacune des maladies de ce groupe, dont la durée est fixe, toujours la même et cyclique (exanthèmes vrais).

2° Forme inflammatoire aiguë, ou subaiguë, accidents généraux, prodromiques et concomitants, peu prononcés, irréguliers, manquant quelquefois, durée variable (pseudo-exanthèmes).

3° Forme chronique, sans aucun caractère inflammatoire.

4° Forme mixte, chronique, avec mélange de poussées inflammatoires.

ÉVOLUTION DES MALADIES DE LA PEAU.

Si les maladies de la peau nous ont offert de nombreuses variétés, dans leur aspect extérieur et dans les diverses formes de leur développement, elles ne nous en offrent pas moins dans leur mode d'évolution, c'est-à-dire dans leur durée, dans leur marche, dans leur manière d'être, sur notre tégument externe. L'étude de leur évolution nous fournira de précieux enseignements pour le diagnostic, le pronostic et le traitement. Voyons donc comment se fait cette évolution, dans les différentes dermatoses, suivant leur nature.

Dermatoses idiopathiques, ou de cause externe. — Ces affections n'ont, en général, que peu de durée ; elles siègent dans la région même, sur laquelle la cause morbide a exercé son action ; elles n'ont aucune tendance à s'étendre au delà de cette zone, elles y restent limitées ; elles affectent, le plus souvent, la forme aiguë ; elles prennent une forme chronique, dans le cas où la cause morbide n'a pu avoir qu'une action très faible, pas assez puissante pour déterminer une véritable inflammation ; elles se guérissent en très peu de jours, à l'aide de quelques applications émollientes, ou d'elles-mêmes, et par la seule suppression de la cause morbide, qui les a produites (*sublatâ causâ, tollitur effectus*).

Dermatoses parasitaires. — Il en est de même des affections parasitaires ; elles restent confinées dans les régions habitées par les parasites ; elles ne quittent pas ces régions ; ce sont, le plus habituellement, des affections à sécrétion humide, à marche rapide et sans ténacité. Ce sont des feux sans consistance et qui s'éteignent facilement ; de simples applications émollientes en font justice, même avec la persistance des parasites, à plus forte raison, s'effacent-elles rapidement, quand les parasites ont été détruits. Il y a cependant une affection parasitaire représentée par des papules non sécrétantes, et à forme chronique. C'est le prurigo parasitaire qui a pour caractères de siéger à la base du cou, entre les épaules, et de disparaître rapidement, en quelques jours, sous l'influnce de quelques bains sulfureux, après la destruction des parasites.

Dermatoses symptomatiques de troubles gastriques. — Ces affections ne durent habituellemeut que ce que durent les troubles fonctionnels profonds, dont elles sont les symptômes extérieurs. Elles siègent, en général, sur le tronc, où elles sont disséminées. S'agit-il d'accidents gastro-intestinaux passagers et de peu d'importance ? les papules d'érythème, ou les élevures d'urticaire disparaissent sous l'influence de la diète seule, ou d'un éméto-cathartique, dans l'espace de deux ou trois jours.

— S'agit-il, au contraire, d'accidents dyspeptiques plus sérieux, plus tenaces et chroniques? — l'urticaire prendra, elle aussi, la forme chronique, elle pourra persister des mois, des années, un temps illimité, son évolution sera, en quelque sorte, indéfinie dans sa durée, qui sera aussi longue que la cause morbide dont elle procède.

Dermatoses syphilitiques (syphilides). — La coloration d'un rouge foncé, cuivré, chair de jambon cru, comme l'a fort heureusement désignée notre savant maître, le professeur Hardy, et l'immunité de toute douleur, constituent sans doute de précieux caractères pour le diagnostic des syphilides; mais les caractères tirés de leur évolution ne sont pas moins importants, ni moins pathognomoniques. Leur mode d'évolution, en effet, ne dénonce pas seulement la syphilis, il dénonce encore l'âge de la syphilis, son plus ou moins d'ancienneté, et la période à laquelle elle est arrivée.

Les syphilides *précoces*, celles qui dénotent une invasion récente de la syphilis, sont éparpillées, disséminées et comme semées sans ordre sur tout le corps et sur les membres ; toute la peau en est mouchetée, constellée, criblée. Lors donc que ces lésions, simples macules rubéoliques, papules saillantes, à forme de lentilles, avec ou sans squames, ou bien papules larges et plates, ou tubercules, seront ainsi répandues, sur toute la surface de la peau, par le seul fait de cette disposition, de cette manière d'évoluer, diagnostiquez *une syphilis récente*, et des *syphilides précoces.*

Si, au contraire, les lésions cutanées sont limitées à une, ou à un petit nombre de régions, si elles se sont retirées de la plus grande partie de la surface de la peau, pour se concentrer sur un petit nombre de points seulement, et que, sur ces points, elles soient disposées de manière à représenter certaines figures géométriques, orbiculaires, des lignes courbes, à contours arrondis et comme festonnés, un cercle complet, ou des fragments de cercle, un pavillon d'oreille, un fer à cheval, en vertu même de ce mode d'évolution, vous diagnostiquerez des syphilides *tardives*, ou, comme les a appelées M. Hardy, *des syphilides en groupes*, et vous direz que vous avez affaire à une syphilis déjà ancienne, vieille souvent de plusieurs années, et confinant aux accidents de la période tertiaire.

La syphilis ne se distingue pas seulement, sur la peau, par la couleur cuivrée de ses lésions, couleur qui est en quelque sorte, son cachet; par l'immunité de toute démangeaison, et par le mode d'évolution de ses lésions, d'abord généralisées et *disséminées*, et plus tard limitées et *groupées;* elle se fait encore remarquer par la diversité de ces mêmes lésions. On a dit qu'elle est un protée; elle justifie cette qualification, car on la voit représentée par des lésions cutanées d'espèces diverses : ce sont d'abord des macules, puis des papules, puis des tubercules, puis des ulcérations. Et ces lésions, d'espèces et d'aspect si différents, n'ont pas de siège spécial; tantôt on les voit disséminées, éparpillées sur tout le corps; tantôt limitées à une ou à plusieurs régions. Et quand elles ont accompli, sur telle ou telle région, la durée toujours variable de leur évolution, elles reparaissent, sous une autre forme, et d'une autre espèce, après un temps variable aussi, sur une autre région, souvent très éloignée de la première ; ou bien, elles deviennent serpigineuses, et alors elles s'élargissent et s'étendent de proche en proche. A mesure que, par un travail cicatriciel ou de résolution interstitielle, elles se sont effacées d'une surface, elles en envahissent une autre limitrophe, contiguë à la première, et sur laquelle elles se prolongent et s'étendent, par une marche progressive et centrifuge.

Tel est le mode d'évolution de la syphilis sur la peau ; elle y est protéique et nomade ; tout en elle est variété ; variété de sièges, variété de manifestations.

Dermatoses scrofuleuses (scrofulides). — L'évolution de la scrofule, sur la peau, est bien différente. Avec elle tout est stable, tout est fixe, rien ne change. Les lésions cutanées restent toujours les mêmes et elles demeurent toujours sur le même siège ; elles y sont comme rivées, elles ne le quittent pas, elles y parcourent toutes les phases de leur interminable durée ; on les y voit pendant 10 ans, 15 ans, 20 ans et davantage encore, tantôt, toujours avec la même physionomie, toujours les mêmes, et sans aucune modification ; tantôt s'aggravant, se creusant, s'élargissant, gagnant du terrain dans le voisinage, mais toujours recouvrant le même siège qu'elles ne quittent jamais. Cette fixité de siège, pendant un temps considérable, pendant plusieurs années de la même lésion, n'appartient qu'à la scrofule, suffit, par conséquent, à elle seule, pour éclairer votre diagnostic.

Dermatoses herpétiques (herpétides). — Avec la dartre, ou herpétis, nous retrouvons la mobilité de la syphilis ; les lésions herpétiques sont nomades, comme celles de la syphilis, mais elles accomplissent leur évolution, d'une manière toute différente. Plus la syphilis est récente et de fraîche date, et plus ses lésions cutanées sont nombreuses et disséminées, plus elles sont répandues, plus elles occupent de larges surfaces; plus elle est ancienne, et plus ses lésions sont restreintes et limitées.

Dans la diathèse herpétique, au contraire, les lésions cutanées sont d'autant plus restreintes que la maladie est plus récente; elles se répandent, elles s'éparpillent, elles se généralisent d'autant plus que la maladie devient plus ancienne; elles suivent donc, dans leur évolution, une marche absolument opposée à la marche et à l'évolution des lésions syphilitiques.

Mais ce n'est pas la seule différence. La syphilis, en vieillissant, change d'aspect, se manifeste par des lésions cutanées nouvelles et différentes des premières. L'herpétis, au contraire, reste fidèle à ses premières lésions, elle n'en change pas, elle garde toujours les mêmes. Ses manifestations de la dernière heure sont les mêmes que celles de la première; elles peuvent disparaître d'elles-mêmes spontanément, ou sous l'influence d'un traitement; mais quand elles reparaîtront, à une époque plus ou moins éloignée, ce seront les mêmes, toujours les mêmes. Ainsi, soyez aux prises avec l'herpétis, se traduisant par un psoriasis : quand vous serez parvenus à effacer ce psoriasis, la diathèse herpétique, non détruite, se manifestera ultérieurement, encore par un psoriasis, et il en sera de même, et toujours de même, à la vingtième comme à la deuxième récidive, ce sera toujours un psoriasis. Ce que je viens de dire pour le psoriasis, j'aurais pu le dire aussi bien pour l'eczéma.

L'herpétis a donc une fixité de lésions que n'a pas la syphilis. Et de plus, les lésions de l'herpétis prennent, dans leur évolution, une disposition symétrique, tant sur le tronc que sur les membres; symétrie qui n'appartient qu'à l'herpétis, et qui, par conséquent, est un de ses caractères distinctifs et pathognomoniques.

Résumons tout ce que nous avons dit relativement à l'évolution des lésions cutanées de la syphilis, de la scrofule et de l'herpétis, par les trois propositions suivantes :

1° La syphilis, dans son évolution sur la peau, nous montre une double variété : variété de lésions, et variété de sièges.

2° La scrofule, au contraire, nous montre une double fixité : fixité dans la lésion primitive, restant toujours la même, et fixité dans le siège de cette lésion, restant aussi toujours le même.

3° Dans l'herpétis, nous trouvons la fixité pour la lésion; c'est toujours la même qui persiste, ou qui se reproduit à intervalles plus ou moins éloignés; mais avec la variété pour le siège, et la disposition symétrique.

Ces considérations, si importantes pour le diagnostic de la nature des affections cutanées, ne sont pas les seules qui s'attachent à leur évolution.

Cette évolution se produit de diverses manières que je dois vous faire connaître.

Tantôt elle s'opère d'un seul jet, d'un seul bond, d'une seule poussée, et, quand l'affection se trouve ainsi constituée, quand elle est arrivée ainsi à sa période d'état, elle n'a plus qu'à entrer dans sa période de déclin, à s'effacer et à disparaître. Il en est ainsi de l'impétigo, de la variole, de la scarlatine, de la rougeole, de l'herpès;

voilà pourquoi ces maladies ont une durée fixe, toujours la même, et cyclique.

Tantôt, au contraire, l'évolution se fait successivement, petit à petit, et par poussées successives, se succédant à intervalles plus ou moins éloignés. Chaque poussée nouvelle rajeunit la maladie, la fait renaître, lorsqu'on pouvait la croire en voie de déclin, et lui donne une durée nouvelle, quand on la croyait terminée. Il en est ainsi dans l'eczéma, dans le rupia, dans l'ecthyma, dans le pemphigus, dans le purpura chronique. Voilà pourquoi il est impossible d'assigner une durée à ces maladies, dont la continuité est souvent indéfinie, interminable par le fait de poussées, ou évolutions successives.

L'évolution, dans les maladies de la peau, doit encore être étudiée relativement à son caractère lent, persistant, rapide, intermittent et fugace.

Tantôt elle s'opère insensiblement et d'une manière torpide; et, quand elle est arrivée à sa période d'état, elle s'y trouve comme indéfiniment fixée, elle y reste dans un *statu quo* immuable, pendant un temps qui peut se prolonger aussi longtemps que la vie; telle est l'évolution du psoriasis.

D'autres fois, comme dans les maladies à type inflammatoire et à sécrétion humide, l'évolution se fait plus rapidement. La période d'état ne tarde pas à être constituée et la période de déclin ne se fait pas longtemps attendre.

Dans l'urticaire spasmodique, l'évolution est fugace et presque instantanée dans sa formation, comme dans sa disparition.

Enfin l'évolution, dans les maladies de la peau, affecte

quelquefois le type intermittent, et ces intermittences sont séparés par les intervalles les plus variables ; ils sont de quelques heures seulement, et ils peuvent être de quelques années. Il y a des prurits de la vulve, de l'anus, du scrotum, qui se réveillent plusieurs fois par jour ; il y a des urticaires dont les élevures se produisent tous les jours, d'une manière périodique et à la même heure. Il y a des maladies, appelées saisonnières, dont l'évolution ne se fait qu'au printemps. Il y en a d'autres plus légères, des papules d'érythème, des plaques d'herpès, par exemple, qui apparaissent tous les mois, à l'époque des règles. Il y a des psoriasis qui, après une durée fixe et un *statu quo* immobile et immuable de plusieurs années, disparaissent spontanément, pour revenir spontanément aussi, quelques années plus tard.

Ainsi donc, messieurs, il se produit sur la peau et par le fait de l'évolution des maladies dont elle est atteinte, un mouvement morbide de va et vient, de fluctuation, et comme de marée montante et descendante, bien digne assurément de fixer votre attention et bien important à étudier et à connaître.

Dans ce mouvement, dans cette mobilité de lésions si différentes d'aspect, de manières d'être, de constitution anatomique, de durée, qui, à certaines époques, et sous certaines influences, apparaissent et s'épanouissent sur notre tégument externe, qu'elles peuplent, qu'elles parsèment de toutes leurs formes diverses, qu'elles abandonnent ensuite, pour y revenir plus tard, par des poussées nouvelles, ne voyons-nous pas comme une image de ce qui se passe dans la nature? Elle aussi, à certaines époques, se peuple et se parsème de productions nouvelles et variées, qui disparaissent chacune à leur tour, quand le moment en est venu, pour se réveiller dans un autre temps, renaître et se développer de nouveau.

Il se passe donc, à la surface de la peau, des phénomènes de végétation analogues à ceux que nous offre le monde extérieur. La peau, comme la terre, a ses productions bonnes et mauvaises. Ces productions de la peau sont mauvaises le plus souvent, car elles la défigurent, l'altèrent, quand elles ne la désorganisent pas; elles sont bonnes quelquefois, lorsque jouant le rôle d'émonctoires salutaires, elles débarrassent l'économie de principes malfaisants, pour lesquels elles sont comme une porte de dérivation, d'écoulement et de sortie, elles mettent ainsi l'organisme à l'abri d'atteintes plus graves et plus profondes.

QUINZIÈME LEÇON

Dermatologie de la face.

Messieurs,

Nous vous avons décrit les maladies de la peau sous
tous les aspects que leur étude, au point de vue de la
pathologie générale, pouvait nous présenter, nous vous
avons fait une nosographie complète des lésions, qui les
constituent anatomiquement, nous vous avons montré
ces lésions dans toutes les formes, dans toutes les phases
de leur évolution, et avec tous les phénomènes de sécrétion, de douleur, d'ulcération, de cicatrisation dont elles
sont le siège. Il nous a semblé, utile d'étudier aujour-
d'hui ces lésions, par rapport à la région qu'elles occupent; de vous faire voir leur raison d'existence et de
développement dans cette région, les ravages qu'elles
peuvent y produire, les complications qu'elles peuvent y
causer. Jusqu'ici nous avons examiné ces lésions en
elles-mêmes, d'une manière abstraite, indépendamment
de leur siège, et sans tenir compte des organes sur
lesquels elles se sont implantées, ou qui les avoisinent;
voyons-les, maintenant, d'une manière contingente, et
relative à la région qu'elles se sont choisie; c'est un
côté de leur histoire qu'il ne faut pas négliger, et sous
lequel nous devons vous les faire connaître.

Dans le premier volume de nos leçons cliniques, nous avons fait une étude semblable pour la zone génitale de la femme, nous avons fait voir toutes les affections si nombreuses et si variées, dans leur nature, qui s'y rencontrent; aujourd'hui prenons une autre région, plus en vue, et plus exposée encore à toutes les atteintes de la maladie en général, quelle qu'elle soit, et donnons un aperçu de ce que sont les affections cutanées sur la face.

De toutes les régions du corps, la face est, sans contredit, une des plus importantes. N'est-ce pas elle qui donne à chacun de nous son cachet individuel, sa physionomie personnelle? N'est-ce pas sur elle que se lisent nos impressions, nos sentiments, sur elle qu'on peut voir ce que nous sommes moralement? Mais si elle est une des plus nobles parties du genre humain, elle a, par contre-coup, le désolant privilège de servir de terrain, de champ d'évolution à la plupart des maladies de la peau; presque toutes s'y donnent rendez-vous, soit à leur début, soit à leur période d'activité, ou à leur déclin. Y a-t-il là un simple effet du hasard, ou existe-t-il des raisons de cette localisation?

Ces raisons, l'anatomie et la physiologie nous les fournissent. En effet, que peut avoir d'étonnant cette susceptibilité de la face, étant données, la finesse de sa peau, la délicatesse de son épiderme et la richesse de son réseau artériel, veineux et lymphatique? Où trouver une pareille abondance de glandes sudorales et de follicules sébacés? La mobilité si connue de la physionomie exige de la peau une élasticité parfaite, et, par conséquent, ne lui faut-il pas un enduit onctueux qui la rende plus souple? Les follicules pileux sont aussi en très grand nombre; or tous les organes qui ont leur vitalité propre, ont aussi leurs affections propres. La face sera donc le siège d'affections générales, c'est-à-dire d'affections intéressant toutes les parties constitutives de la peau, en même temps que d'affections spéciales à chacun des appareils spéciaux qu'elle renferme.

Cherchons d'abord à nous faire une idée de ce que sont ces maladies aux différents âges de la vie.

Naturellement nous en trouverons un grand nombre chez l'enfant, dont la peau fine, impressionnable, s'enflamme au moindre contact irritant, aux moindres vicissitudes atmosphériques.

L'enfant vient au monde couvert d'un enduit sébacé, facile à enlever, excepté à la tête, où les cheveux, quoique rares, le retiennent : il forme là une sorte de carapace croûteuse qui devient trop souvent le point de départ d'affections, à type inflammatoire et à sécrétion humide, telles que l'impétigo, l'eczéma simple, ou impétigineux. Ces affections, sous le nom d'impétigo ou d'eczéma larvalis, recouvrent aussi, comme d'un masque, le visage de l'enfant, le défigurent, le rendent hideux et repoussant.

Plus tard, au moment de l'évolution dentaire, on voit apparaître, sur les joues, des papules d'érythème, ou encore des papules de strophulus, papules saillantes, coniques, blanches, et entourées à leur base d'une auréole rouge, double affection à marche rapide, à type inflammatoire, à forme aiguë, connue sous le nom vulgaire de *feux de dents*.

La plus légère inflammation des voies respiratoires, le plus léger trouble général fébrile, le moindre désordre fonctionnel, dans la vie enfantine, sont souvent précédés, accompagnés et suivis, de poussées d'herpès labialis. L'enfant est-il mal nourri, mal logé, mal vêtu, mal soigné, misérable ? — on peut voir sur sa figure amaigrie, ridée, ratatinée, l'empreinte de la cachexie, et d'une précoce et hideuse sénilité.

Très souvent le front de l'enfant est constellé des petites et innombrables granulations de l'acné miliaire.

Le nez, les oreilles, les joues de l'enfant deviennent facilement, sous l'influence du froid, le siège d'érythème pernio, vulgairement appelé *engelures*.

Indépendamment de ces affections, tenant à la constitution même de la peau de la face, vous trouvez encore chez l'enfant toute la série des exanthèmes et des pseudo-exanthèmes, rougeole, scarlatine, variole, eczéma rubrum, herpès, lichen ruber, impétigo.

Il n'est pas jusqu'aux parasites qui ne viennent aussi siéger sur la face de l'enfant; le tricophyton y vient dessiner ses tonsures, ses festons, ses cercles si parfaits; mais les poils sont rares et délicats; ils ne sont représentés que par un léger duvet, et le parasite meurt de lui-même, par le fait même de la destruction du poil. La teigne faveuse s'observe aussi sur toutes les parties de la figure de l'enfant.

Passons-nous à l'adolescence, à l'âge mûr, la scène s'élargit. Tous les troubles physiologiques et morbides ont leur écho et leur signe extérieur sur la peau de la figure; la menstruation se trahit par des vésicules d'herpès, ou des papules d'érythème; la grossesse et les maladies utérines, par des suffusions de matière pigmentaire répandue en large couche, et comme en masque; les irritations, les embarras gastriques, par des poussées passagères d'urticaire ou d'érythème, et par des éruptions persistantes et chroniques d'acné tuberculeuse et rosacée. Toutes les diathèses, après s'être emparé de l'organisme, viennent se montrer à la face. Au premier rang, il faut citer la syphilis; elle y étale ses lésions à toutes ses périodes. L'accident primitif n'y est pas rare, et, pour ma part, j'ai vu des chancres indurés, sur le nez et dans le nez, aux lèvres, dans la fossette du menton, sur les pommettes. Les accidents secondaires sont représentés sur la face, par les taches rubéoliques, par les papules, les tubercules de la région frontale, dont l'ensemble constitue la *corona veneris;* d'autres accidents secondaires, comme les syphilides tardives, en groupes, serpigineuses, ou non serpigineuses, envahissent aussi le nez, les joues, le front.

Enfin, à la période tertiaire, ce sont les croûtes vert noirâtre du rupia, et de la syphilide pustulo-crustacée, qui envahissent toutes les régions de la face.

De tous les os du corps, ceux de la face sont ceux que la syphilis atteint et détruit le plus souvent : tels sont les os et les cartilages du nez, les os malaires, les os frontaux. Souvent le nez s'affaisse, quoique la peau qui le recouvre reste intacte, parce que la syphilis, dont les ravages s'opèrent de la profondeur à la superficie, a détruit sa charpente osseuse et cartilagineuse.

La scrofule est véritablement chez elle, sur la face; c'est là son terrain de prédilection, et son siège, de beaucoup le plus fréquent. Il suffit, pour s'en convaincre, de parcourir les salles et les cours de l'hôpital Saint-Louis; à chaque lit, à chaque pas, on rencontre des victimes mutilées, défigurées du vice scrofuleux; le nez, les pommettes, le front, sont tout particulièrement affectionnés par elle. La scrofule n'a même pas besoin de commencer ses affreux ravages, sur la face, pour montrer qu'elle existe bien réellement, qu'elle est maîtresse de la place, qu'elle s'en est emparée et qu'elle imprègne l'organisme. Lors même que la scrofule n'a encore produit aucune lésion sur la face, elle imprime à la physionomie un tel aspect, qu'on reconnaît son existence, au premier coup d'œil. N'est-ce pas, en effet, le cachet pathognomonique de la scrofule, que cette face, dont le diamètre transversal est démesurément large, dont le nez est épais, croûteux, aplati, luisant, dont les lèvres, épaisses aussi, sont démesurément grossies par une infiltration interstitielle, et dont les régions sus-hyoïdiennes et sous-maxillaires sont soulevées par des ganglions lymphatiques engorgés? D'autres fois, la peau de la face paraît à peine effleurée; elle est rouge, vineuse; c'est l'érythème scrofuleux, avec ou sans squames, avec ses larges plaques, nettement limitées, framboisées, d'une rougeur lie de vin caractéristique. Dans d'autres cas, ce sont des petits phlegmons, des pustules et des croûtes, que détermine la scrofule sur la face, quand elle s'y montre, sous ses formes phlegmoneuse, et pustulo-crustacée.

La scrofule ravage, détruit la peau de la face de deux manières : tantôt elle la ronge en surface, passant d'un côté à l'autre de la figure; ainsi en est-il dans le *lupus vorax en surface;* tantôt elle procède, dans ses ravages, de la superficie à la profondeur; elle détruit d'abord la peau, puis les muscles, puis le périoste, et enfin les os. La syphilis, au contraire, arrivée à sa période tertiaire, suit une marche inverse; elle commence par atteindre et détruire les parties profondes, le périoste, les cartilages, les os; souvent elle respecte la peau, et quand elle l'entame, ce n'est que postérieurement aux parties solides et profondes.

Le cancer apparaît aussi fréquemment sur la face ; n'est-elle pas le siège d'élection du cancroïde. Il attaque surtout les régions les plue en vue, le nez, la lèvre inférieure, les pommettes, les paupières ; il peut, après être resté bénin et torpide, pendant des années, prendre tout à coup une marche rapide et une extrême gravité.

Quelquefois le cancroïde, sur la face, affecte, d'emblée, sa forme la plus maligne ; tantôt, alors, il détruit toutes les parties molles et osseuses, ne laissant, après ces destructions, que d'affreuses cavités, que des vides hideux à voir ; tantôt, au contraire, il produit des bourgeonnements, des végétations champignonneuses, desquelles s'écoule un suintement infect, et qui, souvent, forment des masses énormes, d'une couleur violacée, et d'un aspect repoussant.

La diathèse herpétique n'oublie pas non plus la face ; le psoriasis s'y montre souvent, ainsi que l'impétigo, le lichen, le prurigo, l'herpès ; mais l'eczéma est, sur la face, la plus fréquente manifestation de l'herpétis, c'est aussi une des affections les plus graves qui s'y puissent rencontrer. Les désordres qu'il y cause sont tels, quelquefois, que la figure en est méconnaissable, qu'elle en devient répugnante, qu'elle s'altère, se déforme, jusqu'à rendre presque impossible la vie sociale. Ce qui augmente encore la gravité de l'eczéma de la face, c'est que le traitement local y est très difficile à appliquer, en raison des orifices naturels, les yeux, le nez, la bouche ; en raison aussi de l'action permanente des muscles, et de la mobilité excessive des téguments ; le repos, l'immobilisation des parties malades, une des conditions *sine quâ non* d'un traitement efficace, dans l'eczéma aigu, est, en effet, impossible à garder. De plus, l'eczéma de

la face peut, en se propageant aux organes voisins,
envahir les yeux, enflammer les conjonctives palpébrale
et oculaire, détruire les cils, renverser les paupières
en dehors, ou en dedans, déterminer des ectropions, ou
des entropions difformes et incurables; il peut oblitérer
le canal nasal, devenir la cause de tumeur, de fistule
lacrymale, ou pénétrer dans le nez, dans la bouche; il
se porte même sur la langue, il l'enflamme, il la
gonfle et il occasionne, par ce fait, une gêne et une
douleur considérables pour la phonation et la mastication. L'eczéma peut encore se fixer autour de l'orifice
buccal, y détruire l'élasticité de la peau, et par conséquent gêner la parole, la préhension des aliments, la
mastication, empêcher le rire, la phonation; il peut
encadrer la bouche et les narines, et former autour de
ces orifices, comme une auréole et comme des rayons,
qui lui ont fait donner le nom d'*eczéma orbiculaire*,
d'*eczéma en rayons, ou en gloire.*

Parmi les maladies spéciales, particulières à tel ou
tel appareil organique de la peau de la face, nous trouvons l'acné, caractérisée par une lésion des glandes
sébacées, ou de leurs conduits excréteurs. C'est le dos,
c'est la pointe, ce sont les ailes du nez, sur lesquels
s'étale de préférence la couperose, avec ses tubercules
et ses pustules. L'acné hypertrophique porte son action
sur le nez; elle en augmente la longueur, la grosseur;
elle le déforme de la façon la plus disgracieuse, et souvent la plus monstrueuse.

Lorsque ce sont les follicules pileux qui sont atteints,
on assiste à une éruption de tubercules, et de pustules
caractéristiques, traversés par un poil, c'est le sycosis.
Celui de la lèvre supérieure était regardé par M. Bazin,

comme étant de nature arthritique. Le sycosis peut être
une inflammation simple des follicules pilifères, ou bien
il peut être parasitaire, et résulter, alors, de la présence
du tricophyton, au sein du follicule pileux.

Le favus et la tricophytie se développent, sur la face,
avec toutes les périodes de leur évolution.

C'est par le vieillard que nous allons terminer cette
vue panoramique des lésions cutanées de la face.

Héritier des antécédents de la jeunesse et de l'âge
mûr, il porte, sur sa figure, les traces indélébiles de
toutes les maladies, de toutes les souffrances antérieures.
Y a-t-il eu autrefois des accidents scrofuleux? C'est au
nez, rongé, effilé, ou détruit, qu'on en reconnaît l'ancienne existence; ou bien ce sont les paupières déformées, ou les joues couturées et labourées de cicatrices
réticulées, qui indiqueront qu'à une époque, plus ou
moins ancienne, la scrofule a passé par là.

La figure du jeune homme a-t-elle été atteinte par
la syphilis ulcéreuse ou pustuleuse? — La figure du
vieillard en portera les empreintes; elle sera parsemée
de cicatrices blanches, déprimées et gaufrées.

Et quand bien même il n'y aurait pas eu, dans le
passé, de vice du sang, de diathèse, d'affection constitutionnelle, la face du vieillard subit néanmoins une
déchéance vitale et organique, qui lui imprime un cachet
spécial, remarquable. La peau a perdu son élasticité,
elle est sèche et sillonnée de rides profondes; les joues
sont flasques, pendantes; c'est une série de dépressions
et de saillies; les arcades orbitaires proéminentes font
paraître les yeux petits, enfoncés dans leur loge osseuse;
les pommettes sont saillantes, le diamètre vertical de la
face a diminué par suite de la chute des dents, et de la

disparition du bord alvéolaire des os maxillaires, le nez et le menton se rapprochent. Tous ces désordres contribuent à donner à la face du vieillard un aspect désagréable et grimaçant.

J'en ai assez dit, Messieurs, pour vous montrer que si, de toutes les régions du corps, la face est la plus apparente, et celle que nous tenons le plus à conserver intacte, elle est aussi celle qui est le plus fréquemment envahie et défigurée par les affections cutanées les plus diverses et souvent les plus graves.

SEIZIÈME LEÇON

Traitement des maladies de la peau.
Traitement de la maladie. — Traitement des diathèses en général. — Traitement de la diathèse herpétique.

Messieurs,

Nous voici arrivés au point essentiellement pratique de nos conférences, au sujet qui en était le but, et la conclusion, c'est-à-dire au *traitement des maladies de la peau.* Toutes nos conférences précédentes n'étaient, en quelque sorte, qu'une préparation à celles-ci, que les préliminaires de celles-ci. En effet, nous n'avons étudié les maladies de la peau, sous toutes leurs faces, sous tous leurs aspects, dans tous les détails qui se rattachent à leur constitution anatomique, à leur nature, à leur évolution, à leurs complications, à leur diagnostic, que pour être à même de poser, sur ces notions fondamentales, les bases, les indications, et les formules d'un traitement rationnel, déduit cliniquement et logiquement de leur connaissance approfondie et sérieusement acquise.

Sans cette connaissance il nous serait impossible de vous tracer aucune règle méthodique et générale de thérapeutique ; nous ne pourrions que nous égarer au

milieu des données vagues, obscures et sans signification d'une médication empirique et d'aventure ; avec
cette connaissance, au contraire, tout aura sa raison
d'être, son explication, son indication ; tout deviendra
clair, et nous saurons comment nous diriger, et quels
moyens employer. N'oublions jamais les principes que
nous avons posés, ayons les toujours présents à la mémoire, et laissons nous guider par eux.

Lors donc que nous avons à traiter une dermatose
quelconque, demandons-nous tout de suite, et avant tout,
quelle est la nature de cette dermatose? quelle est son
expression pathologique? quel principe morbide elle
représente? puis, considérons quelle est la lésion anatomique qui la constitue? et ensuite voyons le malade lui-
même, quel est son âge? quelle est sa constitution ?

Ainsi, avant de nous permettre la moindre formule
thérapeutique, nous avons à déterminer trois points, à
résoudre trois questions :

1º Quelle est la maladie?

2º Quelle est la lésion anatomique?

3º Quel est le malade?

Toute notre médication ressortira de la solution de
ces trois questions, et ce sera, en même temps, la division toute naturelle des leçons que nous consacrons
au traitement des maladies de la peau.

TRAITEMENT DE LA MALADIE?

Quelle est la maladie? c'est-à-dire quelle est la nature
de la dermatose, en présence de laquelle nous nous
trouvons? est-ce une affection cutanée, idiopathique, de
cause locale, professionnelle? est-ce une affection para-

sitaire? et cette affection parasitaire est-elle simple? ne comprend-t-elle que les lésions essentielles, pathognomoniques, et spéciales à tel, ou tel parasite animal, ou végétal? ou bien, y a-t-il, à côté de ces lésions et par dessus ces lésions, d'autres lésions secondaires, concomitantes et de complication? avons-nous affaire, au contraire, à une affection symptomatique? symptomatique d'un embarras gastrique? de la syphilis? de la scrofule? de l'herpétisme? d'une cachexie quelconque? ou bien encore, sommes-nous en présence d'une pyréxie, d'une maladie exanthématique, ou pseudo-exanthématique, accidentelle ou saisonnière?

Voilà ce que signifient ces quatre mots; « *quelle est la maladie?* » Comment établir ce diagnostic, souvent facile, souvent, aussi, embarrassant et difficile? — Je vous l'ai dit, dans une précédente conférence, spécialement consacrée au diagnostic des maladies de la peau en général. — Actuellement nous devons supposer ce diagnostic fait, et parfaitement établi; nous n'avons à nous occuper que du traitement.

Ici, Messieurs, se pose tout d'abord, et en premier lieu, la grande question du traitement général, appelé aussi traitement dépuratif, antidiathésique, traitement d'une importance capitale, et malheureusement négligé par un grand nombre de médecins, même des plus compétents.

Cette question, tout à fait primordiale, du traitement général, dans les maladies de la peau, est complexe; elle doit être examinée à plusieurs points de vue, et sous plusieurs faces : ainsi quelles sont les indications de ce traitement général? quand, et comment doit-il être institué? à quels médicaments faut-il donner la préférence? à quelles doses, comment, sous quelles formes, et pen-

dant combien de temps, faut-il employer ces médicaments? Telles sont les différentes faces de la question
qui va nous occuper, et qui découle tout naturellement
de la détermination de la nature de la maladie.

Les affections cutanées, idiopathiques, de cause
externe, passagère, locale, accidentelle, ne comportent
aucun traitement général; elles viennent du dehors; elles
n'ont aucune racine dans l'économie; donc leur traitement doit être purement local; nous nous occuperons
de ce traitement quand nous parlerons du traitement des
lésions anatomiques.

Les maladies, dites *professionnelles,* peuvent être,
dans certains cas, considérées comme *idiopathiques* et
tout à fait locales. Mais il est des cas aussi, où ces
mêmes maladies, ayant une longue durée, étant entre-
tenues, et aggravées par la persistance de la même cause,
ou se reproduisant sous l'influence de cette même cause,
finissent par se généraliser, et par entacher la constitution tout entière d'un principe vicieux, que nous appellerons un principe herpétique. Elles avaient commencé
par être purement locales; elles finissent par devenir des
maladies générales. La persistance longtemps prolongée
de diverses lésions sécrétantes et non sécrétantes, sur
la peau, donne lieu à une absorption des principes
vicieux contenus dans ces lésions, ou sécrétés par elles
et cette absorption altère la masse du sang tout entière.
Ne voyons-nous pas un effet de généralisation analogue
produit par le simple catarrhe bronchique, de cause externe, dont la durée, prolongée, finit par déterminer la
tuberculose, c'est-à-dire une maladie de la constitution
tout entière, bien que localisée anatomiquement dans le
poumon?

D'autres fois, l'action irritante d'une profession sur la peau, sans être cause *efficiente* et *productive* d'un principe vicieux et général pour l'économie tout entière, est simplement une cause *déterminante* pour le développement de ce principe, primitivement en germe dans l'économie?

Ainsi donc une affection cutanée de cause externe, professionnelle par exemple, peut, dans certains cas, donner naissance à une maladie de la constitution tout entière.

Le même raisonnement et le même fait s'appliquent aux maladies parasitaires négligées, anciennes, ayant donné lieu à des complications importantes.

M. le professeur Hardy admet que la saleté, qu'une mauvaise hygiène, que des irritations habituelles exercées sur la peau, que des influences morales, que la colère, que des impatiences habituelles, que l'ennui, peuvent donner naissance à l'herpétisme ; or, toutes ces conditions malfaisantes n'existent-elles pas dans la gale par exemple? Une gale déjà ancienne et généralisée, n'est-elle pas la cause d'éruptions secondaires, d'espèces différentes, qui se généralisent, comme la gale elle-même, sur tout le corps (le cou et la tête exceptés), et sur toute la longueur des membres? Ne donnent-elles pas lieu à des démangeaisons atroces, insupportables, qui rendent tout repos, tout sommeil impossibles? n'occasionne-t-elle pas une tristesse, une irritation, un trouble physique et moral des plus prononcés? Or, est-il admissible que l'économie tout entière ne soit pas profondément atteinte? Est-il admissible qu'un simple traitement local et parasiticide, soit suffisant pour réparer tous ces désordres, pour effacer toute trace de ces troubles fonctionnels? Non certes ; le traitement parasiticide tuera les acares, mais il ne fera rien de plus ; il laissera la constitution souillée par toutes les conséquences de la présence, plus ou moins longue, de ces acares, dans la peau, par les dégâts qu'ils y ont occasionnés, par les complications éruptives qu'ils ont déterminées, par tous les troubles fonctionnels, généraux qui en ont été la suite toute naturelle. Cette souillure restera dans l'économie, comme un germe morbide, comme un principe d'herpétisme, qui, tôt ou tard, se manifestera par des éruptions, ayant tous les caractères de l'herpétisme.

Nous savons que ces faits ne sont pas admis par tout le monde ; comment le seraient-ils par ceux qui ne croient pas à la diathèse herpétique? qui n'admettent pas que des éruptions, à caractères toujours tranchés, toujours constants, sont le résultat d'un état général ; et qui s'imaginent qu'il n'y a que de simples lésions locales appartenant à la peau, lorsque ces lésions ne sont, en réalité, que l'expression d'une contamination générale.

Mais toutes les dénégations ne peuvent pas détruire des faits ; on aura beau vous dire « *non* », une observation attentive et sans parti pris ; des faits cliniques, nombreux, incontestables, vous diront « *oui* ».

Et d'ailleurs, le bon sens vulgaire ne s'y trompe pas ; il a l'intuition de la vérité ; des malades auxquels vous prescrirez une friction parasitiside pour détruire leur gale, vous demanderont en même temps un traitement général, dépuratif, *afin, diront-ils, qu'il ne leur en reste rien dans le sang*. D'autres viendront vous consulter pour des éruptions, manifestement herpétiques, et vous diront que ces éruptions existent depuis une gale, dont on les a débarrassés, mais en négligeant de leur donner, en même temps, un traitement dépuratif.

Nous avons observé, un très grand nombre de fois, des faits semblables; nous avons vu de nombreux malades, devenus herpétiques, à la suite d'une gale compliquée, pour laquelle on leur avait prescrit, purement et simplement, un traitement parasiticide. Ces malades n'étaient soumis à aucun principe héréditaire; ils n'avaient jamais été atteints à aucune époque de leur existence, d'herpétisme; le point de départ de leur maladie actuelle, était incontestablement une gale à laquelle on n'avait opposé qu'un traitement local; on avait détruit le parasite parce qu'on l'avait vu; mais on avait laissé subsister, dans l'économie, tout ce qu'il y avait déposé d'impur, parce qu'on n'avait pas su, ou pas voulu le voir.

Ainsi, messieurs, des affections de cause externe, professionnelles, et des affections parasitaires, pourront, dans certains cas, engendrer l'herpétisme, et par conséquent ces affections exigeront, de votre part, non pas seulement un traitement local, mais encore un traitement général. Ne pas reconnaître cette filiation morbide, ne pas admettre cette étiologie, ce point de départ, ce serait faire preuve de vues étroites et bornées. Donc, ces affections seront, pour vous, dans certains cas, l'indication positive d'un traitement général.

Ce traitement sera le traitement général de l'herpétis; nous allons vous en parler.

TRAITEMENT DE L'HERPÉTIS. — DU TRAITEMENT DES
DIATHÈSES EN GÉNÉRAL

Si des affections, de cause professionnelle, et de
cause parasitaire, doivent, dans certains cas, être pour
vous, l'indication d'un traitement général, préventif,
ou curatif ; à plus forte raison cette même indication
ressort-elle de l'herpétis, quand ses manifestations sont
nettement établies et confirmées. Dès lors qu'il y a une
diathèse, c'est-à-dire une imprégnation vicieuse de l'économie tout entière, il faut nécessairement un traitement
général ; il ne faut pas seulement attaquer le mal, à la
superficie, il faut encore pénétrer, par la médication, dans
les profondeurs où il se trouve. Pour détruire une mauvaise herbe, il ne s'agit pas de couper ses rameaux ou
sa tige, il s'agit de détruire sa racine, c'est l'*œuvre du
traitement général ou dépuratif.*

*De l'arsenic : — ses indications ; ses contre-indications ;
son mode d'emploi.* — La diathèse herpétique, si commune, que nous voyons partout, et si redoutable en
même temps, n'a pas, à proprement parler, de spécifique
comme la syphilis et comme la diathèse palustre. Cependant elle possède l'arsenic, dont les effets sont précieux
et incontestables ; sa puissance est égale à celle de
l'iode, contre la scrofule. Le mercure, l'iodure de potassium dans la syphilis ; le sulfate de quinine, dans toutes
les maladies à type intermittent, périodique, sont des
spécifiques incomparables ; l'arsenic n'a pas, à beaucoup
près, une prise aussi efficace contre l'herpétis, son action
est moins sûre, beaucoup moins puissante, beaucoup

plus lente, mais, cependant, elle est d'une incontestable réalité. Or, toute éruption ayant les caractères de l'herpétis, ou pouvant vous faire craindre, que, par sa durée, par les troubles locaux, et généraux qu'elle occasionne, elle ne devienne un principe d'herpétis, sera pour vous l'indication formelle d'un traitement arsenical.

Cependant il ne faut pas croire que l'on puisse donner l'arsenic toujours et sans danger. Si l'emploi de cet agent thérapeutique a des indications positives, il a aussi des contre-indications non moins positives.

L'arsenic exigeant, pour être digéré et assimilé, un état normal des organes digestifs, il ne faut jamais le prescrire, quand ces organes ne sont pas dans un état de parfaite intégrité, quand il y a de l'embarras gastrique, de la dyspepsie, de la diarrhée ; l'arsenic ne serait pas supporté, il ne ferait qu'augmenter ces désordres. Il ne serait pas supporté non plus dans un état général, mauvais et fébrile. Dans tous ces cas, il faut commencer par lui préparer le terrain, en soumettant le malade à une médication, qui, mettant fin à des désordres, rende son emploi possible.

Il ne faut jamais le donner, non plus, lorsqu'une éruption, à type inflammatoire, comme l'eczéma, comme l'impétigo, comme le lichen aigu, est dans une période d'acuité inflammatoire intense, car l'arsenic, activant la circulation, congestionnant la peau, poussant à la peau, augmenterait encore les accidents phlegmasiques dont la peau est le siège. Il faut attendre, pour le prescrire, qu'un traitement antiphlogistique, émollient, révulsif et dérivatif ait atténué, sinon détruit ces accidents inflammatoires.

Et maintenant, comment, et sous quelle forme l'administrer ?

Les préparations arsenicales les plus généralement employées, sont la liqueur de Fowler, la liqueur de Pearson, les granules de Dioscoride, or nous ne vous conseillons ni l'une ni l'autre de ces préparations : les deux liqueurs, celle de Fowler surtout, sont dangereuses, elles donnent lieu fréquemment à des accidents ; les granules de Dioscoride sont infidèles, leur mode de préparation est tel que l'acide arsénieux, leur principe actif, s'y trouve très inégalement réparti, souvent même il y fait complètement défaut.

Nous donnons la préférence à deux préparations arsenicales différentes, l'une solide, l'autre liquide, d'un emploi très facile, nullement dangereux, et que nous vous recommandons : Voici la formule de la préparation liquide,

> Arséniate de soude. . . .   10 centigrammes.
> Eau distillée. . . . . .   500 grammes.

Chaque cuillerée à soupe de cette solution contient environ deux milligrammes d'arséniate de soude.

Notre préparation solide est la suivante ; ce sont des pilules, composées *chacune* de :

> Arséniate de soude. . . .   1 *milligramme.*
> Extrait de gentiane. . . .   10 centigrammes.

Cette dernière préparation, d'un emploi souvent plus commode, en voyage surtout, exige, de la part du pharmacien, beaucoup de soin et d'habileté, afin que la répartition du médicament soit parfaitement exacte, uniforme, égale, pour toutes les pilules.

C'est donc, sous la forme d'arséniate de soude que

nous employons l'arsenic. Ce sel, très soluble, est d'une digestion et d'une assimilation faciles.

Les deux préparations que nous vous recommandons ont l'avantage d'être parfaitement titrées ; avec elles, on calcule très facilement, on sait très exactement la quantité précise du médicament pris par le malade ; or cette connaissance exacte, cette facilité, cette précision du dosage sont des avantages très précieux, surtout quand il s'agit d'un médicament toxique tel que l'arsenic.

Nous donnons l'une ou l'autre de ces préparations, de telle sorte que le malade absorbe par jour, six milligrammes d'arséniate de soude, c'est-à-dire six pilules, ou bien trois cuillerées de la solution.

C'est au moment des repas, et en mangeant, que nous prescrivons l'arsenic ; il est alors plus facilement digéré et assimilé, se trouvant mélangé au bol alimentaire, et, de plus, il ne nécessite pas alors un travail supplémentaire de la part de l'estomac : nous vous conseillons donc ce mode d'administration :

Une cuillerée de solution, ou deux pilules à chacun des trois repas ;

On peut progressivement augmenter les doses, et prescrire trois pilules, et même quatre pilules, ou, ce qui est la même chose, une cuillerée et demie et deux cuillerées de la solution, à chacun des trois repas, ce qui fait 9 et 12 milligrammes d'arséniate de soude en trois doses, et par jour.

DES MÉDICAMENTS ANTIDIATHÉSIQUES, OU ALTÉRANTS
EN GÉNÉRAL

Élargissons, messieurs, cette question si importante de thérapeutique générale, plaçons-la sur un terrain plus vaste ; ne considérons pas seulement l'arsenic, mais encore le mercure, l'iodure de potassium, c'est-à-dire les médicaments altérants ou antidiathésiques, les plus utiles, les plus fréquemment employés, et dont l'emploi peut déterminer des accidents divers, et quelquefois très graves.

Ces médicaments, comme leur nom *d'altérants* ou *d'antidiathésiques*, l'indique, sont destinés à modifier une constitution devenue vicieuse ; à détruire un principe morbide qui s'y est introduit, et dont cette constitution est imprégnée ; cette action curative, cette modification générale et profonde ne peuvent pas s'opérer d'une manière violente et rapide ; elles se font lentement, progressivement, à la suite, et par le fait de l'absorption, et de l'assimilation des principes médicamenteux ingérés. Or ces principes médicamenteux, toxiques par eux-mêmes, à différents degrés, ne doivent nullement remplir le rôle d'agents perturbateurs ; loin d'apporter un trouble, même passager, à l'exercice des fonctions physiologiques, ils doivent être pris, digérés et assimilés, à l'insu même, en quelque sorte du malade, et sans qu'il en ait, pour ainsi dire, conscience. Ce n'est qu'à cette condition-là qu'ils remplissent leur but, et qu'ils neutralisent, ou détruisent l'état morbide diathésique, contre lequel ils sont administrés.

Si vous les prescrivez à des doses trop fortes, ils ne

sont plus assimilables, mais perturbateurs ; leur action est nocive et toxique, au lieu d'être médicamenteuse ; ils produisent, dans l'économie, un trouble nouveau, qui s'ajoutant à l'état maladif, qu'ils étaient destinés à combattre, aggrave la situation, au lieu de l'améliorer.

De là vient la répugnance, souvent invincible, que vous constaterez dans le public, pour quelques-uns de ces médicaments, pour le mercure en particulier. Cette répugnance résulte de ce que, dans certains cas, ayant été donné d'une manière intempestive, à contre-temps, et sans ces précautions préparatoires, dont nous vous avons parlé, à propos de l'arsenic, ou bien à doses trop fortes, il a produit des accidents, dont les conséquences ont pu être quelquefois très graves.

Il y a des médecins qui s'imaginent que la guérison de la syphilis est d'autant plus rapide que les doses de mercure ingérées, ont été plus considérables ; c'est là une profonde erreur. Considérez, en effet, les inconvénients, et les dangers de son administration, à doses exagérées, ou intempestive, alors qu'il existe une contre-indication de la part des organes digestifs, ou de l'état général mauvais : ces troubles digestifs, cet état général mauvais ne tarderont pas à être aggravés ; les désordres particuliers au mercure, tels que la salivation, l'ulcération des gencives, le déchaussement, l'ébranlement des dents, le gonflement, le festonnement de la langue, la fétidité de l'haleine, ne tarderont pas non plus à se produire. Il faut alors, bien entendu, supprimer le mercure, combattre par un traitement spécial, l'état pathologique qu'il a causé ; de là, non seulement aggravation et complication, mais encore prolongation de la durée de l'état morbide primitif, auquel se sont ajoutés tous les fâcheux effets d'une médication désastreuse. Le public, témoin de ces accidents, en est épouvanté et prend le mercure en aversion. Si le public était intelligent, et bon appréciateur, il devrait réserver cette aversion pour les médecins ineptes et imprudents, qui, ne sachant pas manier le mercure, le donnant sans discernement, et à des doses insensées, sont, en réalité, les seuls coupables, les seuls responsables de tout le mal.

N'ayez donc pas peur, messieurs, du mercure, et rassurez le public. La thérapeutique ne possède pas de médicament plus précieux, et dont l'emploi soit d'une nécessité plus fréquente.

Le flot, de plus en plus envahissant de la syphilis, grossit et monte tous les jours davantage; nous avons donc un besoin de plus en plus indispensable du mercure; mais sachez bien, après quelles précautions préalables, et comment vous devez le prescrire : employez la formule que vous nous voyez employer; elle ne nous donne jamais d'accidents; elle ne nous impose jamais, par conséquent, d'interruptions; les malades la supportent parfaitement et sans aucun trouble; faites prendre, comme nous le faisons, tous les jours, une pilule ainsi composée :

Proto-iodure de mercure. .	3 centigrammes.
Extrait d'opium	1 centigramme.
Extrait de gentiane.	10 centigrammes.

Le proto-iodure de mercure est un sel très soluble dans les acides de l'estomac, et très facilement assimilable. L'extrait d'opium en facilite la tolérance, et l'extrait de gentiane possède des propriétés toniques et dépuratives qui ont aussi leur utilité. Cette formule, cette manière d'administrer le mercure, nous paraissent donc excellentes ; sans danger, et suffisantes pour les plus nombreuses indications.

L'iodure de potassium, d'un usage aussi fréquent que le mercure, puisqu'il trouve son application, non pas seulement dans les accidents tertiaires de la syphilis, mais encore dans la scrofule, vous impose les mêmes précautions préparatoires à son administration, et la même modération dans les doses, sous lesquelles vous le prescrivez. Sauf des cas tout à fait exceptionnels, nous ne le donnons jamais, au-dessus de 4, ou 6 grammes par jour, en deux fois, et dissout soit dans de l'eau, soit dans du sirop d'écorce d'oranges amères. Nous avons presque toujours vu des doses plus élevées, amener des douleurs gastriques, des pincements d'estomac, de la dyspepsie, la suppression de l'appétit, des digestions difficiles, de la diarrhée, et causer, en même temps, des congestions, des catarrhes sur les muqueuses nasales, oculaires, gutturales.

Ainsi donc, messieurs, les médicaments antidiathésiques ou altérants étant destinés à être digérés et absorbés par l'estomac, exigent : 1° Que cet organe soit pour les recevoir, dans un état d'intégrité parfaite ; 2° ils ne doivent pas être administrés à des doses trop fortes, car alors ils deviendraient, en vertu de leurs propriétés toxiques, des agents perturbateurs, ils ne seraient plus ni digérés ni absorbés, et par conséquent, le but qu'ils doivent remplir ne serait nullement atteint ; 3° la durée de leur administration devant toujours être longue, et leur action, pour être curative, exigeant que la santé générale soit bonne et indemne de tout désordre local, ou général, ils ne doivent exciter aucun trouble dans l'économie, et rester compatibles avec l'exercice régulier de toutes les fonctions physiologiques.

Telles sont les conditions que doit nécessairement remplir tout traitement général antidiathésique, dans les maladies de la peau, de nature syphilitique, herpétique, ou scrofuleuse.

Ce traitement doit toujours être longtemps continué; il doit durer plus longtemps que ne durent les manifestations de la diathèse; on ne doit le supprimer, que quand toute trace, toute lésion diathésique a disparu depuis longtemps, mais cette suppression ne doit pas être définitive, elle ne doit être que temporaire. Ce même traitement altérant doit être repris, après un certain temps, après une suppression plus ou moins longue, il doit être repris, même en l'absence de toute réapparition de la diathèse, et à titre préventif, aux époques, où ces réapparitions sont le plus à redouter, c'est-à-dire aux changements de saison, au printemps et à l'automne.

Ces réveils, ces repullulations des diathèses herpétiques et syphilitiques que l'on pouvait croire complètement guéries, n'ont souvent pas d'autre cause que la durée trop courte du traitement, qu'un traitement trop vite abandonné, à la suite d'un pronostic de guérison, prématurément porté. On aurait pu prévenir ces réveils par une reprise du traitement général, pendant un ou deux mois à certaines époques de l'année, et cela pendant plusieurs années consécutives; on a négligé ce principe de thérapeutique si important, et la diathèse s'est réveillée.

Le succès d'un traitement général, ne résulte pas seulement du choix, des doses, des médicaments alté-

rants, de l'opportunité et de la durée, de l'administration de ces médicaments, il résulte encore des conditions hygiéniques dans lesquelles se trouve le malade.
Ces conditions hygiéniques sont extrêmement importantes à considérer, car, suivant qu'elles seront bonnes,
ou mauvaises, la médication sera heureuse, ou malheureuse dans ses effets. Songez qu'une diathèse quelconque,
est toujours, par elle-même, essentiellement débilitante,
puisqu'elle implique l'idée d'une altération de toute la
constitution, et d'un principe vicieux et morbide, dont
cette constitution est imprégnée. Or, si, à cet état général
mauvais, s'ajoutent de mauvaises conditions d'habitation, d'habillement, de nourriture, de fatigue professionnelle, vous n'avez pas alors à espérer une action
efficace de la part du traitement. Ce traitement restera
nul dans ses effets ; souvent même, et par le seul fait
de ces mauvaises conditions d'hygiène, dans lesquelles
se trouvera le malade, le traitement sera mal supporté,
et alors il ne fera qu'aggraver la situation. Voilà pourquoi vous nous voyez souvent ne prescrire aucun traitement général, quand nous apprécions que l'hygiène
du malade est mauvaise, quand il est mal nourri, mal
logé, et adonné à un travail malsain, pénible, et qui
excède ses forces.

Apportez, messieurs, les soins les plus vigilants, à
l'hygiène de vos malades : Songez qu'une hygiène défectueuse suffit pour amener un état cachectique, c'est-
à-dire pour appauvrir le sang, dégrader la constitution,
et ruiner les forces ; une bonne hygiène au contraire
devient un salutaire adjuvant pour l'action des médicaments ; vous les verrez agir d'autant mieux, que les
malades seront placés dans de meilleures conditions.

Veillez donc à ce qu'ils respirent toujours un air pur et convenablement renouvelé ; veillez à ce qu'ils ne commettent aucun excès de table, de boisson, de débauche ; veillez à ce qu'ils soient bien vêtus, et couverts de flanelle ; à ce que leur travail ne soit point excessif, et en même temps, à ce que leurs forces morales ne défaillent pas ; à ce qu'elles soient relevées et soutenues par l'espérance de la guérison. Prenez garde que l'ennui, le découragement, toujours à craindre dans les longueurs indéfinies d'un traitement antidiathésique, ne s'emparent d'eux, et ne leur enlèvent tout le courage nécessaire pour accepter les exigences de la médication.

DIX-SEPTIÈME LEÇON

Traitement des diathèses syphilitique et scrofuleuse.

Messieurs,

Nous avons vu, dans notre dernière conférence, ce
que sont les médicaments appelés *altérants*, ou *dépuratifs;* je vous ai dit quelle idée vous devez vous en
faire, avec quelles précautions, d'après quelles indications, dans quelles conditions, et à quelles doses vous
devez les administrer, afin qu'ils soient réellement des
agents médicamenteux, et non pas des agents perturbateurs, dont l'action violente et toxique ne ferait qu'aggraver une situation déjà maladive, en lui apportant un
trouble de plus.

Je vous ai dit que toutes les fois que vous vous trouvez en présence de la diathèse herpétique, à moins
qu'il n'y ait un état général, ou local phlegmasique,
vous devez prescrire l'arsenic; je vous ai dit encore que
des affections cutanées de cause locale, ainsi que des
affections acariennes anciennes, graves et généralisées,
pouvant, dans certains cas, devenir le principe de l'herpétis, doivent être, pour vous, l'indication, non pas seulement d'un traitement local, et simplement parasiticide,
mais encore d'un traitement général, dépuratif, destiné

à détruire dans l'économie des germes d'herpétisme, et à la préserver ainsi du développement ultérieur d'accidents diathésiques. L'arsenic est indiqué, dans tous ces cas, vous ai-je dit ; car s'il ne mérite pas, au même degré que le mercure, l'iodure de potassium, et le sulfate de quinine, la qualification de *spécifique*, il possède, néanmoins, contre la diathèse herpétique, une action, dont l'utilité n'est pas contestable.

TRAITEMENT DE LA DIATHÈSE SYPHILITIQUE.

Si l'herpétis, au point de vue de son traitement général, relève de l'arsenic, la syphilis, d'une manière bien plus incontestable et bien plus évidente encore, relève du mercure, et de l'iodure de potassium. Mais ces deux derniers médicaments, de même que l'arsenic ne doivent pas être administrés indistinctement et sans discernement ; ils ont chacun leur opportunité et leur mode d'action différent. Le mercure convient aux accidents primitifs, et aux accidents secondaires, précoces et tardifs ; et l'iodure de potassium, aux accidents tertiaires, et à toutes les lésions, et localisations douloureuses qui accompagnent la période secondaire, et caractérisent la période tertiaire.

Un chancre étant constaté, pourquoi ne pas administrer le mercure tout de suite ? ce chancre est primitif, récent et date de quelques jours seulement ; l'induration ne se produit que vers le vingtième jour, pourquoi attendre que cette induration se soit manifestée ? le mercure donné sous la forme et à la dose que nous vous avons indiquées, en pilule et chaque pilule composée de :

Proto-iodure d'hydrargyre 0,03
Extrait d'opium 0,01
Extrait de gentiane 0,10

Le mercure, dis-je, pris sous cette forme et à cette dose est un tonique, un reconstituant; il fortifie et engraisse, jamais un malade n'a le teint plus rose, plus clair et plus frais qu'après un traitement mercuriel suivi d'après cette méthode. Vous ne courrez donc aucun risque de donner tout de suite le mercure. Si le chancre doit s'indurer, c'est du temps de gagné. Si le chancre doit rester mou, et ce qu'on appelle *non infectant*, simple lésion locale, vénérienne, mais non syphilitique, ne devant, par conséquent, avoir aucun retentissement général sur la constitution, il semble que le mercure ne soit nullement indiqué; c'est vrai, mais souvenez-vous, d'une part, que le mercure pris, comme nous le donnons, loin d'être malfaisant, est, au contraire, doué des plus remarquables propriétés analeptiques, et, d'autre part, songez qu'en syphilis il n'y a rien d'absolu, et que l'exception marchant toujours à côté de la règle, il n'est pas rare de voir la syphilis constitutionnelle, la mieux caractérisée, sortir d'un chancre qui avait été diagnostiqué *chancre mou*, et *non infectant*; songez bien à tout cela, et alors vous n'hésiterez pas à donner le mercure, dès que vous constatez un chancre primitif quelconque mou, non induré, et à plus forte raison déjà induré.

Vous donnerez le mercure encore, pendant toute l'évolution des accidents secondaires précoces (engorgements ganglionnaires, pléiade ganglionnaire spécifique, roséole, syphilide papuleuse, papulo-squameuse, tuberculeuse disséminée). Vous le donnerez encore à une époque plus reculée de l'existence de la syphilis, et pendant la période des syphilides tardives, en groupes, limitées à certaines régions et à formes orbiculaire, ou serpigineuse.

Pendant le cours de ces lésions précoces et tardives, de la syphilis, qui caractérisent la période secondaire de son évolution, on voit souvent se développer des complications diverses : (iritis, arthralgies, myalgies, périostoses, névralgies, hémicranies), affectant le type intermittent, vespérin et nocturne, les accès se reproduisant le soir et la nuit; alors le mercure, tout seul, devient insuffisant; il faut lui adjoindre l'iodure de potassium. Vous administrez alors ces deux médicaments séparés, isolés, la pilule hydrargyrique le matin, par exemple; et l'après midi, l'iodure de potassium, à la dose de un, deux, trois ou quatre grammes au plus; ou bien vous les donnez réunis, sous la forme du sirop de Gibert, dont les principes actifs sont, vous le savez, le biiodure de mercure et l'iodure de potassium. Chaque cuillerée de ce sirop contenant un centigramme de biiodure de mercure, et cinquante centigrammes d'iodure de potassium, vous en donnez deux par jour, une le matin, et une l'après midi, dans un verre d'eau, et une heure avant le repas.

La syphilis, à sa période tertiaire (syphilides ulcéreuses serpigineuses, pustulo-crustacées, gommes, ou abcès développés dans le tissu cellulaire, et ses muscles; lésions du périoste et des os, lésions viscérales et profondes, gommes dans le foie, dans le poumon, dans les méninges cérébrales et rachidiennes); la syphilis à cette période est justiciable, surtout de l'iodure de potassium qui, le plus souvent, suffit; à lui tout seul; quelquefois il est bon de lui adjoindre le mercure, sous l'une des

deux formes que nous vous avons indiquées plus haut;
ou bien sous la forme d'onguent napolitain, c'est-à-dire
de pommade, que l'on emploie en frictions, sur différentes régions du corps. Dans ce cas, il faut avoir bien
soin de ne continuer les frictions que quatre ou cinq
jours de suite, de ne les faire qu'avec 5 ou 6 grammes de pommade mercurielle par jour, car autrement,
on aurait une salivation, avec toutes ses conséquences
fâcheuses. Après une interruption de plusieurs jours,
pendant lesquels on a pu s'assurer de l'état de l'appareil salivaire, on reprend une nouvelle série de frictions.

Tel est, en quelques mots, et d'une manière générale, le traitement de la diathèse syphilitique. Voyons
maintenant celui de la scrofule :

TRAITEMENT DE LA DIATHÈSE SCROFULEUSE.

La scrofule est moins bien partagée que la syphilis,
au point de vue d'un spécifique; elle en a plusieurs, ce qui
signifie qu'elle n'en a pas qui soit d'une grande et absolue
efficacité, le fer, le quinquina, tous les amers, l'huile de
foie de morue, ont été, avec raison, préconisés contre
elle, et on les emploie avec profit; mais ils sont bien
lents et bien imparfaits, dans leur action. Il en est de
même de l'iode et de ses diverses préparations, très
utiles aussi, mais ne méritant pas toute la confiance
que leur accordait M. Lugol, un de nos prédécesseurs
dans cet hôpital. Nous donnons l'iode sous différentes
formes, d'abord sous la forme d'iodure de potassium,
additionné de teinture d'iode, comme le faisait Lugol.
Nous faisons prendre, tous les jours, au malade, une

potion ainsi composée, que nous appelons potion anti-strumeuse :

Julep gommeux.	150 grammes.
Iodure de potassium.	1 gramme.
Teinture d'iode.	10 *gouttes*.
Tanin.	1 gramme.
Sirop de quinquina	50 grammes.

plusieurs préparations pharmaceutiques se recommandent par la manière habile, avec laquelle, soit l'iode pur, soit l'iodure de potassium ioduré leur ont été incorporés, ces préparations sont : le vin iodé de Julliard, l'essence iodo-iodurée tannique de salsepareille de Fontaine, le sirop de raifort iodé de Dorvault, etc.

Ainsi donc vous traiterez, par l'arsenic, les affections cutanées de nature herpétique; par le mercure et l'iodure de potassium, celles qui sont de nature syphilitique; par les iodiques, par l'huile de foie de morue, par le fer, par le quinquina, et tous les amers en général, celles qui sont de nature scrofuleuse.

Avant de commencer l'emploi de ces médicaments, ne manquez jamais de consulter l'état général du malade, et, en particulier, l'état de ses organes digestifs; assurez-vous bien qu'il n'existe aucun trouble, ni du côté de la circulation, ni du côté de l'innervation, pas plus que du côté des fonctions gastro-intestinales, car, dans ce cas, nous vous l'avons déjà dit, mais on ne saurait trop le répéter, les médicaments altérants ne feraient qu'augmenter ces troubles; ils ne seraient ni absorbés ni assimilés; ils deviendraient des agents de perturbation, et par conséquent de débilitation, au lieu d'être des agents de réparation et de reconstitution. Si vous voulez qu'ils soient vraiment efficaces et curatifs, donnez-les, avec toutes les précautions, et dans toutes les conditions de choix, de dosage, d'opportunité et de durée, que nous avons indiquées dans notre précédente leçon.

Donnez aussi une grande attention à la peau ; songez qu'elle est un organe d'absorption et d'élimination, et que, sous ce double rapport, vous en pouvez tirer un précieux parti. Développez en elle ces deux propriétés absorbantes et éliminatrices, par des frictions et par des bains. Mais là encore, ne faites rien à contre temps ; prenez garde, par des excitations intempestives, de favoriser le développement des lésions cutanées, ou d'aggraver des lésions déjà existantes. Ainsi, dans la syphilis, ne donnez des bains alcalins, sulfureux et salins, ne prescrivez des bains de mer, et des eaux minérales excitantes, soit par leur composition chimique, soit par leur température élevée, que dans la période la plus avancée, alors que les lésions ont quitté la peau, pour devenir profondes, osseuses, ou viscérales ; car vous aggraveriez les lésions cutanées ; de lésions bénignes vous feriez des lésions malignes, ulcéreuses, désorganisatrices, et par conséquent doublement désastreuses, et pour la peau d'abord, et ensuite pour la santé générale.

Agissez de même dans la diathèse herpétique, toutes les fois qu'elle est manifestée par une éruption à caractère inflammatoire, tout ce qui est excitant aggraverait l'intensité de l'éruption. Ne faites donc pas ce que font tant de médecins ignorants, ou inconsidérés, qui, dans le cours de l'eczéma, maladie essentiellement inflammatoire, prescrivent des bains sulfureux ou alcalins ; ils aggravent, entretiennent et éternisent ainsi la maladie.

Dans la scrofule, où les poussées vers la peau sont moins à redouter; où les lésions cutanées sont fixes, immobiles dans leur siège primitif, et sans tendance à se généraliser, vous prescrirez sans danger, et au contraire avec tout profit, des bains fortement minéralisés, dont l'action tonique et stimulante s'ajoutera à l'action, congénère des médicaments pris à l'intérieur. Vous prescrirez aussi des frictions, des massages avec des liquides doués de propriétés toniques et fortifiantes, telles que le baume de Fioraventi, le vin aromatique, les alcoolats de mélisse, de romarin, l'eau de cologne, les teintures de benjoin, de cascarille, etc.

Dans le traitement, toujours si difficile et si long des diathèses, vous ne devez rien négliger, il faut frapper à toutes les portes, remplir toutes les indications, attaquer le mal de tous les côtés; ce n'est qu'à ce prix que vous réussirez.

DIX-HUITIÈME LEÇON

Traitement de la lésion cutanée dans les maladies de la peau.

Dans le traitement des maladies de la peau, vous n'avez pas seulement à considérer la nature de la maladie; cette considération est sans doute la plus importante, et celle qui doit vous occuper tout d'abord; vous avez encore à tenir compte de la lésion cutanée, par laquelle se manifeste la maladie.

Ces lésions sont souvent peu importantes par elles-mêmes; mais souvent aussi, par leur gravité intrinsèque, elles pèsent d'un grand poids dans le diagnostic, et par conséquent, elles ont leurs indications, leurs exigences thérapeutiques. Ces indications, ces exigences thérapeutiques, sont aussi nombreuses et aussi variées, que l'espèce même, à laquelle appartiennent ces lésions, que leur caractère d'acuité, ou de chronicité, de bénignité, ou de malignité; leur traitement mérite donc, de votre part, la plus sérieuse attention.

Il y a, messieurs, des cas, dans lesquels vous ne devez nullement, au point de vue du traitement, vous préoccuper des lésions cutanées; ces lésions ne vous fournissent, par elles-mêmes, aucune indication à remplir. Dans cette catégorie se rangent presque toutes celles qui sont constituées par une coloration, quelle que soit la nature de cette coloration, qu'elle soit sanguine ou pigmentaire, congénitale, acquise, ou accidentelle, active ou passive, congestive ou hémorrhagique. Ainsi toutes les affections qui consistent dans une hypersécrétion, ou bien dans une inégale et vicieuse répartition du corps pigmentaire, telles que les éphélides, les taches hépatiques, les lentigines ou lentigo, le chloasma, le vitiligo, les nigrities partielles, les nœvus niger, la mélano-dermie, se dérobent à toute action thérapeutique. Il en est de même des nœvi sanguins, du *nœvus flammeus*, vulgairement appelé *tache de vin*. Il en est de même encore dés différentes macules du purpura, dues à une extravasation sanguine, des taches ponctuées, appelées pétéchies, et des taches vineuses purpuriques, à plus larges surfaces.

Les mêmes considérations s'appliquent à la variole, à la varioloïde, à tous les exanthèmes, aux macules et aux plaques exanthématiques de quelques-unes des formes de l'érythème et de l'érysipèle; à la rougeole, à la roséole, à la scarlatine, aux élevures rosées de l'urticaire. Toutes ces lésions ne donnent lieu à aucune indication thérapeutique spéciale, autre que celle de leur protection et de leur conservation. Ce qui veut dire que vous devez soigneusement éloigner d'elles tout ce qui pourrait donner lieu à leur brusque rétrocession, et par conséquent à des accidents de métastase, dont la gravité pourrait avoir le caractère le plus sérieux. Ainsi vous devez, d'abord, favoriser leur développement et leur efflorescence, par tous les moyens propres à déterminer un mouvement fluxionnaire vers la peau : (vomitif, boissons chaudes excitantes et diaphorétiques), vous devez éviter, par conséquent, tout ce qui pourrait agir en sens contraire, c'est-à-dire gêner, entraver leur épanouissement sur la peau, en détournant le *fluxus* naturel qui les y porte : ainsi gardez-vous bien, dans la période de leur éruption, des refroidissements généraux et locaux, des lotions et des boissons froides, et des révulsifs ou dérivatifs intestinaux. Quand elles sont arrivées à leur période d'état, évitez encore tout ce qui pourrait les empêcher de parcourir la durée normale de leur évolution, et amener, par suite de leur rétrocession, des accidents métastatiques.

Dans tous ces cas, et, à l'exception de conditions exceptionnelles, tout le traitement consiste donc à ne pas contrarier la nature, dans le molimen morbide qu'elle dirige vers la peau; mais les lésions, en elles-mêmes, en dehors de certaines formes de l'érésipèle et de l'érythème, ne fournissent aucune indication thérapeutique.

Il en est de même de la plupart des lésions cutanées de la syphilis. Ces lésions n'ayant aucun caractère douloureux, ou inflammatoire, ne demandent aucun traitement spécial : elles disparaissent d'elles-mêmes, par le fait d'un travail de résolution et de résorption interstitielle, qui s'opère, sous la seule influence du traitement anti-diathésique.

Vous verrez les syphilides rubéoliques, papuleuses, papulo-squameuses, tuberculeuses, s'effacer et disparaître progressivement, sans aucune médication qui leur soit propre.

Les syphilides ulcéreuses, telles que le rupia syphilitique et la syphilide pustulo-crustacée, elles-mêmes, guérissent le plus souvent aussi, quelle que soit leur

gravité intrinsèque, sans traitement particulier. Au lieu
d'enlever violemment les croûtes, comme le conseillent
certains médecins, nous préférons les ménager, les
considérer comme des opercules naturels, comme des
organes de protection pour les ulcérations sous-jacentes,
qu'elles mettent à l'abri du contact de l'air, et de toutes
les causes d'irritation et de douleur venant du dehors.
Ces croûtes se détachent et tombent d'elles-mêmes,
lorsque les parties ulcéreuses qu'elles recouvraient se
sont desséchées et cicatrisées, par la seule action du
traitement général.

Il y a cependant des lésions syphilitiques, dont l'une
est des plus fréquentes, si ce n'est la plus fréquente de
toutes, qui demandent un traitement particulier, ce sont
les tubercules muqueux; ces tubercules ont en eux, une
telle puissance végétative, une telle vitalité morbide,
que si on ne les réprimait pas, en les cautérisant à
plusieurs reprises, soit avec le nitrate d'argent, soit
même avec un caustique plus énergique, ils prendraient
un développement énorme et se transformeraient en
plaques muqueuses, végétantes, formant, au-dessus des
parties ambiantes, un relief, une saillie considérables,
ulcérant par le frottement, très douloureuses alors, et
produisant une sécrétion puriforme, abondante et fétide.

Vous devez traiter aussi, par plusieurs cautérisations successives, la forme de syphilides, dite syphilide
verruqueuse, ou verrue syphilitique. Les commissures
buccales, le sillon naso-labial, sont les sièges de prédilection de cette forme particulière de végétation syphilitique, qui disparaît assez vite, à la suite de quelques
cautérisations.

Quelquefois, cependant, cette même forme végétante

verruqueuse se produit à la surface de vastes ulcérations syphilitiques; vous vous trouvez alors en présence de saillies considérables, de masses végétantes, épaisses, constituées par une multitude d'îlots, de lobules végétants, séparés les uns des autres, par des sillons plus ou moins profonds, et ressemblant, par leur ensemble, à un cimier de casque. Cette lésion, grave et importante par elle-même, et toujours tenace, résisterait au traitement général employé seul; il faut la combattre, en même temps, par de puissantes cautérisations; le nitrate d'argent, dans ces cas, est habituellement insuffisant, il faut recourir à des caustiques plus énergiques, tels que le nitrate acide de mercure, l'acide chromique, l'acide sulfurique, et recouvrir les surfaces cautérisées par des emplâtres de sparadrap de Vigo.

Ce même emplâtre de Vigo est très utile aussi dans le traitement des diverses espèces d'ulcérations syphilitiques, soit après la chute des croûtes du rupia, ou des croûtes de la syphilide pustulo-crustacée, soit dans l'ulcère syphilitique succédant à un traumatisme quelconque, chirurgical, ou accidentel. Ces ulcérations, si elles sont profondes, nécessitent souvent l'emploi de modificateurs, d'excitants locaux, tels que le vin aromatique, l'alcool camphré, la teinture d'iode, qui activent, en elles, le travail réparateur et cicatriciel.

Lorsque le phagédénisme, le plus redoutable, le plus terrible dans ses effets, de tous les accidents vénériens et syphilitiques, se déclare, soit sur un chancre mou primitif, simple et non infectant, soit sur une ulcération syphilitique, secondaire ou tertiaire; lorsque vous vous trouvez en présence de ses effrayants ravages, de ses épouvantables destructions ulcératives et serpigineuses

en surface, et en profondeur, que tout semble impuissant à arrêter, et qui sont une menace, non pas seulement pour les organes, et pour les régions qu'elles envahissent et dévorent, mais encore pour la vie du malade; en présence d'un danger si pressant, que devez-vous faire?
— Allez-vous, d'après les errements les plus habituellement suivis, cautériser les surfaces phagédéniques, avec le fer rouge, avec l'acide chlorhydrique, avec le nitrate de mercure? Ou bien, allez-vous tenter de les modifier violemment avec l'iodoforme, avec l'alun pulvérisé, avec la teinture d'iode, avec le perchlorure de fer? — Nous avons employé tous ces moyens qui ne nous ont jamais réussi; nous les avons vus tous, au lieu d'arrêter le phagédénisme, lui donner au contraire comme une impulsion nouvelle, et lui imprimer de plus rapides progrès. — La médication la plus sûre, la meilleure contre le phagédénisme, celle qui nous a donné les résultats les plus satisfaisants, et que nous vous recommandons, est toute différente; vous en avez, du reste, tout dernièrement encore, chez deux de nos malades, constaté les heureux effets. Cette médication consiste d'abord, dans les soins généraux à donner au malade, soins hygiéniques et médicamenteux; le phagédénisme étant souvent la conséquence d'un mauvais état de la santé générale, de fatigues, d'écarts de régime. Comme traitement local, au lieu des caustiques, et des irritants, employez au contraire les topiques les plus émollients; ceux qui nous ont paru les meilleurs sont la rapure de pommes de terre fraîches, ou de carottes fraîches. C'est une sorte de pâtée que l'on applique, en couches épaisses, sur toutes les parties phagédénisées, et que l'on renouvelle plusieurs fois par jour. Ce mode de pansement si

simple, si facile ne tarde pas à modifier les surfaces malades ; sous son influence, vous les voyez promptement perdre leur teinte grisâtre, teinte de sphacèle, de pourriture d'hôpital, propre au phagédénisme. La suppression de cette teinte putrilagineuse vous indique que le phagédénisme est arrêté et détruit. Elle est remplacée par une coloration rosée, et par des bourgeons cicatriciels et réparateurs. Le même pansement doit être continué jusqu'à la complète cicatrisation, qui habituellement ne se fait pas longtemps attendre.

Telles sont, messieurs, en quelques mots, bien incomplets et bien abrégés sans doute, les principaux moyens de traitement local, que vous devez opposer aux lésions cutanées les plus habituelles de la syphilis.

Les lésions cutanées de la scrofule vous fourniront des indications thérapeutiques bien différentes.

Avec la scrofule, tout est lent, torpide, à évolution essentiellement chronique. Vous n'avez pas à craindre, comme avec la syphilis, ces poussées abondantes et rapides, qui, sans doute, ont leur source dans l'état diathésique, mais qui reçoivent une incontestable impulsion des irritations extérieures, qu'elles qu'elles soient, médicamenteuses, ou accidentelles. Avec la syphilis, il faut respecter la peau, la ménager, éloigner d'elle tout ce qui peut l'entamer, l'irriter, car tout traumatisme chirurgical, ou autre, tout frottement, toute excitation, tout ce qui peut être cause de congestion, serait un appel, un coup de fouet donné au développement de lésions cutanées nouvelles ; ou bien une cause d'aggravation, pour des lésions déjà existantes. Vous remarquerez en effet que ces lésions sont plus accentuées et plus nombreuses dans les régions, où la peau est en opposition avec elle-même, comme aux aisselles, comme à la partie interne et supérieure des cuisses, et dans les régions où elle est comprimée et irritée par le frottement des cheveux, des vêtements, des divers objets de toilette ; voilà pourquoi il est de précepte, dans toute la période des accidents secondaires, précoces et tardifs, et même dans la période tertiaire, de s'abstenir, hors le cas d'absolue nécessité, de toute opération chirurgicale ; voilà pourquoi aussi, vous devez défendre aux syphilitiques de fumer et de prendre des bains alcalins, sulfureux, des bains de mer, et autres bains fortement minéralisés ; vous devez leur prescrire de préserver soigneusement leur peau et leurs muqueuses, de toutes les causes de congestion et d'irritation possibles, sous peine d'y déterminer, comme une explosion de lésions nouvelles, ou du moins une aggravation de celles qui y existent déjà.

Avec la scrofule, il en est tout autrement ; les lésions scrofuleuses ne possèdent pas, comme les lésions syphilitiques, une vitalité, une force de développement et d'expansion, susceptibles de leur imprimer une impulsion, une poussée accidentelles, et de les multiplier, par une sorte de germination féconde ; elles manquent, pour ainsi dire, de sève ; elles restent immobiles, fixées au même siège, dans un *statu quo* immuable et permanent ; elles n'ont aucune tendance à se généraliser, à revêtir une forme nouvelle, à prendre un accroissement nouveau, une extension nouvelle, sous l'influence de causes extérieures ; les excitations, les irritations venant du dehors, les laissent insensibles, et sans effet apparent. Elles résistent à tout, par la force d'inertie, qui est leur caractère propre. Une fois constituées, tout est fini pour elles; elles ne changent pas, et dans la durée indéfinie de leur interminable évolution, elles restent les mêmes, avec le même aspect, avec la même physionomie.

D'autres fois, cependant, la malignité de leur nature ne se manifeste pas seulement par cette immobilité et cette ténacité désespérantes, mais encore par des progrès qui s'opèrent, soit en surface, soit en profondeur. Mais ces progrès sont tellement lents ; ils se produisent d'une manière si insensible, avec un tel caractère de chronicité, qu'il n'est pas à craindre qu'une médication locale excitante, active leur marche envahissante, en donnant un degré de plus à leur malignité, et à leur puissance destructive.

De ces considérations, il résulte que le traitement local des lésions cutanées de la scrofule, désignées sous le nom vulgaire et générique de *Lupus*, doit être dirigé, d'après des indications toutes spéciales. Les émollients, n'ont aucune raison d'être, puisque ces lésions sont totalement dépourvues de tout caractère inflammatoire.

Leur caractère, ne l'oublions pas, c'est la ténacité, la fixité, l'inertie, la malignité. Or, puisque nous ne courons aucun risque de les aggraver, ou de les multiplier par des excitants, essayons de les absorber, en quelque sorte et de les détruire sur place, par une sorte d'inflammation artificielle et substitutive, que nous déterminerons, au sein même de ces lésions.

Voilà quelle a été l'idée thérapeutique qui a dirigé le traitement local des scrofulides. Contre la scrofulide érythémateuse, la plus superficielle, la moins grave des lésions cutanées de la scrofule, nous vous recommandons comme les ayant employées avec succès, des lotions prolongées et répétées, plusieurs fois par jour, avec la liqueur suivante :

Sulfure sec de potassium. . . . 5 grammes.
Teinture de benjoin. . . . . 5 grammes.
Eau . . . . 300 grammes.

Mettez uue grande cuillerée de cette liqueur, après l'avoir convenablement agitée, dans un verre d'eau chaude, pour chaque lotion.

C'est avec le même moyen, et d'après le même esprit thérapeutique, que vous traiterez les différentes lésions de l'acné.

Contre la scrofulide tuberculeuse, ulcéreuse, plus grave et plus profonde dans ses lésions, nous avons fait usage, avec de bons résultats, de la pommade suivante, beaucoup plus énergique dans ses effets :

Biiodure de mercure . . . . . . 5 grammes.
Axonge fraîche . . . . 20 grammes.

On peut accroître, à volonté, la puissance irritante de cette pommade, d'une belle couleur rouge, en augmentant la proportion du biiodure de mercure, que l'on peut employer à parties égales avec l'axonge. On étend, et on abandonne sur les surfaces malades, une couche de cette pommade. Elle y détermine une inflammation des plus vives, qui se manifeste, en 24 heures, sous forme d'une belle poussée impétigineuse ; abandonnez cette poussée à elle-même pendant quelques jours ; puis traitez-la par des cataplasmes de fécule de pommes de terre ; au bout d'un ou deux septénaires, toute trace impétigineuse aura disparu : renouvelez alors l'application de la même pommade, renouvelez-la, à intervalles plus ou moins éloignés, et autant de fois qu'il sera nécessaire, vous constaterez, sinon toujours, du moins dans des cas encore assez nombreux, que ces inflammations intenses, artificielles, que vous aurez ainsi produites, auront absorbé, et fait disparaître les lésions scrofuleuses, à la place desquelles il ne restera plus que la cicatrice inévitable et caractéristique de la scrofule.

Nous avons obtenu, par cette médication, malheureusement longue et douloureuse, de remarquables succès.

Notre savant collègue, M. Vidal, a eu la très heureuse idée d'appliquer aux lésions scrofuleuses de la peau, la méthode des scarifications que nous avions employée le premier, quelques années auparavant, et qui nous avait donné un si beau résultat, dans un cas d'acné hypertrophique du nez, publié dans les *Annales de dermatologie*. Cette méthode, qui a aussi l'inconvénient d'être longue et douloureuse, nous semble cependant préférable à l'autre. Elle impose au patient la nécessité de la persévérance dans le courage, car les scarifications doivent être nombreuses, profondes, et fréquemment renouvelées. On comprend que les saignées locales qu'elles opèrent, que les tissus cicatriciels qui se forment, après chacune d'elles, finissent par modifier, détruire et remplacer les proliférations morbides préexistantes, et constituer, à leur place, une sorte de tissu de formation nouvelle.

Ces données générales que nous venons de formuler, pour le traitement des scrofulides, ne sauraient convenir aux herpétides. Il est même impossible de rien dire, d'énoncer aucun principe, relativement à la thérapeutique générale des lésions de la diathèse herpétique, car ces lésions se présentent à nous, avec les espèces les plus diverses, avec les types les plus opposés, avec les allures, les manières d'être, les caractères, les modes d'évolution les plus dissemblables.

Prenons deux exemples, et mettons en regard, pour nous donner une idée de cette dissemblance, dans les lésions de l'herpétis, les deux affections primordiales, de cette diathèse, celles qui sont, à la fois, les plus fréquentes, et les plus importantes par leur gravité, par l'étendue des surfaces qu'elles occupent, et par le développement même de leurs lésions constitutives, nous avons nommé le psoriasis et l'eczéma.

Mettons en regard ces deux affections, et voyons si rien de ce qui a rapport à l'une, peut s'appliquer à l'autre.

Du côté du psoriasis, ce sont des proliférations épidermiques épaisses, ce sont des espèces de callosités ; c'est une hypergenèse d'épiderme malade qui se produit, sous une forme vicieuse, c'est-à-dire sous la forme de squames, ou d'écailles, à la surface d'un derme épaissi, hypertrophié, desséché, dépourvu de son élasticité, et malade lui-même : là tout est chronique, torpide, insensible ; il n'y a ni douleur locale, ni réaction générale, c'est un *statu quo* permanent et indéfini, c'est la ténacité de l'inertie, c'est la *dartre froide*, la *dartre morte.*

Du côté de l'eczéma, au contraire, c'est l'exagération de la vie ; c'est la vie qui déborde ; c'est un trop plein de vie ; c'est une vitalité déviée, morbide sans doute, mais excessive, surabondante ; c'est une sève en excès, qui s'échappe et s'écoule de surfaces humides, tuméfiées, rouges et brûlantes ; c'est la *dartre chaude*, la *dartre vive.*

Il est bien évident que les lésions étant, de part et

d'autre, essentiellement différentes, exigeront un traitement également, essentiellement différent.

Pour l'eczéma, ce seront des antiphlogistiques, et des émollients. Des bains d'eau de son, ou amidonnée, des cataplasmes de fécule de pommes de terre, ou un revêtement de caoutchouc vulcanisé; ce sera le repos absolu de la partie malade, son immobilité, sa position élevée, ou du moins horizontale; ce sera l'éloignement de tout contact irritant, de tout frottement, de tout ce qui peut entretenir, ou augmenter un état inflammatoire.

Pour le psoriasis, au contraire, ce seront des frictions répétées, avec l'huile de cade de génévrier, ou avec la pommade à l'acide pyro-gallique; ce seront des bains alcalins; ce sera, en un mot, tout ce qui est excitant, tout ce qui peut, par une irritation locale, déterminer, dans les parties malades, une sorte de sub-inflammation artificielle et substitutive, de manière à rendre à ces parties, leur vitalité normale, leur activité vitale, physiologique, leur élasticité, avec leurs sécrétions humides, sudorales et sébacées taries, de manière à les faire sortir d'un état d'inertie, de momification, de pétrification, lequel semble ne devoir appartenir qu'à la matière inorganique.

Ce n'est pas ici le lieu d'entrer dans de plus longs détails sur le traitement de l'eczéma et du psoriasis; nous l'avons exposé, avec tous les développements qu'il comporte, dans le premier volume de nos *leçons cliniques sur les maladies de la peau.*

Nous devons rester sur le terrain des généralités. Or, d'une manière générale, toutes les maladies de la peau non sécrétantes, n'exigent, relativement à leurs lésions constitutives, aucun traitement; ainsi toutes les colorations pigmentaires, congénitales, ou acquises, toutes les colorations sanguines exanthématiques, ou purpuriques, congénitales, ou accidentelles, ne vous fourniront aucune indication thérapeutique.

Seuls, parmi les affections non sécrétantes, le prurigo et le lichen, réclameront un traitement local spécial ; les papules du lichen, sièges de si vives douleurs, recevront de salutaires influences de la part d'applications émollientes, si le lichen est dans sa forme aiguë ; s'il est dans sa forme chronique, vous devrez le combattre, de même que le prurigo, par une médication énergiquement stimulante, irritante et perturbatrice, telle que les badigeonnages avec l'huile de cade, avec la teinture d'iode, avec une solution de sublimé, telle encore que l'hydrothérapie, avec ses diverses applications, ses douches froides les plus énergiques.

Les affections sécrétantes sèches, à l'exception du pityriasis, quand il est dans sa forme aiguë, étant exemptes de tout caractère inflammatoire, seront avantageusement combattues, par des modificateurs locaux, tantôt onctueux et détersifs, tels que le glycérolé d'amidon, et les bains savonneux, dans l'icthyose ; tantôt excitants, tels que l'huile de cade et les bains alcalins, dans le psoriasis.

Les affections sécrétantes humides, telles que l'eczéma, l'impétigo, l'ecthyma, présentant, le plus souvent, un caractère inflammatoire, vous fourniront l'indication d'un traitement local essentiellement émollient et antiphlogistique ; elles exigeront que les parties malades soient tenues dans la position élevée, ou horizontale ; c'est, pour leur guérison, une condition indispensable. Elles exigeront encore que les parties sécré-

tantes soient soustraites au contact de l'air, et à tous les
contacts extérieurs; voilà pourquoi, dans le zona, nous
vous recommandons les badigeonnages avec le collodion
riciné élastique; voilà pourquoi, dans le pemphigus,
nous adoptons les pansements par occlusion, avec de la
ouate, pansements imaginés par M. Alphonse Guérin,
pour les grands traumatismes chirurgicaux, et appliqués
très heureusement, par M. Hillairet, au pemphigus;
voilà pourquoi encore nous vous conseillons de respecter
les croûtes qui recouvrent les ulcérations du rupia, et de
la syphilide pustuleuse. Les croûtes du rupia ont été,
avec raison, comparées, pour leur forme extérieure, au
bouclier antique; respectez-les donc et considérez-les
en effet, comme de véritables boucliers protecteurs pour
la lésion qu'ils recouvrent. Ne les enlevez, pour mettre
à nu l'ulcération sous-jacente, que si, malgré le traitement diathésique, cette ulcération s'élargissait, se creu-
sait davantage. Dans ce cas, il faudrait modifier sa
malignité, par des topiques tels que la teinture d'iode,
le vin aromatique, le jus de citron, l'alcool camphré, la
poudre d'alun; vous pourriez encore vous contenter de
recouvrir cette ulcération d'un emplâtre de sparadrap
de Vigo.

DIX-NEUVIÈME LEÇON

Indications thérapeutiques fournies par le malade lui-même. — Dermatoses faciales dans leurs rapports avec les affections utérines.

Messieurs,

Quand vous êtes appelés à traiter une maladie de la peau vous devez d'abord, nous vous l'ayons dit, rechercher quelle est la nature de cette maladie : est-elle parasitaire, idiopathique, de cause locale, sans racine dans la constitution ? Ou bien n'est-elle qu'une crise salutaire, qu'une sorte d'émonctoire naturel ? ou bien encore, est-elle symptomatique, c'est-à-dire la manifestation extérieure de quelque état morbide, grave ou léger, superficiel ou profond, local ou général, aigu ou chronique.

Vous devez ensuite, nous vous l'avons dit aussi, après avoir formulé le traitement général de cette maladie, considérée en elle-même, et indépendamment des lésions cutanées, par lesquelles elle est exprimée, sur notre tégument externe ; vous devez ensuite donner une attention toute spéciale à ces lésions ; les unes ne réclament aucun traitement spécial ; les autres, au contraire, par leur manière d'être, par leur gravité intrinsèque, par le développement excessif qu'elles sont susceptibles de prendre, par les ravages qu'elles peuvent opérer, par leur caractère ulcératif et malin, vous fournissent des indications thérapeutiques particulières, de la plus haute importance, nous l'avons vu dans notre dernière conférence.

Mais, pour que le traitement soit ce qu'il doit être, c'est-à-dire complet, pour que toutes les indications soient remplies, il ne suffit pas de considérer la maladie et les lésions extérieures qui la représentent, il faut encore voir le malade lui-même ; il faut se rendre compte : 1° de sa constitution ; 2° de son état actuel de santé ; 3° de son hygiène ; 4° de son âge ; 5° de son sexe. Cette observation attentive, cette étude, ce diagnostic de la personne du malade, de sa manière d'être, sont indispensables ; vous ne devez, dans aucun cas, les négliger, sous peine de formuler une médication incomplète, inefficace, souvent même dangereuse.

La médecine, autrement dit l'art de guérir, ou plus spécialement la thérapeutique n'est point, comme le prétendait un des plus illustres médecins de ce siècle, M. le professeur Bouillaud, *une science exacte*, dans toute l'acception du mot. Ses formules ne sont pas comme les formules de la chimie, de la physique, des mathématiques, d'une rigueur absolue, inflexible et immuable ; elles ne sont pas des lois fixes, invariables, toujours les mêmes. Il en est tout autrement ; elles subissent, au contraire, les plus nombreuses modifications de la part d'une multitude de conditions, d'une foule d'influences les plus diverses ; et c'est la saine appréciation de toutes ces modifications ; c'est la détermination, c'est le discernement de leur opportunité, et des conditions de leur existence qui constituent, pour le médecin, ce talent spécial, cette sagacité clinique, cette

sorte d'intuition divinatrice, appelés *coup-d'œil médical,
tact médical.*

Une règle de thérapeutique est posée par la nature
de la maladie; mais cette règle peut être modifiée, par
les lésions qui accusent cette maladie; par l'espèce, le
caractère inflammatoire, ou non inflammatoire de ses
lésions; par la période de leur évolution; elle peut, et
doit être modifiée encore, par des considérations multiples, inhérentes au malade lui-même. Ce qui convient
à un malade ne convient pas à un autre; ne perdez jamais de vue ce grand précepte d'Horace :

> *Quid valeant humeri, quid ferre recusent.*

Et si vous vouliez faire passer sur toutes les maladies, et sur tous les malades le même niveau thérapeutique égalitaire et uniforme, vous ne seriez pas des médecins, vous ne seriez plus que d'aveugles empiriques.

Or ce sont ces indications thérapeutiques spéciales,
et d'une importance capitale qui découlent, logiquement
et comme des corollaires naturels de l'observation clinique de la personne même du malade, que nous allons
étudier dans cette conférence.

1° *Indications thérapeutiques fournies par la constitution du malade.*

Nous avons quelquefois comparé, avec raison, les
diverses lésions qui se développent à la surface de la
peau, aux diverses productions du règne végétal. Or,
vous le savez, les plantes subissent, dans leur manière
d'être, dans la rapidité, dans la force, dans la puissance
de leur développement, dans la beauté de leurs formes,

l'influence des terrains. Cette même influence, nous la trouvons exercée par le tempérament, par la constitution du malade, sur les affections cutanées en général. Nous devons donc, dans le diagnostic que nous portons sur ces affections, dans nos appréciations relatives aux variétés qu'elles peuvent nous présenter, tenir le compte le plus sérieux de l'état général du malade.

Ainsi, par exemple, ce sera sur un tempérament sec et nerveux que l'herpétis nous apparaîtra, avec tous ses caractères les plus tranchés. Ce sera avec ce tempérament que nous trouverons, dans les lésions cutanées herpétiques, une sécrétion moins abondante, une sécheresse plus grande, et par conséquent des démangeaisons plus vives, plus intenses; c'est avec ce tempérament que l'eczéma est le plus sec, et le plus intolérablement, prurigineux; que le lichen se développe avec ses picotements les plus agaçants; que le prurigo revêt ses formes les plus atrocement douloureuses. Sur un tempérament lymphatique, mou, adipeux, au contraire, nous verrons les mêmes lésions, provenant de la même cause diathésique, présenter à notre observation les plus notables différences : elles seront beaucoup plus humides, leurs sécrétions beaucoup plus abondantes et les douleurs qu'elles occasionneront beaucoup moins aiguës, beaucoup plus supportables, quelquefois même, à peu près nulles. La différence de constitution a produit la différence des lésions, et c'est parce que M. Bazin n'a pas su faire la part des tempéraments, c'est parce qu'il n'a pas vu, c'est parce qu'il a méconnu leur influence, sur les diverses manifestations cutanées morbides, qu'il s'est imaginé voir une diathèse nouvelle, à laquelle il a donné le nom de diathèse arthritique, là où il n'y avait, en réalité, qu'une simple modification apportée aux manifestations de l'herpétis, par la différence des tempéraments.

Cette influence exercée, sur le caractère des maladies de la peau, par le tempérament du malade n'existera-t-elle pas, pour les maladies internes? la pneumonie, par exemple, n'est-elle pas notablement différente chez un scrofuleux de ce qu'elle est chez un pléthorique? Le nervosisme a-t-il la même fréquence, le même caractère, la même intensité chez un lymphatique et un polysarcique, que chez un chloro-anémique? Or, pour ne parler que des maladies de la peau, si la constitution du malade exerce, sur ces maladies, sur leur manière d'être, sur leurs caractères, sur leurs formes, une incontestable influence, cette même constitution du malade doit exercer, sur leur traitement, une influence non moins contestable. Nous ne pouvons pas, dans ces considérations, sur la thérapeutique générale des dermatoses, citer tous les cas. Nous ne pouvons que prendre quelques exemples cliniques, pour démontrer, dans l'application et la pratique, tout ce qu'il y a de vrai, dans le principe et dans le précepte.

Voici, par exemple, un syphilitique : il se présente à nous avec une syphilide papuleuse disséminée, accident précoce : cet homme est maigre, anémié, fatigué par une vie de privations, de travail excessif ou de débauche. Il est syphilitique ; pensons-nous avoir tout fait en lui prescrivant de prendre, tous les jours, une pilule de protoïodure de mercure? — Non, assurément : nous devrons, à l'action antidiathésique du mercure, joindre l'action simultanée et congénère de médicaments, qui s'adresseront plus spécialement à sa constitution pour la relever et la tonifier. Nous prescrirons donc, en même temps que le mercure, le fer, le quinquina, l'huile de foie de morue, les eaux de la Bauche, d'Orezza, une alimentation forte et réparatrice. Nous remplirons ainsi la double et indispensable indication de détruire, par le mercure, le principe syphilitique, et en même temps de rétablir, par des analeptiques, la constitution détériorée, ou naturellement mauvaise. Ces deux ordres de médicaments se prêteront un mutuel appui, et, en combinant leur action réciproque, ils la compléteront l'une par l'autre, et la rendront plus sûre et plus efficace.

Voici maintenant un autre syphilitique : celui-là est gros, gras, vigoureux, pléthorique, d'un tempérament bilioso-sanguin, d'une constitution apoplectique. — Nous contenterons-nous aussi de lui donner tous les jours, contre la diathèse dont il est atteint, et pour unique médicament, une pilule hydrargyrique ? — Non, ce ne serait remplir qu'une seule indication, et il y en a plusieurs à remplir ; ce ne serait voir la question thérapeutique que sous une de ses faces, et elle en a plusieurs. — En même temps que le mercure, mais à d'autres heures, pour ne pas gêner son absorption et son assimilation par l'estomac, nous administrerons, à intervalles plus ou moins éloignés, et à doses plus ou moins fortes, des boissons purgatives, telles que les eaux naturelles de Racoczy-Bud, de Montmirail-Vauquciras, de Birmendstorff ; des tisanes diurétiques, telles que les décoctions de chiendent, d'uva ursi, de canne de Provence, de réglisse ; des infusions de pervenche, de reine-des-prés, etc. Nous prescrirons des préparations officinales dites *dépuratives*, telles que les essences de salsepareille ; nous ajouterons à ces essences, comme l'a fait M. Fontaine, un principe alcalin, le bicarbonate de soude ; aux repas, nous prescrirons l'usage, avec le vin, de l'eau de Capvern, ou de l'eau de Châtel-Guyon.

Par cette médication complexe, nous seconderons l'action du mercure, en éliminant, par les sécrétions intestinales et urinaires augmentées, une certaine quantité du poison syphilitique ; en même temps nous modifierons la crase trop plastique du sang, nous préviendrons des congestions à craindre du côté du cerveau, ou des poumons ; nous lessiverons, en quelque sorte, l'économie tout entière, en faisant passer à travers les organes digestifs et urinaires, un véritable courant d'une eau dépurative et éliminatrice.

Mais, on va nous accuser d'être *polypharmaque*, de prescrire des médicaments à outrance : — Messieurs, nous acceptons cette accusation ; nous nous faisons gloire de la mériter ; oui, nous sommes polypharmaque ; nous croyons à l'action des médicaments ; nous avons foi dans leur puissance, et cette foi nous fait un devoir de nous en servir, aussi souvent que nous les croyons utiles, dans tous les cas où nous les trouvons capables de remplir les indications thérapeutiques que nous fournit l'état du malade. Sans eux, nous ne pouvons rien, et nous ne faisons que de la science abstraite, spéculative, stérile et inféconde dans ses effets ; avec eux, au contraire, nous exerçons véritablement la médecine que les anciens appelaient l'*art de guérir, ars medendi ;* avec eux nous obtenons, dans bien des cas, des résultats inespérés, et qui trompent souvent le pronostic fâcheux qu'avait porté un médecin sceptique et mécréant, relativement à leur valeur ; avec eux aussi, non seulement nous remplissons toutes les indications thérapeutiques, mais encore, dans les traitements de longue durée, comme le sont malheureusement ceux de toutes les diathèses, nous soutenons les forces morales du malade, nous entretenons en lui l'espérance, et nous la lui rendons quand il l'a perdue. Combien de fois n'avons-nous pas vu des malades quitter leurs médecins, découragés qu'ils étaient par l'insignifiance, l'uniformité, et la nullité des prescriptions qu'ils en recevaient? Pour eux, ces médecins étaient des incapables, et alors ils s'en allaient frapper, avec plus de confiance, à d'autres portes.

Soyez donc des *polypharmaiques*, dans la bonne acception du mot, c'est-à-dire de bons cliniciens, des observateurs consciencieux, ne négligeant aucune des indications que vous trouverez à remplir. Nous vous en avons indiqué quelques-unes dépendant de la constitution du malade, et qu'il ne vous sera pas permis de négliger dans le traitement de la syphilis : vous en avez de semblables dans le traitement de l'herpétis.

Contre la diathèse herpétique, vous donnerez l'arsenic, toujours l'arsenic, à moins de contre-indications, tenant à l'état local, c'est-à-dire inflammatoire des lésions cutanées, ou bien à l'état général plus ou moins mauvais du malade. Cependant l'arsenic, à lui tout seul, ne suffit pas. C'est le médicament par excellence contre la diathèse; mais, en dehors des indications diathésiques, il y en a d'autres fournies par la constitution du malade. Ainsi, par exemple, cette constitution est-elle chétive, appauvrie, détériorée, anémiée? Joignez à l'arsenic, le fer, le quinquina, le phosphate de chaux, et tous les vins généreux, amers et reconstituants. Par cette médication vous soutiendrez, vous relèverez les forces

du malade, vous lui donnerez la dose de vitalité, dont il
a besoin, pour résister à l'action affaiblissante de la diathèse, et pour prévenir la cachexie qu'elle amène trop
souvent.

Le malade, au contraire, est-il robuste, bilieux et
sanguin? donnez-lui, en même temps que l'arsenic, des
purgations répétées, des boissons laxatives, dépuratives,
délayantes qui élimineront, par les voies naturelles, les
principes âcres et vicieux contenus dans le sang, ou qui
détruiront, sur place, ces principes vicieux, ces humeurs
peccantes, par une action dépurative toute spéciale.

Ainsi donc, la constitution du malade vous fournira
d'importantes indications thérapeutiques : vous en trouverez d'autres, non moins importantes, résultant de
l'état actuel et momentané de sa santé.

2° *Indications thérapeutiques fournies par la santé du malade.*

La meilleure et la plus vigoureuse constitution peut
être accidentellement ébranlée par un trouble passager ;
l'équilibre est alors rompu, l'exercice des grandes fonctions physiologiques est dérangé ; la circulation est ac-
célérée ; la température naturelle s'est élevée de plusieurs
degrés ; la digestion ne se fait plus ; le dégoût pour les
aliments a remplacé l'appétit. Dans ce cas, ne donnons
aucun, ou supprimons tout médicament diathésique,
tonique, ou dépuratif : il ne serait pas supporté ; il pro-
duirait un trouble de plus : laissons passer l'orage, ne
nous occupons que de cet orage, luttons contre lui, par
des moyens, en rapport avec sa nature et son intensité ;
et quand l'équilibre sera parfaitement rétabli, alors,

mais seulement alors, commençons, ou reprenons la médication.

Si nous avons affaire à une affection cutanée symptomatique d'un état cachectique, c'est-à-dire d'une santé profondément détériorée; quelles que soient les causes de cette cachexie, qu'elle résulte de la vieillesse, de la misère, de la débauche, de quelque maladie antérieure, ou actuelle; c'est de cet état cachectique que nous aurons surtout à nous occuper; qu'il soit exprimé par un rupia, par un pemphigus, ou par un purpura, peu importe : c'est la cachexie qu'il faudra surtout et avant tout, viser par notre médication. Tout médicament altérant, mercure, iodure de potassium, arsenic, huile de foie de morue, fer, iode, exigeant de la part de l'estomac une certaine force digestive, absorbante et assimilatrice, devra être impitoyablement interdit, et mis de côté, jusqu'à ce que le tube gastro-intestinal soit eu état de le supporter, jusqu'à ce que, par une médication très délicate, très complexe et toute spéciale, l'état général soit devenu meilleur. Ces principes thérapeutiques, Messieurs, sont de la plus haute importance, car si, dans un état cachectique, vous alliez surcharger le malade de médicaments, vous ne feriez qu'augmenter cette cachexie, et précipiter la catastrophe finale, par le fait d'une thérapeutique intempestive, qui serait un empoisonnement, bien plus qu'une médication.

3° *Indications thérapeutiques relatives à l'hygiène du malade.*

Dans le traitement des maladies de la peau, rien ne peut remplacer les conditions d'une bonne hygiène; et

si vous voulez que je vous présente cette proposition
sous une autre forme, je vous dirai que tout traitement,
même le meilleur, est frappé de nullité, par le seul fait
des mauvaises conditions d'hygiène, dans lesquelles se
trouve placé le malade.

Quelle que soit la nature de la dermatose, herpétique, scrofuleuse, cachectique, syphilitique, veillez,
avec le plus grand soin, à ce que le malade que vous
traitez soit exempt de toute fatigue, de tout excès, de
toute débauche, de tout travail pénible ; veillez à ce que
sa nourriture soit suffisamment saine et abondante, à
ce que son habitation ne laisse rien à désirer, au point
de vue de la ventilation, de la salubrité ; à ce qu'il soit
convenablement vêtu et qu'il ne néglige rien de ce qui
tient à la propreté. Une bonne hygiène est une source
de la santé, et un moyen de la conserver, comme de la
rétablir. Or, une bonne santé est une condition de guérison pour les maladies de la peau. La santé générale est-
elle devenue bonne ? Vous voyez ces maladies, par cela
seul, entrer dans une voie meilleure; est-elle mauvaise ! il
n'en faut pas davantage pour qu'elles s'aggravent, pour
que, de bénignes qu'elles étaient, elles revêtent une
forme maligne. Une mauvaise hygiène, la malpropreté,
une alimentation défectueuse, ne suffisent-elles pas
pour engendrer la cachexie et pour développer le phagédénisme dans un chancre primitif, aussi bien que dans
une ulcération syphilitique tertiaire ? Apportez donc la
plus grande vigilance sur tous ces points ; entrez dans
tous ces détails ; exigez que vos malades soient placés
dans de bonnes conditions d'habitation, d'air, de passe-
temps et de régime; car sans cela, la médication la plus
rationnelle et la mieux dirigée resterait sans effet, et,

en dépit de tous vos efforts, vous pourriez ne voir se produire que des aggravations locales et générales. C'est ce défaut de soins apporté à l'hygiène des malades qui vous explique l'insuccès de tant de traitements, dont nous sommes témoins tous les jours. C'est pour cela que vous voyez, dans nos jours de consultations publiques, un si grand nombre de syphilitiques, de scrofuleux et d'herpétiques ne pas guérir. L'administration leur donne tous les médicaments dont ils ont besoin, et cependant ils ne guérissent pas ; c'est parce qu'ils continuent leurs travaux, parce qu'ils se nourrissent mal, parce qu'ils sont intempérants, alcooliques, ou débauchés, parce qu'ils sont mal logés, mal vêtus et malpropres.

4° Indications thérapeutiques fournies par l'âge
des malades.

Chaque saison de l'année a ses productions spéciales : au printemps appartiennent les poussées fraîches, tendres et rapides ; à l'été, la végétation dans toute sa beauté, dans toute la vigueur de son développement ; à l'automne, les plantes plus sombres, moins vivaces, et dont la sève est plus lente et plus froide ; c'est là une fidèle image des caractères que nous présentent les maladies de la peau, aux différents âges de la vie. Messieurs, la vie qui nous emporte a ses saisons tout comme l'année, dont les mois se succèdent et passent si vite. L'enfance et la jeunesse sont ses mois de printemps ; l'âge mûr est son été, et la vieillesse son automne. Or, chacune de ces époques, chacune de ces phases de la vie a des efflorescences cutanées qui lui sont propres, auxquelles on la reconnaît, auxquelles elle imprime son cachet particulier. La vitalité exubérante de l'enfance et de la jeunesse se reconnaît, sur la peau, par des éruptions chaudes, vives, inflammatoires à sécrétion humide, à évolution rapide; c'est la végétation du printemps. La vigueur de l'âge mûr se traduit par des éruptions psoriasiques à plus larges surfaces, plus épaisses, plus résistantes, plus plantureuses, et plus durables; c'est la végétation de l'été. La vieillesse s'annonce par des éruptions cachectiques, pâles et atoniques, à marche lente, torpide, et sans réaction possible; c'est la vie qui s'éteint, c'est sa décrépitude, c'est la végétation de l'automne.

Or, si les différents âges de la vie ont ainsi gravé sur la peau leur cachet, leur reflet et comme leur empreinte, dans le caractère des diverses dermatoses, il est évident, qu'à ces différents âges de la vie, doivent aussi correspondre des indications thérapeutiques spéciales.

Dans l'enfance et la jeunesse, vous constatez un remarquable tempérament phlegmasique; phlegmasie de la peau, par le caractère même des lésions qui s'y développent le plus habituellement; phlegmasie des muqueuses et des viscères, par propagation, par extension, ou par métastase de la phlegmasie de la peau : donc, traitement émollient, antiphlegmasique, *intús et extrà*, bains et topiques émollients, révulsifs gastro-intestinaux répétés. Mais en même temps l'enfance et la jeunesse sont l'âge de la croissance et du développement, ne l'oubliez pas; et, tout en prenant vos garanties du côté du principe inflammatoire que vous avez à combattre, alimentez le malade; soutenez ses forces, augmentez-les; fournissez-lui, soit par la nourriture, soit par des médicaments analeptiques, tels que l'huile de foie de morue, le fer, le quinquina, les principes vitaux dont il a besoin pour subvenir à sa croissance.

Dans l'âge mûr, la vie est dans sa période d'état; le malade est dans son été, c'est-à-dire dans toute sa vigueur; vous pouvez donc avoir recours alors, et, avec confiance aux médications les plus énergiques, elles seront bien supportées; vous pouvez compter sur les réactions, elles ne vous feront pas défaut.

Le vieillard est comme une lampe qui n'a plus assez d'huile pour brûler et dont la flamme vacillante est toujours prête à s'éteindre; ses dermatoses sont presque toujours des lésions atoniques, gangréneuses, cachectiques, ulcéreuses. Chez lui, c'est le sang altéré, déglobulisé et défibriné qui s'extravase (*purpura senilis*); c'est la peau qui s'amincit et se sphacèle (erythème paratrime); c'est la peau qui se désorganise, et se détruit elle-même, faute de vitalité, par un travail ulcératif incessant (ecthyma cachecticum; rupia senilis; rupia escharrotica; ulcère atonique); c'est toute la partie séreuse du sang qui s'écoule, en soulevant l'épiderme, sous forme de bulles (pemphigus senilis); c'est la peau, d'une teinte terreuse et noirâtre, par excès de pigment, et sur laquelle sont éparses des papules d'un prurigo qui ne doit plus guérir (prurigo senilis, prurigo cachecticus) : tel est, en quelques mots, la dermatologie du vieillard. Or, ici la médication devra être essentiellement tonique et reconstituante. L'alcool, les vins généreux, le quinquina devront être prodigués; si l'état des voies digestives le permet, vous donnerez du fer, du sirop de phosphate de chaux, les eaux minérales les plus fortifiantes, telles que l'eau de la Bauche, l'eau d'Orezza; ce sera de l'huile que vous mettrez dans la lampe; s'il y a de l'inappétence, de la dyspepsie, vous donnerez de la strychnine, de la noix vomique, de la teinture amère de Baumé, de l'élixir stomachique amer de Stougthon, pour relever et exciter les forces digestives.

Quant aux lésions cutanées, vous tâcherez de les soustraire le plus possible au contact de l'air, et de tous les corps étrangers; vous ferez en sorte, par des pansements excitants, modificateurs, avec le vin aromatique, l'alcool camphré, la teinture d'iode, la poudre de charbon, de camphre et de quinquina, de leur donner un peu de vie, un peu de vitalité, afin qu'un travail cicatriciel, réparateur, ou de résolution puisse s'y accomplir.

Voilà les principales indications thérapeutiques que devra vous fournir l'âge des malades, dans le traitement des maladies cutanées,

5° *Indications thérapeutiques fournies par le sexe des malades.*

La considération du sexe est encore d'une importance que vous ne devez pas négliger. Chez la femme vous trouvez les mêmes maladies de la peau que chez l'homme, avec quelques différences cependant, relativement à la fréquence de quelques-unes d'entre elles ; ainsi le psoriasis est plus rare chez la femme, en raison de la finesse plus grande de sa peau; en raison aussi de ce que sa peau est plus humide que celle de l'homme. Le psoriasis ne trouvant pas chez elle, au même degré que chez l'homme, les éléments épidermiques, et les éléments de sécheresse dont il a besoin pour son développement, s'y observe moins souvent. En revanche, la femme étant plus nerveuse, plus impressionnable que l'homme, les sensations étant plus vives chez elle, que chez l'homme, elle est plus sujette que l'homme aux affections dans lesquelles le système nerveux joue le principal rôle : telles sont les affections, essentiellement douloureuses, hyperesthésiques et spasmodiques ; l'urticaire, le lichen, le prurigo, le prurit-génital ; c'est chez elle que les affections prurigineuses se présentent, avec leur plus grande fréquence, et leurs paroxysmes les plus violents.

D'autre part, la peau de la femme étant plus fine, plus humide, plus impressionnable, et par conséquent plus disposée que celle de l'homme à tout ce qui est inflammation, nous offre, plus souvent que la peau de l'homme, des exemples d'affections aiguës, à caractère inflammatoire, à sécrétions humides ; ainsi l'eczéma fluent, l'hydroa vésiculeux, les différentes formes d'érythème, l'érythème intertrigineux, l'érythème noueux, l'érythème purifluent, l'érythème pernio ou engelures, sont plus fréquents chez elle que chez l'homme.

La nature physiologique de la femme nous est donc révélée par le caractère de ses dermatoses, de même que la nature d'un terrain nous est révélée par le caractère de la flore de ce terrain.

La nature de la femme est chaude, vive, nerveuse, impressionnable ; cette impressionnabilité, de laquelle souvent elle n'est pas maîtresse, la guide dans ses actes ; elle obéit à des sensations bien plus qu'à la réflexion ; la logique, l'enchaînement, la froide et inexorable rigueur des raisonnements, souvent n'ont que peu de prise sur elle, dominée, emportée qu'elle est par la vivacité de ses sensations et de ses conceptions imaginaires. Sa règle de conduite la plus habituelle, c'est le sentiment, c'est la passion, plutôt que la raison. Voilà pourquoi, pour le dire en passant, elle ne nous semble pas faite pour la gestion des affaires publiques.

Or, cet état nerveux, ce nervosisme, cette impressionnabilité de tout son être, nous les trouvons dans sa peau fine, délicate et humide. Aussi nous n'y verrons pas, aussi souvent que chez l'homme, les affections froides, sèches, torpides, à marche chronique, les dartres mortes, telles que le psoriasis. Mais, en revanche, nous y verrons, plus fréquemment que chez l'homme, toutes les affections chaudes, nerveuses, où l'élément nerveux domine, et toutes les dartres vives, et à type aigu et inflammatoire.

La nature essentiellement nerveuse de la femme nous étant démontrée par le caractère même des affections cutanées dont elle est le plus souvent atteinte, nous devons, dans notre thérapeutique, prendre cette nature nerveuse et si fortement impressionnable en très sérieuse considération.

Ainsi la femme ne supportera pas, ou supportera mal, et moins bien que l'homme, une médication énergique; nous devrons employer avec elle des médicaments plus doux, moins violents, et des doses plus faibles qu'avec l'homme; si nous la voyons, dans certains cas, plus forte, plus résistante que l'homme à la fatigue, à la privation du sommeil et de la nourriture, c'est là une force factice, artificielle, apparente plutôt que réelle, due à la surexcitation nerveuse, à l'exaltation momentanée d'un sentiment, plutôt qu'à une constitution naturellement robuste et vigoureuse. Soyons donc sobres, chez elle, d'une médication hyposthénisante, de la diète, des émissions sanguines, des purgations répétées, qui pourraient être suivies de la sidération des forces, ou d'un état indéfini, dans sa durée et quelquefois irrémédiable, de langueur, d'affaiblissement et de prostration. Soyons sobres également des topiques irritants, des médicaments à effets violents, de la noix vomique, de la strychnine, par exemple, qui pourraient produire des accidents graves, sur un système nerveux si facile à émouvoir, et sur une peau d'une si grande impressionnabilité. Soyons sobres enfin, et quels que soient les médicaments, des doses fortes, qui pourraient être mal acceptées, et amener, par conséquent, des troubles fonctionnels sérieux. La femme est une sensitive, ne l'oublions pas, et ménageons-la.

6° *Dermatoses faciales dans leurs rapports avec les affections utérines.*

Il est impossible de parler de la femme, de sa constitution générale, et des ménagements que cette constitution délicate et impressionnable commande, dans le traitement de ses maladies, sans parler, en même temps, et d'une manière toute spéciale de l'utérus et des troubles utérins, puisque les anciens nous déclarent que la femme tout entière se résume, en quelque sorte, dans l'utérus : *Tota mulier est in utero... propter uterum mulier est id quod est.* Nous avons dit ailleurs que deux des troubles physiologiques dont l'utérus est le siège, ont leur écho et leur retentissement sur la peau du visage ; les approches des règles s'annoncent souvent

par des vésicules d'herpès, ou par des papules d'érythème, ou par des papules de strophulus. La grossesse
entraîne souvent une hypersécrétion de matière pigmentaire, qui, sous le nom de *chloasma*, ou vulgairement *masque de la grossesse*, et sous la forme de vastes
surfaces d'un gris brunâtre, s'étale sur le front, sur le
nez, et sur les joues. Ce même chloasma s'observe encore dans certains états pathologiques chroniques de
l'utérus, ainsi dans les dégénérescences carcinoma-
teuses, dans le cas de corps fibreux ; aussi ce double
fait de siméiologie utérine lui a valu le nom de *chloasma
gravidarum* et *chloasma uterinum*. Ces faits de dermatologie faciale, chez la femme, sont assez importants et
assez fréquents, pour que vous ne les méconnaissiez
pas ; il est bien évident qu'ils n'indiquent aucun traitement externe s'adressant à la peau, puisque leur raison
d'être, en vertu des étroites et singulières sympathies
qui existent entre la peau de la figure et l'utérus, se
trouve dans l'utérus même ; et, d'autre part, vous n'a-
vez non plus aucune action thérapeutique à exercer sur
l'utérus, puisqu'il s'agit tantôt d'états pathologiques
qu'il faut bien se garder de troubler, et tantôt d'une
néoplasie contre laquelle, le plus souvent, tout traitement est impuissant.

Mais il n'en est pas toujours ainsi : vous constaterez
souvent que la peau de la figure est devenue malade, à
la suite et par le fait de troubles fonctionnels, ou d'états
pathologiques accidentels survenus dans l'utérus. Vous
verrez des eczémas, des lichens, des herpès successifs,
des acnés couperosiques, se déclarer, après la cessation
brusque du flux menstruel, ou par le fait d'une menstruation devenue incomplète et insuffisante : le moli-

men congestif a changé de direction, il s'est porté à la face, au lieu de suivre son cours naturel du côté de l'utérus. Or, la connaissance de la cause, sous l'influence de laquelle ces affections se sont déclarées sur la figure, vous indiquera le traitement que vous aurez à prescrire. Vous devrez, tout en faisant usage des topiques convenables, vous efforcer de rappeler le molimen congestif utérin, d'opérer, du côté de l'utérus, une dérivation qui dégage les parties supérieures ; quelques applications de sangsues dans la zone génitale, quelques frictions excitantes sur les membres inférieurs, quelques bains de siège aromatiques, quelques boissons, quelques lavements emménagogues seront indiqués. Vous rétablirez ainsi les fonctions utérines dans leur intégrité, et, par ce fait même, vous dégagerez la peau de la figure, vous mettrez fin à la congestion dont elle était devenue le siège, et vous guérirez ainsi des affections qui, par les difformités qu'elles produisent, sont toujours, pour la femme, une cause de tristesse, de chagrin et quelquefois de désespoir.

Ce que nous venons de dire relativement aux troubles fonctionnels, accidentels et passagers qui se produisent dans l'utérus, s'applique à la cessation complète et définitive de ces mêmes fonctions. Ainsi c'est surtout à l'époque de la ménopause, que se développent, sur la figure, des affections à forme chronique, et dont la durée est toujours longue et indéterminée, telles que l'acné boutonneuse et couperosique, l'eczéma, la blépharite. Le flux menstruel était une sorte d'émonctoire, qui débarrassait l'économie d'un trop plein, et des principes vicieux qu'elle pouvait contenir ; cet émonctoire n'existe plus, et alors, ce trop plein, ces principes vicieux se manifestent, sur la peau du visage, par des productions pathologiques diverses.

A cette époque de la vie, le temps sera passé d'opérer un fluxus artificiel du côté de l'utérus. Cet organe, en effet, est devenu comme inerte et sans vitalité ; il n'a plus de raison d'être ; il va s'atrophier et disparaître en quelque sorte, par un travail lent et progressif, d'intussusception interstitielle, qui absorbera son col d'abord, et réduira ensuite son corps à un volume infiniment moindre qu'autrefois. Aussi ces lésions faciales seront-elles d'une guérison très difficile ; n'ayant plus de ressource du côté de l'utérus, organe désormais fermé, vous en serez réduits, en outre des moyens locaux, à des révulsions intestinales et à un traitement génital dépuratif.

Ce traitement dépuratif, composé suivant la nature de la maladie, et calculé d'après l'âge, la constitution, la force de la malade, comprend les moyens les plus nombreux et les plus divers, ainsi les essences de salsepapareille, alcaline, ferrugineuse ou iodurée ; des boissons amères, laxatives, diurétiques, telles que les infusions de séné, de pensées sauvages, d'uva ursi, de pervenche, de germandrée, de petite centaurée ; et, en même temps, des préparations de gentiane, de quinquina, d'arsenic. Nous attachons la plus grande importance, dans le traitement des maladies de la peau, aux traitements généraux dépuratifs, malheureusement trop négligés. Ce n'est qu'à l'aide de ces traitements, bien combinés et suffisamment prolongés qu'on obtient des résultats sérieux et durables. Cela n'est pas difficile à comprendre : en effet, les maladies de la peau n'étant, dans l'immense majorité des cas, que les conséquences, que les manifestations de l'existence de principes vicieux, dans la constitution, il est clair qu'on ne pourra les guérir qu'en débarrassant la constitution de ces principes vicieux, en les éliminant par les voies utérines, intestinales, urinaires, et en les détruisant en même temps sur place, par des substances douées de propriétés spéciales, et capables de rendre au sang les éléments de pureté qu'il a perdus. Pourquoi faut-il que ces notions de saine et rationnelle thérapeutique ne soient pas plus répandues et mieux comprises?

La femme vous présentera donc souvent des affections cutanées qui siègeront à la face, dont le point de départ, dont la cause se trouveront dans l'utérus, et dont les moyens de traitement devront être aussi dirigés du côté de l'utérus.

Mais ce ne sont pas seulement les troubles fonctionnels, et les altérations organiques du système utérin qui se reflètent ainsi sur la peau de la figure, ce sont encore les déplacements divers dont l'utérus est susceptible. Je crois devoir traiter, avec quelques détails, cette question si importante des déplacements de l'utérus, question qui se lie très étroitement à la dermatologie de la face.

Il n'y a rien de plus commun que les déplacements de cet organe : abaissements simples à divers degrés, ou compliqués d'antéversion, de rétroversion, de latéroversion. Les causes en sont multiples : 1° la faiblesse de l'organisme et de la constitution ; les ligaments n'ont pas la force suffisante pour retenir l'utérus à sa hauteur normale ; 2° des efforts brusques, violents et répétés ; l'utérus, pris pour point d'appui, est impuissant à résister à la pression qui s'exerce sur lui de haut en bas ; 3° une chute sur les pieds, ou sur les fesses, dont le retentissement s'est fait sentir sur les ligaments, de manière à rompre leurs adhérences normales, à les tirailler et à les allonger; 4° quitter son lit trop tôt après l'accouchement, quand les symphises ne sont pas encore resoudées et que l'utérus, encore volumineux et engorgé, a, par l'exagération même de son poids, une tendance à s'abaisser; 5° un corset trop serré, dont la pression s'exerce médiatement et de loin sur l'utérus et le sollicite à descendre. Telles sont les causes principales et habituelles des abaissements utérins.

Leur symptomatologie la plus ordinaire consiste : 1° dans une faiblesse générale très grande, et dont souvent la cause échappe à la malade, fatigue continuelle; sensation de défaut de soutien, de tiraillement dans la région hypogastrique, dans les fosses iliaques, sur le trajet des ligaments, et jusque dans la région épigastrique; de là, impossibilité de se tenir longtemps debout, à genoux, sous peine quelquefois de syncope; impossibilité de faire une marche un peu longue et de porter le moindre fardeau; 2° lombago; le lombago chronique, habituel, permanent chez la femme est un symptôme presque constant d'abaissement, ou de déviation de la matrice, ne l'oubliez pas. Lorsque l'abaissement est compliqué d'antéversion, en outre de la faiblesse, de la pesanteur abdominale et du lombago, vous constaterez des envies plus ou moins fréquentes d'uriner. Vous vous les expliquerez facilement par le fait du contact de la face antérieure du corps de l'utérus sur le bas-fond de la vessie. Ce contact détermine dans le muscle vésical une sorte de titillation, et des contractions qui produisent le besoin d'uriner. La rétroversion se dénote par la constipation opiniâtre, jointe aux autres désordres ci-dessus indiqués. La constipation peut s'expliquer par le contact de la face postérieure de l'utérus sur le rectum. Ce contact n'exerce pas, sur l'intestin, une pression assez forte pour oblitérer sa cavité, et opposer ainsi une barrière au passage du bol fécal. Le corps de l'utérus ne peut faire autre chose que d'engourdir, en quelque sorte l'intestin, et de paralyser ainsi ses contractions péristalliques nécessaires à la défécation.

Tel est, messieurs, l'ensemble des symptômes qui vous mettront sur la voie du diagnostic des abaissements et déviations de l'utérus ; il est bien entendu que ces symptômes, que ces troubles, que ces désordres locaux ne doivent pas suffire à votre diagnostic ; vous devrez toujours en contrôler la signification par le toucher vaginal, et quelquefois aussi par le toucher rectal.

Mais les choses, malheureusement, ne se passent pas toujours ainsi : il y a des cas, et ils sont nombreux, où les abaissements et les déviations de la matrice, même à un degré très avancé, n'occasionnent aucun malaise, aucune fatigue, aucune faiblesse locale ou générale, aucun lombago, pas le plus petit trouble fonctionnel, pas la plus petite douleur ; ce sont des cas insidieux et très dangereux, car ils vous exposent à abandonner à lui-même un déplacement, dont la gravité sera fatalement progressive, et qui aboutira à un prolapsus complet, à une précipitation de l'organe en dehors des voies génitales, c'est-à-dire à une des plus désolantes et des plus incurables infirmités ; à une de ces infirmités qui imposent l'obligation de porter un pessaire, et qui font le désespoir des malheureuses femmes, dont elles empoisonnent l'existence.

Le pessaire, quelle que soit sa forme, est sans doute

un instrument bien utile et bien indispensable; mais il est non moins gênant, désagréable et quelquefois douloureux, en outre qu'il enlève à la femme une partie de ses charmes. S'il est trop petit, il ne soutient rien, il tombe de lui-même hors du vagin, et les femmes le perdent quelquefois, sans qu'elles s'en aperçoivent. S'il est trop grand, la pression considérable qu'il exerce est douloureuse, insupportable, il faut l'extraire sous peine de voir se déclarer une vaginite intense, avec danger d'une propagation inflammatoire aux parties voisines et profondes. Si le pessaire est ce qu'il doit être, et de dimensions convenables, il n'en constitue toujours pas moins une gêne, une cause de malaise, d'embarras, d'écoulement vaginal, leucorrhéique, et quelquefois muco-purulent.

Vous devez avoir toujours, présentes à l'esprit, ces considérations si graves et si importantes, afin de mettre vos malades à l'abri de cette déplorable nécessité. Le pessaire est presque toujours le résultat de l'ignorance ou de l'incurie du médecin. Si les médecins étaient ce qu'ils doivent être, s'ils savaient ce qu'ils doivent savoir, ils ne laisseraient pas les abaissements de la matrice arriver à un degré d'incurabilité qui rend le pessaire nécessaire : ils sauraient diagnostiquer un abaissement, une déviation qui commencent seulement à se produire, et qui peuvent encore être guéris par l'appareil très simple dont nous allons vous parler, ils préserveraient ainsi leurs malades de tous les dégoûts et de toutes les souffrances d'une infirmité incurable.

Quels sont donc les moyens préventifs à employer? — Ceux que vous nous voyez mettre en usage tous les lundis à notre clinique des maladies des femmes : ne

jamais manquer d'interroger les malades relativement
à un lombago, à une pesanteur, à une faiblesse, à un
tiraillement des régions épigastrique et hypogastrique,
à une fatigue, sans raison d'être, dans la marche et
dans la station verticale, à des besoins trop fréquents
d'uriner. Si les malades éprouvent quelques-uns de ces
inconvénients, leur en indiquer la cause probable, et
pratiquer le toucher vaginal, pour constater le fait et le
degré de l'abaissement. Vous reconnaîtrez ainsi l'existence d'abaissements, ou de déviations auxquels vous
pourrez peut-être encore remédier efficacement, par une
ceinture hypogastrique, confectionnée spécialement
pour la malade, et d'après des indications spéciales pres-
crites par vous-même, indications qui vous seront fournies par l'examen que vous aurez pratiqué. Une ceinture
hypogastrique, faite dans ces conditions, sur mesure et
en rapport avec le degré de l'abaissement, ou de la déviation, une ceinture confectionnée sur le modèle et
suivant le mécanisme de celles que j'ai eu quelquefois
l'occasion de prescrire devant vous, et dont je vous ai
maintes fois démontré le mode d'action, appliquée,
quand il en est temps encore, offrant toutes les conditions de perfection désirables, et portée pendant six
mois, un an, deux ans, suivant le degré plus ou moins
avancé de l'abaissement, non seulement en arrêtera le
progrès, mais en opérera la réduction, replacera petit à
petit la matrice à sa hauteur, ou dans sa direction normales, et, par conséquent, ne laissera pas se produire
un prolapsus complet et incurable. Une semblable
ceinture, non seulement n'est ni douloureuse ni gênante
à porter, mais elle fait retrouver la force, la vigueur et
l'agilité qui semblaient perdues, et, par cela même, elle

cause une sensation très prononcée de soulagement, et de bien-être, tellement que les malades ne veulent plus la quitter, jusqu'au moment où la matrice, remise définitivement et recollée solidement, dans sa situation normale, ne leur en fait plus sentir le besoin.

Mais si, aux questions que vous leur adresserez, les malades vous répondent qu'elles n'éprouvent ni gêne, ni pesanteur, ni douleur, ni faiblesse dans la zone hypogastrique, que devrez-vous faire ? Devrez-vous en conclure que tout est pour le mieux de ce côté, que vous n'avez plus à vous en occuper ? — Non, assurément. Vous devez alors vous rappeler que, dans bien des cas, les abaissements et les déviations de l'utérus se produisent sans causer aucun trouble, sans occasionner aucun désordre, d'une manière tout à fait latente et insidieuse, et qu'ils ne commencent à se faire sentir que le jour où ils sont arrivés à un tel degré d'avancement que tout espoir de guérison est désormais perdu. Voilà ce que vous devez avoir présent à l'esprit; voilà ce que vous devrez dire aux malades; et alors vous pratiquerez le toucher vaginal, qui souvent vous dénotera des désordres dont l'existence n'aurait pu, sans cela, être soupçonnée que trop tard. Combien de fois n'avons-nous pas été ainsi à même de faire, à nos malades, des révélations bien inattendues pour elles, et de leur signaler des désordres qui, reconnus à temps, les ont sauvées de tout un avenir de mécomptes, d'assujettissements et de souffrances incurables.

Si j'ai traité avec quelque développement cette question des abaissements et des déviations de l'utérus, c'est, d'une part, parce qu'elle n'est pas suffisamment connue; c'est, d'autre part, parce que ses rapports avec les dermatoses de la figure n'ont été, que nous sachions du moins, signalés nulle part; nous devions vous les faire connaître.

Or, messieurs, si les troubles physiologiques et pathologiques qui s'accomplissent dans l'utérus ont, comme nous vous l'avons dit, leur retentissement sur la peau du visage, et leurs indications thérapeutiques du côté de l'utérus lui-même, il en est de même des changements de situation que subit cet organe. Étant admises les sympathies qui existent entre l'utérus et la peau de la figure, ne comprenez-vous pas que les abaissements, que les déviations utérines auront aussi, de ce côté, un retentissement morbide? Ne comprenez-vous pas que cette fatigue, que cette faiblesse continuelles, que cette sensation si énervante de pesanteur, de défaut de soutien, n'auront pas seulement pour effet d'altérer la physionomie, de lui donner un air de souffrance tout spécial et pathognonomique, mais encore de tenir la peau dans un état de congestion permanente? Est-ce que les efforts que les malades doivent faire pour toutes choses, quand le point d'appui utérin leur manque, est-ce que ces efforts si pénibles, si énervants, ne déterminent pas dans les capillaires de la peau du visage un fluxus, un molimen, un afflux continuels? et de cette congestion active, habituelle, ne doit-il pas résulter des lésions cutanées? Vous verrez, en effet, des lichens aigus et chroniques, des couperoses, des plaques d'érythème, d'eczéma, n'avoir pas d'autre cause que celle-là. Et par conséquent, c'est du côté de l'utérus que vous devrez diriger le traitement. Vous ne guérirez pas ces affections, source quelquefois de tant de tristesse pour les femmes, sans mettre un terme à la cause qui

les a produites, et qui les entretient, c'est-à-dire sans
replacer, et sans maintenir l'utérus dans sa situation, et
dans sa direction normales, par les moyens que nous
vous avons indiqués; ces moyens consistent surtout
dans une ceinture hypogastrique, dont vous prescrirez
vous-même le mode de confectionnement, et que vous
aurez à examiner soigneusement, afin de la refuser impitoyablement, si elle ne réalise pas toutes les conditions
de perfection désirables, et si elle ne donne pas aux malades le soulagement qu'elles ont droit d'en attendre, et
qu'elle doit leur procurer, si vous avez su la mettre en
rapport avec les accidents produits, la nature et le degré
des désordres à réparer, des redressements et des relè-
vements à opérer.

Nous terminons aujourd'hui, Messieurs, nos conférences de cette année, sur les maladies de la peau. Je
vous ai montré la dermatologie sous ses aspects les plus
généraux, et en même temps les plus pratiques. Je vous
l'ai fait voir dans ses rapports avec tout le reste de la
pathologie, rapports tellement intimes qu'elle ne saurait en être séparée. Elle en est, dans bien des cas, la
lumière; elle est le guide, le flambeau du diagnostic,
puisqu'elle n'est, le plus souvent, que la traduction extérieure, visible et palpable de nos états morbides les plus
divers. Son étude est donc inséparable de l'étude de
toute la pathologie. Sans elle, vous ne pouvez rien
comprendre à la plupart des troubles passagers, ou durables qui surviennent dans notre économie; sans elle,
les manifestations de nos diathèses vous restent inconnues; vous ne les voyez pas; elles passent sous vos
yeux inaperçues, ou comme des lettres mortes, et des caractères sans valeur et sans signification. Avec elle, au

contraire, tout s'éclaire, tout s'explique; elle vous fournit la raison d'être, des phénomènes les plus indispensables à la notion de la nature, de l'étiologie, de l'évolution des maladies, en apparence les plus étrangères à notre tégument externe. Continuez donc à étudier cette science, approfondissez-la davantage, vous y trouverez les enseignements les plus précieux, pour vous, et les plus profitables pour vos malades.

TABLE DES MATIÈRES

DIX-SEPTIÈME LEÇON

DIX-HUITIÈME LEÇON

DIX-NEUVIÈME LEÇON

FIN DE LA TABLE

Sceaux. — Imp. Charaire et fils.